Das Williams-Beuren-Syndrom

Schilderungen aus dem Alltag

Das Williams-Beuren-Syndrom

Schilderungen aus dem Alltag

Das Williams-Beuren-Syndrom

Schilderungen aus dem Alltag

Herausgegeben von der Regionalgruppe Bayern-Süd
im Bundesverband Williams-Beuren-Syndrom e.V.

Herausgeber:

WBS Regionalgruppe Bayern-Süd

c/o Benedita Frericks, Horst Romm

Danziger Str. 2A

85748 Garching

Tel: 089 / 32002986

Fax: 089 / 32733994

E-Mail: info@wbs-bayern.de

Internet: www.wbs-bayern.de

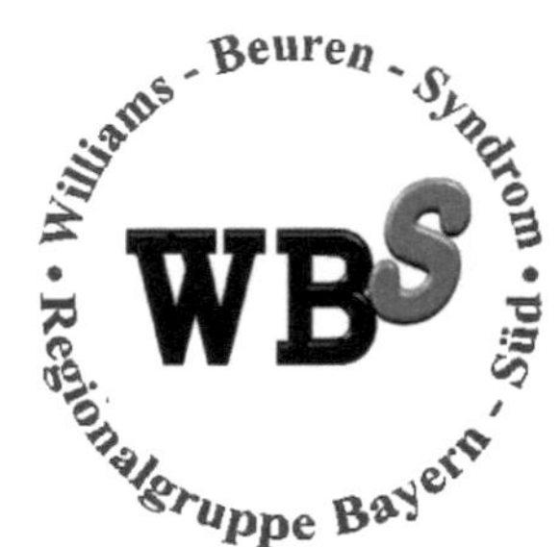

Herstellung und Verlag: Books on Demand GmbH, Norderstedt

ISBN-10: 3-8334-6755-X
ISBN-13: 978-3-8334-6755-4
Schutzgebühr: 15,90 €

Des Himmels besonderes Kind

Von Edna Massimilla

Weit von der Erde entfernt fand eine Versammlung statt.
"Es ist wieder Zeit für eine Geburt",
sprachen die Engel zu dem Herrn.
"Und dieses besondere Kind wird viel Liebe benötigen.

Seine Fortschritte werden sehr langsam sein,
besondere Talente sind nicht offensichtlich.
Und es wird viel Fürsorge benötigen
von den Menschen, die es dort unten treffen wird.

Es kann nicht laufen, lachen oder spielen wie andere,
seine Gedanken werden weit entfernt sein.
Von vielen Mitmenschen wird es nicht angenommen,
es wird als behindertes Kind immer benachteiligt sein.

Also lasst uns vorsichtig auswählen, zu wem wir es senden.
Wir möchten, dass es mit seinem Leben glücklich und zufrieden ist.
Bitte, Gott, finde die Eltern, die diese schwere Aufgabe
für Dich übernehmen können.

Sie werden sich nicht gleich der Rolle bewusst sein,
die Du sie gebeten hast zu übernehmen.
Aber mit diesem Kind des Himmels
wird ihr Glaube und Liebe erstarken."

Bald werden die Eltern das ihnen gegebene Privileg erkennen,
für dieses Geschenk des Himmels sorgen zu dürfen.
Dieser kostbare Schützling, so sanftmütig und zart,
ist ein besonderes Kind des Himmels.

Inhaltsverzeichnis

Vorwort

Vor einiger Zeit wurde die Idee geboren, ein Buch zum Thema "Menschen mit Williams-Beuren-Syndrom (WBS)" zu schreiben.

Wir haben zwei Töchter (geboren 1992 und 1995), die jüngere weist das WBS auf.

Die erste Zeit nach der Diagnosestellung haben wir als eine Phase großer Verunsicherung in Erinnerung, die hauptsächlich durch Angst, Informationsdefizite, Umorientierung geprägt war. In dieser belastenden Zeit haben wir nach Kontakten zu ebenfalls betoffenen Familien in unserer näheren Umgebung gesucht und die WBS-Elterngruppe in München ins Leben gerufen.

Die zum Teil mühsam zusammengetragenen Informationen über das Syndrom hielten wir in der am Ende des Buches beigefügten *Elternbroschüre* und der *Orientierungshilfe für Pädagogen* fest.

Als weiteren Schritt planten wir das vorliegende Buch, um einen größeren LeserInnenkreis zu erreichen.

Grundlagen dieses Projektes war ursprünglich die Erstellung eines Fragebogens (s. Anhang) und die Bildung einer Arbeitsgruppe auf dem WBS - Bundesverbandstreffen 1999 in Kirchheim. Innerhalb der Arbeitsgruppe zum „Buchprojekt" wurden die verschiedenen Themen von den Mitwirkenden gesammelt und bearbeitet.

Die Auswertung des Fragebogens ergab u.a., dass für viele betroffene Eltern der Austausch mit anderen Familien wichtig ist, aber oft wegen der Seltenheit des Syndroms nur sporadisch erfolgen kann. Daher lag unser besonderes Augenmerk auf einem breit gefächerten Themenkatalog, der von Eltern für Eltern selbst geschrieben wurde.

Weitere Elemente stellen eine Kurzdarstellung des Syndroms und die Beiträge von Fachleuten dar (Einführung in die Montessori - Pädagogik und Montessori - Therapie, Ausführungen zur sozialen Integration).

Zum Schluss soll eine Übersicht über Hilfen und Ansprechpartner betroffenen Familien eine Orientierung über mögliche Leistungen und Angebote geben.

Wir bedanken uns für das große Engagement aller Beteiligten.

Es würde uns freuen, wenn dieses Buch Ihnen Hilfestellungen bei der Auseinandersetzung mit der Behinderung Ihres Kindes vermitteln kann.

Benedita Frericks und Horst Romm

Interview mit Sandra H., 19 Jahre

Chris L.

Interviewer: Sandra, was machst Du im Moment für eine Ausbildung?

Sandra: Ich bin noch in der Schule im Werkstattgebäude der Michaelschule. Entweder gehe ich in die Werkstatt oder zum Kochen.

Interviewer: Wie soll es nach der Schule weitergehen?

Sandra: Da bin ich mir noch nicht so sicher entweder gehe ich in ein Projekt ins Altersheim oder auf einen Bauernhof.

Interviewer: Wohnst Du noch zu Hause?

Sandra: Ja

Interviewer: Wie willst Du später einmal wohnen?

Sandra: Eigentlich will ich noch in Griesheim wohnen. Aber meine Eltern sind in einem Projekt, die bauen Wohnungen und so. Vielleicht gehe ich da hin in eine Wohnung.

Interviewer: Ist das dann ein betreutes Wohnen?

Sandra: Ja, das sind glaube ich 7 – 12 Leute und Betreuer.

Interviewer: Was machst Du in Deiner Freizeit?

Sandra: Mittwoch mach ich Musik und gehe in eine Jugendgruppe. Montag gehe ich in die Krankengymnastik. Sonst gehe ich gerne ins Schwimmbad und in den Zoo.

Interviewer: Gehst Du alleine ins Schwimmbad?

Sandra: Nein, mit jemanden zusammen, meistens gehen wir nach Kelsterbach, da ist das Schwimmbad so schön. Entweder geht meine Mama, meine Schwester oder Freunde mit. Je nach dem wie viele Hausaufgaben ich auf habe. Meistens am Wochenende.

Interviewer: Sandra, was bedeutet Deine Krankheit für Dich?

Sandra: Schwierige Frage. Ich respektiere sie. Es gibt im Moment Zeiten da ist es schwierig mit meinem Kreislauf und so. Im Moment mache ich viele Untersuchungen und so. Ich hab ja noch Neurodermitis und so.

Interviewer: Wie wünschst Du Dir den Umgang mit Dir?

Sandra: Sie sollen mich respektieren also nicht hänseln und so. In meiner Schule wurde ich immer gehänselt.

Interviewer: Und das war nicht schön ?!?

Sandra: Nee, wegen meiner dicken Lippe.

Interviewer: Haben die auch manchmal Schimpfwörter gesagt?

Sandra: Ja, einmal hab ich einem Jungen eine Backpfeife gegeben, weil ich so gereizt war. Normal mache ich so was nicht. Aber jetzt bin ich zum Glück auf einer anderen Schule.

Interviewer: Ist das auf Deiner neuen Schule besser?

Sandra: Ja, sehr viel besser. Weil die können so gut mit Behinderten umgehen auch mit anderen. Wir haben 2 Mädchen auf der Schule, die können nichts sagen und jetzt haben die einen Trick rausgefunden wie sie mit denen umgehen.

Interviewer: Hast Du viele Freunde in der Schule?

Sandra: Ja, aber im Moment ist das sehr schwierig, weil 2 Freundinnen weggehen und da gibt es viel Streit.

Interviewer: Hast Du noch etwas was Du uns sagen möchtest?

Sandra: Ja, wie die Leute mit Behinderten umgehen sollen!

Interviewer: Wie sollen die Leute mit Behinderten umgehen?

Sandra: Also es gibt manche Leute, die so starren und manche mögen das überhaupt gar nicht. Ich sag dann schon mal sie sollen woanders hinschauen. Mir sieht man das ja nicht so an, aber manche gucken so. Meine Oma hat gesagt jeder hat ne Macke. Manche Leute schimpfen so über Leute, die einen Unfall hatten oder sind so geboren und wenn ein Behinderter zu Ihnen geht schickt ihn nicht weg, dann braucht er Hilfe, wenn er selbst auf die Leute zugeht!

Bericht über Nico

Angelika F.

Mein Sohn kam am 15.07.1996 per Kaiserschnitt in der 38. Schwangerschaftswoche zur Welt. Schon während der Schwangerschaft fiel auf, dass Nico recht klein war. Als er nun auf die Welt kam, wurde er in die Kinderklinik überwiesen, da seine Atmung auffällig war. Dort wurde festgestellt, dass Nico wie ein Baby in der 36. Woche entwickelt war. Daher gingen die Ärzte von einem Frühchen aus und Nico musste 14 Tage in der Kinderklinik bleiben. Während diesem Aufenthalt wurde noch ein Herzfehler diagnostiziert, jedoch gingen die Ärzte von einem offenen Duktus aus.

Was ebenfalls auffiel war Nicos Trinkschwäche, mit der ich das ganze erste Jahr schwer zu kämpfen hatte. Nico trank nur sehr kleine Mengen, er verweigerte mit ca. acht Wochen die Brust und wurde dann von mir mit Flaschennahrung gefüttert. Ich glaube, ich habe bei Nico in dieser Zeit alle Flaschennahrungen, die es gab, ausprobiert. Immer wenn ich dachte, ja, dies mag er, dann war es mit dem Trinken auch schon wieder vorbei. Schließlich habe ich ihn ab dem vierten Monat mit Brei gefüttert. Löffel rein – Schnuller hinterher – und dann hoffen, dass er nicht spukt.

Was mir sehr aufgefallen ist, war diese schreckliche innere Unruhe. Nico kam weder am Tag noch in der Nacht zur Ruhe. Er schrie, ob ich ihn nun trug, im Kinderwagen schob oder einfach in sein Bett legte. Dies zehrte sehr an meinen Nerven und ich war in dieser Zeit oft verzweifelt und habe gedacht, dass Nico gar nicht auf der Welt sein will.

Nico hatte in der sechsten Woche einen Leistenbruch. Dieser wurde in der Kinderklinik in Heilbronn operiert, in der Nico auch nach seiner Geburt lag. Dort habe ich bei dem Chefarzt meine Bedenken über Nicos Verhalten geäußert und sein schlechtes Essverhalten angesprochen. Ich wurde allerdings nicht ernst genommen. Auch bei einem späteren Aufenthalt in der Klinik wegen Nicos Essverhalten – er war ca. fünf Monate alt – wurde mir gesagt, dass man bei Nico nichts finde.
Das erste halbe Jahr mit Nico war sehr, sehr schwer für mich und meine Familie. Wir hatten kein normales Familienleben mehr, da Nico oft stundenlang gefüttert werden musste und uns auch nachts nicht zur Ruhe kommen ließ.

Da wir nur ein Kinderzimmer hatten und mein großer Sohn Luca bei Nicos Geschrei nicht schlafen konnte, schlief ich bei Nico und mein Mann bei Luca.

So lebte ich nur noch im Ess- und Schlafrhythmus von Nico. Und ein Tag, an dem Nico gut aß (für seine Verhältnisse) war auch für mich ein guter Tag. Alle 14 Tage wurde Nicos Gewicht kontrolliert, aber sagen konnte mir niemand, was mit ihm ist, oder warum er sich nicht entwickelt. Es wurde ihm einfach Zeit gegeben, da Frühchen ja oft Anfangsschwierigkeiten haben.

Dies hat mich dann immer wieder beruhigt, aber im Innersten habe ich eigentlich von Anfang an gewusst, dass mit Nico etwas nicht stimmt – ich hatte ja bereits ein Kind und somit einen Vergleich.

Mit einem halben Jahr haben wir bei Nico mit Reflexzonenmassage an den Füßen begonnen und mit ca. neun Monaten habe ich mit ihm Krankengymnastik nach Vojta geturnt.

Diese Maßnahmen haben ihn ruhiger und irgendwie wacher (Augen waren klarer) gemacht. Es ist zwar eine Schinderei, drei Mal am Tag mit seinem Kind nach Vojta zu turnen, aber ich glaube heute, dass trotz Geschrei und Kampf, es für Nicos Entwicklung positiv war.

Mit einem halben Jahr haben wir dann auch noch mit Ergotherapie bei ihm begonnen, die bis heute noch läuft (mit einigen Unterbrechungen zwecks Urlaub).

Ganz wichtig finde ich jedoch, dass man sich auch mal mit dem Kind eine Auszeit von der Therapie (z.B. im Urlaub) gönnen sollte, wenn man merkt, dass man selbst bzw. das Kind unter diesem Therapiestress leidet. Hier sollte man sich viel häufiger auf sein eigenes Gespür verlassen.

Ja und nun komme ich zum Schluss: Mit 15 Monaten haben wir Nico bei der Entwicklungsneurologie in Tübingen vorgestellt. Dort haben die Ärzte sehr schnell aufgrund des typischen Herzfehlers und Nicos Aussehen die Diagnose WBS gestellt.

Dies war natürlich ein herber Schlag für uns. Mein Kind geistig behindert und ohne Heilungsmöglichkeiten – jetzt hatte man die immer schon geahnte, aber nie wahrhaben wollende Wahrheit schwarz auf weiß.

Um diesen Bericht abzurunden noch einige Eckdaten in Nicos Entwicklung: Mit ca. 16 Monaten konnte er frei sitzen, mit 1 ½ Jahren krabbeln und mit 2 ½ Jahren laufen. Seine ersten Worte wie Mama und Papa kamen mit ca. zwei Jahren.

Heute mit 3 ½ Jahren kann er sich ganz gut verständigen, jedoch keine vollständigen Sätze sagen. Er spricht in Brocken, z.B. nicht schreien, meine Nerven, will haben.

Beim Essen ist er immer noch sehr wählerisch (kleiner Nudelheini) und sparsam (er wiegt 11 kg bei einer Größe von ca. 90 cm). Mit dem Schlafen klappt es auch noch nicht so richtig, er wacht auch heute noch sehr häufig auf und lässt sich dann nur schwer beruhigen (Mama muss sich mit ins Bett legen oder Hand halten).

Nico besuchte ab seinem 4. Lebensjahr den Regelkindergarten in Massenbachhausen. Er erhielt Eingliederungshilfe; dies bedeutet, dass zweimal in der Woche für insgesamt vier Stunden eine Heilpädagogin in den Kindergarten kam. Sie unterstützte Nico in der Gruppe und half ihm dabei, Kontakte mit anderen Kindern zu schließen und den Tagesablauf im Kindergarten zu verinnerlichen. Außerdem erhielt Nico abwechselnd Logopädie und Ergotherapie.

Jetzt kommt Nico im September 2003 in die 1. Klasse einer Waldorf – Förderschule. Die Aufnahme ist auf Probe, da bei ihm die kognitiven Fähigkeiten nicht sehr ausgeprägt sind. Gerade das Malen und die Orientierung auf dem Blatt fallen ihm sehr schwer. Er kann sich zwar gut verständigen und hat einen großen Wortschatz, aber bei genauerem Nachfragen hat er Schwierigkeiten, komplexe Handlungen zu verstehen und nachzuerzählen.

Motorisch ist Nico sehr agil: er fährt Roller, Fahrrad mit Stützrädern, kann schaukeln und ist auch sehr flink auf den Beinen. Auch sein Essverhalten hat sich sehr gebessert. Er wiegt heute 22 kg und ist 115 cm groß. Leider benötigt er auch heute noch sehr wenig Schlaf und braucht nachts Windeln.

Trotz aller Schwierigkeiten ist Nico heute ein richtig glückliches und lebenslustiges Kind und wir alle haben unsere Freude an ihm. Durch seine liebe und wissbegierige Art sehe ich seiner weiteren Entwicklung sehr positiv entgegen.

P.S.: Ich hoffe, dass dieser Bericht zeigt, dass trotz großer Anfangsschwierigkeiten ein glückliches und erfülltes Leben mit unseren Kindern möglich ist.

Ricarda

Michaela Foller

Seit Ricardas Geburt 1986 bestimmte ca. drei Jahre lang folgender Satz mein Leben: "Ihre Tochter wird die Defizite schon aufholen, sie kam ca. vier Wochen zu früh zur Welt". Das reduzierte das Gefühl, dass mit meinem Kind etwas nicht stimmte. Bei allen Anlaufstellen, z. B. KNZ Mainz, Kardiologie Uniklinik Mainz, drei verschiedenen Kinderärzten - kein Wort von „Behinderung".

Dann, 1989 die niederschmetternde Diagnose: WBS. Ein erfahrener Professor der DKD hat die Krankheit an Ricardas Facies (Gesichtszüge) erkannt. Professor Bender hat sich die Diagnose noch von einem Frankfurter Kollegen bestätigen lassen. Frühförderung, Krankengymnastik, Logopädie und der Besuch eines integrativen Kindergartens wurden vorgeschlagen. Mehr als das, was damals in Fachbüchern stand, wusste auch Professor Bender nicht, und dieses Wissen war recht gering. Nachdem ich diese „schlechte" Nachricht einigermaßen verdaut hatte, erstattete ich unserer Familie und Freunden „Bericht". Die Reaktion des Vaters und der Oma war weder tröstlich noch hilfreich: Hinhören, Verdrängen und wenig darüber sprechen - unter dem Motto: Na ja, eigentlich ist das Kind normal.

Verständnisvoller und hilfreicher waren die Reaktion im Freundeskreis. Ricardas Behinderung wurde ohne Wenn und Aber hingenommen. Mit Ricardas schwierigem Ess- und Schlaf verhalten konnten wir jetzt besser umgehen, seit wir wussten, dass diese Störungen krankheitsbedingt sind. Mit Hilfe von Freunden ging ich dann recht schnell die bürokratischen Wege: Vorsprache mit dem Diagnosegutachten beim Versorgungsamt, um einen Schwerbehindertenausweis zu bekommen, Anmeldung im integrativen Kindergarten und zur Musiktherapie, Vorsprache wegen der Kostenübernahme beim Sozialamt war kein Problem. Ich fing langsam an, offen über Ricardas Behinderung auch mit Fremden zu sprechen, dass erleichterte uns das tägliche Leben.
Ricarda wurde gleich durch ihr freundliches, offenes Wesen im Kindergarten von den anderen Kindern schnell angenommen. Es dauerte nicht lange, da brauchte sie weder am Tag noch in der Nacht eine Windel. Auch ihre Sprache verbesserte sich durch regelmäßige Logopädie zusehends, die Krankengymnastik zeigte ebenfalls bald Erfolge. Die Gleichgewichtsstörungen ließen nach. Die

Grob- und Feinmotorik wurde durch Ergotherapie gefördert. Einmal wöchentlich war die Musiktherapeutin außerhalb des Kindergartens nur für Ricarda da. Ricarda durfte alle Instrumente nach Herzenslust benutzen. Ihr liebstes Instrument war das Schlagzeug. Ansonsten hatte sie in der Musiktherapeutin eine gute Zuhörerin für ihre kleinen und großen Sorgen gefunden. WBS - Kinder sind ja dafür bekannt, dass sie gerne reden. Ricarda macht in der Sonderschule, die sie seit dem 7. Lebensjahr besucht, gute Fortschritte in der Entwicklung ihrer Selbstständigkeit. Sie ist eine beliebte, jetzt auch aufmerksame Schülerin, die oft gut gelaunt und immer noch sehr kommunikativ ist.

Die ersten Jahre

Adelheid Karg

Unsere Tochter wurde am 30.12.1987 in der 39. Schwangerschaftswoche geboren. Nach einem Blasenriss ging ich an einem Montag Abend ins Krankenhaus. Nachdem ich den ganzen Dienstag liegen musste, wurde beschlossen, am Mittwoch um 10.00 Uhr die Geburt einzuleiten. Um 11.49 Uhr war unser erstes Kind auf der Welt. Sie wog 2450 g und war 47 cm groß. Der Kinderarzt, der die U 1 vornahm, legte mir nahe, nach meiner Entlassung einen Kinderarzt aufzusuchen, der das Herz des Kindes untersuchen sollte. Der konsultierte Kinderarzt stellte ein Loch im Herz fest und ich musste regelmäßig zur Kontrolle. Bei der U5 war das Loch zugewachsen.

Als unsere Tochter im Januar 1989, also mit einem Jahr, noch nicht sitzen konnte, drängte ich den Kinderarzt darauf, mir Krankengymnastik zu verschreiben. Die Krankengymnastin, die auch in der Lebenshilfe therapierte, fragte mich, ob ich etwas dagegen hätte, dass sich die Leiterin der Frühförderung das Kind einmal anschaut.

Völlig klar, dass ich nichts dagegen hatte. Die Dame von der Frühförderung meinte, es sei besser, mit dem Kind etwas zu machen. So kamen wir mehr oder weniger durch Zufall in die Frühförderung, die unserer Tochter sehr gut tat. Am 01.02.89 konnte sie sich setzen (nicht frei), am 03.02.89 krabbelte sie kurz. Am 21.05.89 zog sich hoch, wenn sie irgendwo Halt hatte. Am 23.01.1990 versuchte sie allein frei zu stehen und am 24.06.1990 hatte sie es geschafft: sie konnte laufen.

Dass mit unserer Tochter etwas nicht stimmte, war uns schon länger klar. Zermürbend und aufreibend war jedoch, dass keine Diagnose vorhanden war, also die Ungewissheit, welche Behinderung sie hat und welche Ursache diese hat. Schließlich wollten wir noch ein Kind und wollten wissen, wie hoch das Wiederholungsrisiko ist. Als der Kinderarzt bei der U7 so beiläufig sagte, ich könne ja mal, wenn ich Zeit habe (obwohl er wusste, dass ich nicht berufstätig war) zur Humangenetik gehen, ging ich heim und rief sofort in Erlangen an. Dort bekam ich einen Termin für den 20.02. Als der Professor unsere Tochter sah, sagte er: „Dieses Kind brauche ich nicht zu untersuchen, das sehe ich, was sie hat!" Ich war völlig von den Socken. Der Oberarzt erklärte mir, was es mit dem Williams-Beuren-Syndrom auf sich hat (nach damaligem Wissensstand war das jedoch nicht all zu viel). Jedenfalls hatten wir eine Diagnose und wenn man die hat, kann man sich Informationen einholen. Beim nächsten Kinderarztbesuch teilte ich ihm die Diagnose der Humangenetik mit. Er erwiderte mir, dass er, selbst wenn er die Diagnose jetzt kenne, nicht sagen könne, dass unsere Tochter diese Behinderung hat und er zeigte mir in seinem Ärztelexikon Abbildungen einer Person mit WBS, die abnorm und mit unserer Tochter wirklich nicht zu vergleichen waren.

Am 07.05.90 waren wir dann in der Kinderklinik zur Herzuntersuchung. Hier wurde festgestellt, dass sie keinen Herzfehler hat, worüber wir verständlicherweise sehr erleichtert waren. Es dauerte jedoch noch weitere fünf Jahre, bis wir erfuhren, dass es einen Bundesverband Williams - Beuren - Syndrom gibt. Wir wurden Mitglied und fühlen uns dort sehr wohl und gut aufgehoben.

Wie ist das mit der INTEGRATION?

Chris L.

Eigentlich sollte man denken, WBS - Kinder sind in der Gesellschaft integriert. Aber ist das eine echte Integration?

Sicher, die Behinderung unserer Kinder ist eine „freundliche", durch ihre Aufgeschlossenheit, Fröhlichkeit, Kontaktfreude stehen sie schnell im Mittelpunkt und wollen an allem teilhaben.

Als Lukas noch in den Kindergarten ging, fragte mich eine Erzieherin, ob ich Lukas denn schon im Hort angemeldet habe? Nein, wozu denn auch? Ich hatte mir das Arbeitengehen bereits frühzeitig aus dem Kopf geschlagen. „Ja, aber denk einmal darüber nach, wenn Lukas in die Schule geht! Dann hat er nur noch Kontakt mit behinderten Kindern!" Eigentlich hatte sie Recht. Wenn Lukas sich mit einem anderen Kind trifft, so hat garantiert er sich bei dem anderen eingeladen. Die wenigen Kindergeburtstage, zu denen er eingeladen war, ergaben sich durch eine Einladung seines kleinen Bruders Felix, mehr oder weniger aus Mitleid. Sein einziger „richtiger Freund" mit dem er sich oft trifft und der ihn einlädt, ist selbst behindert, andere Dates sind mehr oder weniger von mir arrangiert oder ergeben sich durch Felix, der glücklicherweise nur 15 Monate jünger ist.

Auf dem Spielplatz sucht Lukas immer öfter die Gesellschaft von älteren Kindern, meist steht er nur dabei und sieht ihnen zu, aber auch dabei kann er sehr penetrant sein. Manchmal ergibt es sich, dass er mitspielen oder mitschaukeln darf. Oft genug sagen die Kinder ihm aber auch, dass er weggehen soll. Solche Worte ignoriert Lukas dann und bleibt hartnäckig an der Sache dran. Einige Male ließen ihn die Kinder dann auch in Ruhe, manchmal aber versuchten sie ihn wegzuscheuchen bis hin zur Androhung von Gewalt. Ich versuche immer mich nicht einzumischen, beobachte aber sehr genau wie weit die Possen gehen. Lukas ist dank einer Therapie mit Bachblüten sehr selbstbewusst geworden, so dass er sich auch vor den stadtbekannten „Schlägern" nicht duckt. Sollte es wirklich mal zu Handgreiflichkeiten kommen, so ist er nicht lange nachtragend und lädt den Erzrivalen schon nach kurzer Zeit wieder zum Fußballmatch ein.

Nach dem Gespräch mit der Erzieherin meldete ich Lukas im Hort an. Mittlerweile geht er schon ein Dreivierteljahr dorthin und fühlt sich sichtlich wohl. Er wird von den Kindern akzeptiert und angenommen. Echte Freundschaften hat er hier nicht. Bislang gab es noch keine Einladungen. Doch 2 Kinder wollen Lukas allzu gerne besuchen (was ich jedoch unserem Pony zu verdanken habe, denn im Hort haben diese beiden eher wenig mit Lukas zu tun). Insgesamt klingt das wohl alles etwas frustrierend, aber ich denke, wir müssen unseren Kindern frühzeitig einen Weg zu Kontakten schaffen, die nicht an Einzelfreundschaften aufgehängt sind. Zum Beispiel ein geeigneter Sportverein, eine Band oder ähnliches. Im Moment ist bei uns alles im Lot. Aber was wird, wenn Lukas älter ist??? Der Hort ist den Kindern bis 12 Jahren vorbehalten. Die Schulkameraden sind in alle Himmelsrichtungen verstreut, so dass sich ein privater Kontakt nur sehr mühsam erhalten lässt. Ich bin oft versucht über Lukas kleinen Bruder Kontakt zu halten oder zu knüpfen. Das ist aber keine gute Lösung, denn Felix braucht auch seine eigenen Freiräume. Viel zu oft bürde ich ihm die Verantwortung auf: „sag mir Bescheid, wenn Lukas Blödsinn macht oder wegläuft" „Mama, warum muss immer ich dies oder jenes und der Lukas nie ?!?" lautet dann meist die Antwort. Ich muss mich immer wieder durchringen, um Felix die Entscheidung zu lassen, wann und wie viel er mit Lukas spielen will. Sollte es sich ergeben, dass in unserer Nähe ein Seminar für Geschwister behinderter Kinder stattfindet, möchte ich Felix die Möglichkeit geben daran teilzunehmen. (Das Buch zum Seminar und für am Thema interessierte: „Ich bin doch auch noch da" Aus der Arbeit mit Geschwistern behinderter Kinder, Marlies Winkelheide ISBN3-929205-O 1-7 Trialog Verlagsgesellschaft) Gerade auf dem letzten Verbandstag kam ganz deutlich die Position der Geschwister zum Vorschein: Der einstimmiger Tenor lautete: „Wir beschäftigen uns gerne mit dem WBS-Kind, aber zwingt uns nicht dazu".

Nun, wir haben wirklich viel Glück. Wie ich das meine ?!? Unser Sohn ist behindert ja, aber es gibt Tausende, die noch viel schlechter dran sind als wir. Wichtige Dinge, wie ein integrativer Kindergarten mit angeschlossener Frühförderstelle vor der Haustür, unser Hobby die Pferde, das uns ermöglicht unsere eigene Hippotherapie mit Lukas durchzuführen (meiner Meinung nach auch entscheidend wichtig fürs Fahrradfahren und Skilaufen, beides machte Lukas relativ früh und gut), die Heilpädagogische Schule auf anthroposophischer Grundlage im gleichen Ort (in der er sich sichtlich wohlfühlt und super entwickelt).

Derzeit versucht man in unserem Stadtteil einen integrativen Jugendtreff auf die Beine zu stellen. Von den behinderten Jugendlichen der örtlichen Schulen wird der Treff gerne und gut besucht, mit dem Zuspruch der nicht behinderten Jugendlichen sieht es leider nicht ganz so toll aus.

Leider ist das Projekt kurz vor dem Aus, da die geeigneten Räumlichkeiten feuertechnische Mängel aufweisen. So wie ich gehört habe, ist aber ein neues Projekt in Planung auf der Basis einer integrativen Rockband. Und nicht zu vergessen: die Behinderten-Werkstatt im Ort, die sehr rührig ist und die eine mittlerweile in der Region recht bekannte integrative Rockband „Satisfactory" hervorgebracht hat, die auch schon internationale Auftritte bestritt. Alles in allem wohl nicht allzu schlechte Aussichten für Lukas, auch in Zukunft einen für ihn befriedigenden Weg einzuschlagen.

Sport – ein Weg zur Integration

Chris L.

Radfahren, Schwimmen, Skifahren, Inlineskaten, Skateboarden, Reiten, Voltigieren, Ballspielen mit dem Williams-Beuren-Syndrom

Lukas kam eine Woche nach errechnetem Geburtstermin per Kaiserschnitt zur Welt. Er war ein zufriedenes Baby. Beim Stillen schien er zu träumen und lies sich leicht ablenken. Trotzdem wurde er 5 Monate gestillt. Mit dem Löffel wollte er partout nicht essen. Er beförderte alle Nahrung in die „falsche" Richtung. War die Nahrung nicht perfekt püriert, sortierte Lukas die Bröckelchen treffsicher heraus. Brei verabreichten wir lange Zeit nur durch die Flasche. Als Lukas endlich feste Nahrung zu sich nahm lies er sich anstandslos füttern. Er lies sich i m m e r füttern, auch wenn er selbst einen Löffel in Händen hielt. Er entwickelte einfach keinen Ehrgeiz.

Mit ziemlich genau einem Jahr begann Lukas zu krabbeln. Beständig rückwärts. Als er dann endlich kapierte wie es vorwärts geht, entwickelte er erstaunliche Beweglichkeit. Auch wenn seine gleichaltrigen Miniclubkameraden einer nach dem anderen anfingen zu laufen, so war Lukas zweifelsohne auf allen Vieren doppelt so schnell und rundum zufrieden. Irgendwann versuchte Lukas sich hochzuziehen und zu laufen. Nach zwei Schritten fiel er hin und probierte es sechs Monate lang nicht wieder aus. Mit Hilfe eines Lauflernwagens (Ikea) traute er sich schließlich doch. Die Räder waren etwas blockiert, so dass er nicht gleich davon rollte wenn man ihn anschubste. Mittlerweile war Lukas 20 Monate alt. Er konnte zwar laufen, war dabei aber sehr wackelig. Bei der kleinsten Bodenwelle ging Lukas in die Knie und krabbelte rückwärts darüber hinweg, um anschließend weiter zu laufen. Treppenstufen waren lange Zeit ein Hindernis, das nur vierbeinig zu bewältigen war. Auch mit drei oder vier Jahren passierte er sie nur an der Hand oder am Geländer.

Das Williams-Beuren-Syndrom wurde bei Lukas erst im Alter von drei Jahren diagnostiziert. Er war unser erstes Kind und die diversen Entwicklungsverzögerungen empfanden wir nicht als übermäßig drastisch. Schließlich hatte er bisher noch alles gelernt, wenn auch etwas langsamer als gleichaltrige Kinder. Erst mit der Geburt unseres zweiten Kindes Felix wurden die Unterschiede drastisch, hatte er doch Lukas recht schnell eingeholt. Er lernte mit sechs

Monaten Krabbeln und mit zehn Monaten Laufen. Essen wollte er von Anfang an allein und die Mundmotorik war wesentlich geschickter. Bis zu seinem dritten Geburtstag hatte Lukas keinerlei Frühförderung. Er liebte alles was Räder hat und da wir auf unserem kleinen Bauernhof einen asphaltierten und umzäunten Hof haben, gab es schon immer viele „Fahrzeuge". Angefangen bei Roller und Bobbycar über Dreirad und Traktor bis hin zum Fahrrad. Mit Roller, Bobbycar und Dreirad war Lukas auch im KIGA ständig unterwegs. Mit dem Fahrrad kurvte er mit Stützrädern durch die Gegend. Ich hatte schon früh ein „Anhängerfahrrad" (eine Art Tandem, das es im Fahrradladen gibt). Lukas saß stolz wie ein Pfau darauf und lies sich hinterher ziehen. Das Gleichgewicht hielt ich vorne. Die Vorwärtstendenz wurde von mir gesteuert, Lukas konnte locker mittreten oder einfach nur draufsitzen. Der Vorteil war auch, dass Lukas mir nicht einfach davonfahren konnte, war er doch bei mir eingehakt. Das Radfahren ohne Stützräder brachte er sich selber bei. Im KIGA lag ein recht kleines Rad ohne Stützräder herum. Lukas schnappte es sich und übte auf dem Rasen, bis er es konnte. Er hatte zum ersten Mal den Ehrgeiz es zu schaffen.
Wir konnten lange Zeit nur bei uns auf den befestigten Feldwegen fahren, da Lukas sich auf den engen Bürgersteigen in unserem Ort nicht richtig ausbalancieren konnte. Auch heute machen wir unsere Touren bevorzugt in der Feldgemarkung.

Da wir eigene Pferde haben, saß Lukas schon seit er Baby war regelmäßig bei mir vor dem Sattel und erfuhr so seine ureigene Reittherapie. Mit unserem „Rentnerpferd" gingen wir viel Spazieren und der Einfachheit halber saß Lukas hoch oben und hielt sich an den großen Griffen eines Voltigiergurtes fest. Ich denke heute, dass das Reiten den Gleichgewichtssinn ganz erheblich positiv beeinflusste und kann nur jedem empfehlen eine Therapie zu besuchen, auch wenn die Krankenkassen die Kosten nicht mehr übernehmen.
Lukas ist eine echte Wasserratte. Da er nur wenig Respekt vor Wasser hatte wollte ich, dass Lukas einen Schwimmkurs macht. Er war damals ca. sechs Jahre alt und da er öfters weglief, traute ich mich einfach nicht ins Schwimmbad. Ich fand einen Privatkurs mit vier bis sechs Kindern. In der Regel brauchen die Kinder so um die zehn Stunden bis sie Schwimmen können. Lukas blieb 30 Stunden im Kurs. Er musste hart arbeiten, um die Bewegungsabläufe zu erlernen. Die Kinder lernen eigentlich erst unter Wasser zu schwimmen, bevor sie von ganz alleine auftauchen. Lukas konnte es nicht ertragen den Kopf unter

Wasser zu bekommen und so hielt sich der Erfolg in Grenzen. Zu meiner Beruhigung kaufte ich eine aufblasbare Schwimmweste. Mit der Zeit blies ich immer weniger Luft rein, so dass Lukas sich sicher fühlte aber eigentlich doch relativ alleine schwamm. Der Durchbruch kam während einer Mutter-Kind-Kur in diesem Jahr. Lukas ist inzwischen neun Jahre alt und ca. 130 cm groß. Im Haus gab es ein sehr schönes Schwimmbad. Das Kinderbecken war absolut langweilig und so wollte Lukas ständig ins normale Becken. Das war 150 cm tief und so kam Lukas nicht auf den Grund und konnte so auch nicht mogeln. Die Weste hatten wir zu Hause vergessen und Lukas schwamm vom 1. Tag an. Erst nur von der Treppe zum Rand, dann quer durchs Becken. Später dann längs. Seit Lukas entdeckt hat, dass man mit einer Taucherbrille auch kein Wasser in die Nase bekommt fängt er an zu tauchen und unter Wasser zu schwimmen. Wenn er es schafft, ohne Brille zu tauchen, werden wir versuchen das „Seepferdchen" zu machen, ein Motivationsabzeichen, auf das er schon ganz wild ist. Lukas liebt alle Arten von Bällen. Es ist eines der wenigen Spielzeuge, mit denen er sich ausdauernd beschäftigt. Da in unserem Hof auch ständig ein bis zwei Bälle liegen nutzt er jede freie Zeit dazu sie zu kicken, zu prellen oder in einen Basketballkorb zu werfen. Seit einem Jahr geht er in eine Ballsportgruppe des örtlichen Turnvereins. In der Gruppe sind zwölf Jungs im Alter zwischen 6 und 12 Jahren und es werden verschiedene Spiele gespielt. Meist ein bisschen Fußball und danach verschiedene einfache Fang- und Wurfspiele. Ohne größere Ambitionen. Ein junges Mädchen leitet die Gruppe und ich fragte sie, ob sie sich versuchsweise auf Lukas einlassen wolle. Sie stimmte zu und anfänglich blieb ich da, um Lukas beim Verstehen der Regeln zu unterstützen. Motorisch ist Lukas innerhalb der Gruppe unauffällig und die anderen Kinder wissen nichts von seiner Behinderung. Mittlerweile bin ich bei der Stunde nicht mehr anwesend und Lukas genießt diese neue Freiheit.

Beim Skifahren verlief eine Integration nicht immer unproblematisch. Das erste Mal war Lukas 5 Jahre alt. Wir meldeten ihn im Skikindergarten an. Da Lukas sich mehr für Schneeraupen und Lifte interessierte, war ich die meiste Zeit während des Kurses anwesend und half hie und da ein wenig mit. Lukas gab sich überhaupt keine Mühe, die Beine zu koordinieren oder Druck auf die Ski zu machen. Die Skispitzen liefen auseinander und bremsen kostet ja Kraft! Bogen sind unnötig, kommt man doch geradeaus ebenso gut ins Ziel. Die meiste Zeit fuhr ich rückwärts voraus und hielt ihn die Skispitzen zusammen. Wenn es schneller wurde, bremste ich ihn ab und bewegte ihn mindestens hin und wieder eine Kurve zu fahren. Wir staunten alle nicht schlecht, als am letzten Tag das Gästeskirennen kam und Lukas souverän seine Bogen durch die Tore lenkte und quietschvergnügt ins Ziel kam. Der Skilehrer schüttelte den Kopf und meinte so sei Lukas die ganze Woche nicht gefahren. Da er das einzige Kind war, das den Kurs ohne Torfehler bewältigt hatte nahm er einen dicken Pokal für den ersten Platz mit nach Hause. Im nächsten Jahr fuhr Lukas mit einem Gummibändchen, dass die Skispitzen zusammenhielt. Skifahren fand er nicht so toll, aber das Liftfahren dafür umso mehr. Also kurvte er auch immer wieder den Berg hinunter. Nicht immer in der Spur des Vordermannes aber stets gut gelaunt.

Im dritten Jahr besuchten wir ein anderes Skigebiet. Die Skilehrer steckten Lukas wieder in den Skikindergarten und Lukas lag mehr im Schnee als auf den Ski. Leider gab es keinen motivierten Lehrer, der zu Lukas den richtigen Draht fand und so legte man uns am dritten Tag nahe, das Kind aus dem Kurs zu nehmen, er sei nicht zu unterrichten! Den Rest der Woche fuhr Lukas mit uns. Laut „Hey Baby" singend kurvte er mit uns mal als Eisenbahn mal als Raupe die Pisten hinunter. Sessellifte waren die neueste Herausforderung für Lukas und so hatte er immer mehr Spaß. Wenn es zu schwierig wurde, nahm ich ihn zwischen die Beine und bremste für ihn mit. Die ersten drei Jahre war alles in allem sehr anstrengend, aber im darauffolgendem Urlaub fiel der Groschen. Diesmal sahen wir uns die Skischule genau an. Wir konnten Lukas in einer Gruppe unterbringen, die von einer netten Österreicherin geleitet wurde. Um die vierzig und jede Menge Kindererfahrung. Wir erklärten ihr die Besonderheiten um Lukas Aufmerksamkeitsproblem und er fuhr die ganze Woche an 2. Stelle und hielt mit der Gruppe mit. Plötzlich entwickelte er Ehrgeiz und setzte endlich um, was er drei Jahre gelernt hatte. Sicher lag das auch daran, dass er insgesamt mehr Kraft und Ausdauer entwickelt. Am liebsten fuhr Lukas von nun an die Huppelstrecken abseits der Pisten.

Seit zwei Jahren hat Lukas Inlineskates. Eigentlich sträubte ich mich dagegen welche anzuschaffen, aber Felix nervte solange, bis ich nachgab. Obwohl ich Angst davor hatte, weil ich sie für Lukas als zu schwierig einstufte, kauften wir schließlich welche.

Lukas biss die Zähne zusammen und obwohl er rund doppelt so oft hinfiel wie Felix, stand er immer wieder auf und schimpfte wie ein Rohrspatz. Sicher gepolstert fährt er zwar nicht so gut und sicher wie sein Bruder, aber er findet es cool und kommt ordentlich vorwärts. Seine neueste Leidenschaft gehört dem Skateboard. Bei uns gibt es eine neue Skaterbahn und für Lukas ist es das

Größte, die coolen Jungs zu beobachten. Er schaut sich allerhand ab und versucht sie zu imitieren. Die Lenkung unseres Boardes ist relativ hart eingestellt, so dass Lukas nicht allzu große Schwierigkeiten hat das Gleichgewicht zu halten. Kurven bewältigt er indem er mit dem Board „herum rutscht".

Da wir selbst ständig mit Pferden zu tun haben, lag es nahe, die Kinder im Voltigierunterricht (Turnen auf dem Pferd) anzumelden. Nach einer Schnupperstunde teilte mir die Ausbilderin mit, dass Lukas in eine normale Gruppe nicht integrierbar sei und ich mit ihm doch besser zum Therapeutischen Reiten wechseln solle. Das Pferd würde zu stark auf Lukas reagieren und er wäre zu unsicher. Damit wollte ich mich nicht abfinden. In einem anderen Verein fand ich eine Ausbilderin, die sich gerne auf eine Probezeit einließ. Ich blieb bei den Stunden anwesend und wurde sogleich als Helfer engagiert. Ulli und Lukas hatten schnell den richtigen Draht zueinander und mit Anweisungen wie: „komm jetzt reiten wir mal wie ein Indianer" u.s.w. konnten wir ihn sogar zum galoppieren überreden. Er hatte von Anfang an eine gute Körperspannung und die Koordinierungsschwierigkeiten machten wir mit viel „bildlicher Sprache" wett. Inzwischen sind zwei Jahre vergangen und Lukas ist in der Gruppe sehr gut angenommen. Er geht gerne zum Unterricht was ich nicht unbedingt dem Pferd zuschreibe. Er liebt es sich unter den anderen Kindern „normal" zu bewegen.

Lukas reitet auch regelmäßig auf unserem Shettlandpony Max an der Longe (durch eine lange Leine gesichert). Er will zwar nie von sich aus reiten, aber wenn er auf dem Pony sitzt ist es in Ordnung und es macht ihm Spaß. Ich lasse ihn meist nicht länger als 20 Minuten Unterricht reiten, um ihm die Lust nicht zu vermiesen.

Wir sind schon auf normalen Turnieren in der Führzügelklasse gestartet. Lukas war noch nie der Beste, aber unumstritten der fröhlichste Teilnehmer und so kommt es nicht selten vor, dass Lukas die Zügel fallen lässt und begeistert ins Publikum winkt.

Letztes Jahr ergab es sich zufällig, dass die Reiterspiele im Rahmen der Special Olympics für geistig behinderte Menschen in Frankfurt stattfanden. Ich hatte recht guten Kontakt zu den Veranstaltern und konnte somit einen Start für Lukas erwirken. Nach dem Motto „dabei sein ist alles" trainierten wir Slalomreiten, Wäsche sortieren und über Stangen treten zu Pferde. Ich sicherte das Pony mit einem Führstrick und durfte Hilfestellung geben. Der große Tag rückte näher und frohgelaunt wie immer starteten wir in die erste Wertungsprüfung, die Lukas völlig überraschend gewann.

Am zweiten Tag ging Lukas ebenso motiviert in die Prüfung und erritt als jüngster Teilnehmer eine Silbermedaille.

Letztendlich ist es egal welche Sportart oder Hobby sich Ihr Kind aussucht, der Erfolg einer Integration hängt auch entscheidend von Ihrer Bereitschaft ab in die Bresche zu springen. Man kann von einem normalen Sport- oder Kulturverein keine therapeutische Ausbildung erwarten und findet sich nicht selten in der Rolle des Integrationshelfers wieder. Aber die Mühe lohnt sich: Es gibt sie noch, die engagierten Ausbilder, die sich auch mal auf ein Experiment einlassen. Sie sind nicht leicht zu finden! Übrigens ist es manchmal besser nicht gleich mit der Behinderung unserer Kinder herauszurücken, von Fall zu Fall kann es besser sein der Betreuer lernt das Kind erst einmal unvoreingenommen kennen und erfährt erst bei einem zweiten oder dritten Treffen um die Besonderheiten des Williams-Beuren-Syndrom.

Die diversen sportlichen Aktivitäten haben Lukas mindestens ebenso gefördert wie die diversen Psychomotorik - Therapiestunden.

Im Verlag der Bundesvereinigung Lebenshilfe für Menschen mit geistiger Behinderung ist eine interessante Broschüre zu diesem Thema erschienen. (Raiffeisenstraße 18, 35043 Marburg, Tel. (0 64 21) 4 91-0, Fax (0 64 21) 4 91-167

Titel: Bewegung, Sport und Spiel im Leben von Menschen mit geistiger Behinderung

Im Anhang finden Sie Adressen der Lebenshilfe Landesverbänden und der Behindertensport Landesverbänden sowie verschiedener Fachliteratur.

Integration im Kindergarten

Dr. Schulz-Weber und Ingrid Schmidt

Dieses ist der Bericht über ein kleines liebenswertes Mädchen, das mit Williams-Beuren-Syndrom geboren wurde, und das ich 4 Jahre lang ein- bis zweimal pro Woche im Rahmen meiner Aufgabe als Fachdienst einer Kindergarten-Integrationsgruppe begleitet und mit ihm gearbeitet habe, außer in den Schulferien. Die Integrationsgruppe bestand aus 15 Kindern, von denen fünf von Behinderung bedroht oder tatsächlich behindert waren.

Als ich Gesa im Alter von gut drei Jahren zum ersten Mal begegnete, war sie im Kindergarten eifrig damit beschäftigt, Geschirr aus einem Schrank auszuräumen. Ihr Vater saß gelassen neben ihr auf dem Fußboden und behütete sie liebevoll "mit den Augen". Sieh an, dachte ich erfreut, das kann sie also schon, ein guter Anknüpfungspunkt für meine Arbeit.

Gesa ist mir in diesen vier Jahren ans Herz gewachsen. Nicht nur sie ist mir vertraut, umgekehrt kennt Gesa natürlich auch mich recht gut. Gesas bezauberndes Wesen hat mir den emotionalen Bezug zu ihr sehr leicht gemacht. Fast immer wurde ich schon am frühen Morgen freudig begrüßt. Nie ist ein böses Wort zwischen uns gefallen, obwohl sie alle ihre Gedanken bedenkenlos geäußert hat.

Beispiel: Wir sitzen am kleinen Kindergartentisch dicht nebeneinander, malen eifrig und tauschen uns aus. Gesa plötzlich: "Du spuckst, Frau S.!" Offensichtlich hatte ich im Eifer tatsächlich "etwas feucht geredet". Gesa hatte dies ganz richtig bemerkt und ohne Arg angesprochen, wie Kinder dies noch tun. Ich bestätigte ihr sofort, dass ihre Wahrnehmung richtig war. Ich sagte ihr, dass ich mir ab jetzt Mühe geben würde, dies nicht mehr zu tun. Gesa fand das ganz in Ordnung und war zufrieden.

Gesa wurde von mir gefördert in den Entwicklungsbereichen Grob- und Feinmotorik, Wahrnehmungsverarbeitung, Sprache und Sprachverständnis, Sozialverhalten und Selbständigkeit. (Dies geschah in Anlehnung an das Material der Münchener Funktionellen Entwicklungsdiagnostik. Später kam die Visuelle Wahrnehmungsförderung nach Marianne Frostig hinzu.) Spielmaterial war in der Integrationsgruppe in reichem Maße vorhanden. Neben meinem kleinen geschützten Spielzimmer gab es einen großen, bestens ausgestatteten Turnraum.

In den ersten Monaten arbeitete ich mit Gesa allein. Um Gesas Selbstwertgefühl zu unterstützen, ging ich bei der Arbeit mit ihr immer von einem Bereich aus, der ihr bereits vertraut war und den sie erfolgreich bewältigen konnte. Später nahm ich ein bis maximal drei andere Kinder dazu. Eine Zeitlang war Gesa sehr auf Erwachsene fixiert wegen der vielen Einzeltherapien. Sie erwartete, immer von diesen beschäftigt zu werden und zeigte wenig Eigeninitiative. Nach Rücksprache im Team ging ich daher im Laufe der Zeit mehr und mehr dazu über, ihre Selbständigkeit und Gruppenfähigkeit zu fördern, während ihre speziellen Therapien durch die einzelnen Therapeuten abgedeckt wurden.

In der Regel suchte Gesa sich die Kinder selber aus, die mit ihr zusammen zu mir "zum Spielen" kommen durften. Während sie sich anfangs stark an diesen Modell-Kindern orientierte und ihnen vieles abschaute, war sie zuletzt selber Vorbild für jüngere Kinder, erklärte ihnen z.B. stolz die Farben, korrigierte sie beim zählen, erklärte ihnen Abläufe, die ihnen noch nicht vertraut waren. Vom Sozialverhalten her war Gesa oft reifer als andere Integrationskinder. Sie war interessiert und aufmerksam anderen gegenüber, ging liebevoll mit ihnen um und auf sie ein. Sie konnte verschiedene Stimmungen sicher erkennen und sprach dies auch an. So tröstete sie andere Kinder. Sie hatte Sinn für Humor und konnte ansteckend lachen. Im Laufe der Zeit entwickelte sie eine recht gute Frustrationstoleranz, sie lernte Abwechseln und Warten.

Gesa kannte ihre Grenzen erstaunlich gut, z.B. in der Grobmotorik, und bestimmte selbst ihr Tempo. So ließ sie sich einmal durch nichts dazu bewegen, die Rutsche im Turnraum auch nur um eine Sprosse höher zu stellen, sondern rutschte immer und immer wieder aus der ihr vertrauten niedrigen Höhe. Beim nächsten Mal überraschte sie mich mit der Bitte, die Rutsche um zwei Sprossen zu erhöhen. In der Regel bestand Gesa auch darauf alles allein zu machen.

Trotz dieser guten Entwicklung war Gesa den anderen Kindern gegenüber oft im Nachteil. Selbst wenn sie eine Situation richtig erkannt hatte, reagierten die anderen Kinder rascher als sie, konnten sich besser behaupten und sorgten für ihren Vorteil. Gesa benötigte in vielen Situationen eine vertraute Bezugsperson im Hintergrund, die sie notfalls schützen konnte.

Meine Arbeit mit Gesa war eingebettet in ein zuverlässiges System: Die Erzieherinnen der Integrationsgruppe, die Eltern, der behandelnde Kinderarzt, die ambulanten Therapeutinnen und Therapeuten, die Experten im Kinderzentrum, die Kinder in der Integrationsgruppe, die Eltern dieser Kinder, die Erzieherinnen der beiden anderen Nicht-Integrationsgruppen. Die enge

Zusammenarbeit mit den Erzieherinnen der Integrationsgruppe, vor allem der Leiterin dieser Gruppe, war die Basis für die Förderung. Bei ihnen liefen nicht nur alle fachlichen Informationen zusammen, sondern sie kannten neben den Eltern das Kind am besten, waren mit ihm vertraut. Hier erfuhr ich immer aus erster Hand, wie es an diesem Morgen um Gesa persönlich stand.

Die Erzieherinnen organisierten auch den regelmäßigen Austausch mit allen beteiligten Bezugspersonen. An erster Stelle standen die sehr engagierten Eltern. Als Leiter einer Selbsthilfe-Gruppe ähnlich betroffener Eltern konnten sie uns auch fachlich sehr gut informieren. Ferner fanden regelmäßig Therapeuten-Gespräche statt. Dabei stand Gesa als individuelle Persönlichkeit immer im Mittelpunkt mit ihren Stärken, ihren Schwächen und mit ihren Besonderheiten. Hierzu trafen sich Erzieherinnen, Fachdienst und alle beteiligten Therapeuten zum Austausch über das Kind: Krankengymnastik, Ergotherapie, Logopädie/ Sprachtherapie, Montessori-Einzeltherapie. Die Empfehlungen des Kinderzentrums München flossen in unsere Überlegungen immer mit ein. Ohne die konstruktive Zusammenarbeit mit dem niedergelassenen Kinderarzt wäre dies alles nicht möglich gewesen. Bei ihm liefen viele Fäden zusammen, er war ein ganz wichtiger Ansprechpartner, nicht nur in Bezug auf die Kostenregelung.

Nach vier Jahren Integrations-Kindergarten ist Gesa mit 7 Jahren nun ein Schulkind und freut sich selbstbewusst auf diesen neuen Lebensabschnitt. Sie hat in den vergangenen Jahren kontinuierlich kleine Fortschritte in ihrer gesamten Entwicklung gemacht und wird dies auch weiterhin tun. Grund dafür ist an erster Stelle ihre Familie, ihr Zuhause, wo sie sich angenommen und geborgen fühlt und wo die Eltern für sie die Fäden in der Hand haben. Sie wird auch weiterhin einen beschützten Rahmen benötigen, in dem man ihre Stärken, ihre Schwächen und ihre Besonderheiten genau kennt und ihr in schwierigen Situationen zur Seite stehen kann.

Gesa war für uns alle eine Bereicherung, für die wir dankbar sind. Nicht nur sie hat von uns gelernt, auch wir haben vieles durch sie gelernt.

Dr. med. Ute Schulz-Weber
Kinder- und Jugendärztin

Als Gesa zu uns in die Integrationsgruppe kam, war sie gerade drei Jahre alt geworden. Sie war dabei, das freie Laufen zu lernen, benötigte allerdings noch eine Windel. Sie war "das Baby" in unserer Gruppe. Besonders die großen Mädchen bemutterten sie liebevoll. Aber auch die wildesten Rabauken waren im Umgang mit ihr vorsichtig und rücksichtsvoll.

In den vier Jahren bei uns machte Gesa langsame, aber kontinuierliche Fortschritte in allen Entwicklungsbereichen. Im letzten Kindergartenjahr war sie stolz, zu den Großen zu gehören. Sie liebte es, Jüngeren etwas zu zeigen. Sie war nicht mehr die Kleine, Süße, die bemuttert und verwöhnt wurde. Sie war gleichberechtigt und musste sich durchsetzen. Manchmal war sie sogar recht bestimmend und es kam zu Konflikten, bei denen ein Erwachsener vermitteln musste.

Es war eine bereichernde Zeit mit Gesa, sowohl für uns Erwachsene als auch für die Kinder unserer Integrationsgruppe und darüber hinaus für die beiden anderen Kindergartengruppen mit ihren Erzieherinnen, die sie regelmäßig besuchte.

Gesa weckte in allen Hilfsbereitschaft. Sie beeindruckte durch ihre fröhliche Art und ihr Einfühlungsvermögen. Sie spendete Trost, indem sie nur die Hand streichelte. Sie wurde von allen akzeptiert, wie sie war.

Es war ein selbstverständliches Miteinander. Mit ihrer ganz eigenen Persönlichkeit trug Gesa ihren Teil zu einer harmonischen, ruhigen, liebevollen Atmosphäre bei.

Ingrid Schmidt
Erzieherin

Benjamin wird operiert

Susanne R.

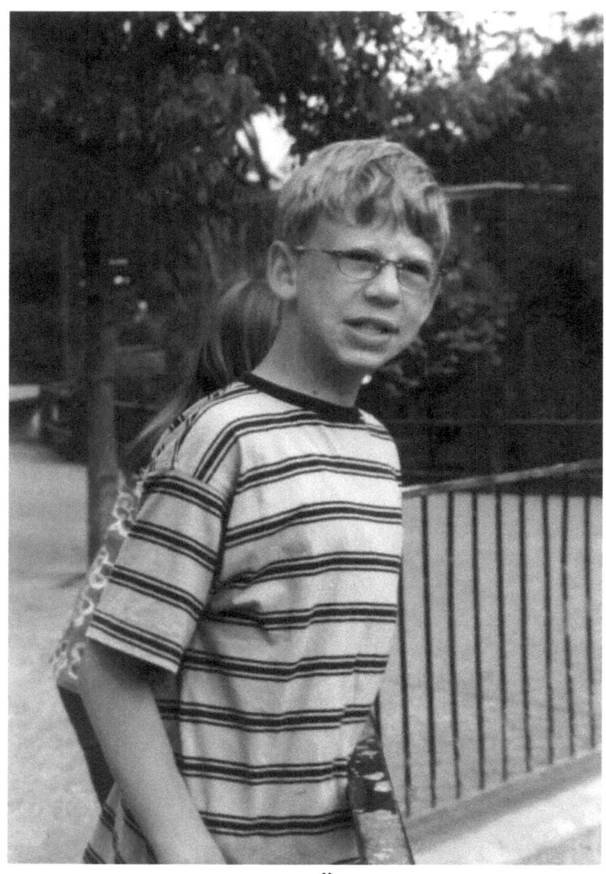

Heute haben wir erfahren, dass Benjamins supravalvuläre Aortenstenose operiert werden muss. Auf dem Nachhauseweg gehen mir viele Gedanken durch den Kopf. Aber nun mal ganz von vorn.

Benjamin war ein sehr anstrengendes Baby. Er schrie viel und trank schlecht. Er schlief kaum. Mit drei Monaten mussten wir einen Leistenbruch operieren lassen und einen Monat danach die gleiche Seite noch mal. Er entwickelte sich ganz normal. Er konnte mit acht Monaten krabbeln und mit fünfzehn Monaten laufen. Auch Sprechen lernte er ganz normal.

Als Benjamin zwei Jahre alt war, trank er bei meinen Schwiegereltern ein Duftöl, was nicht weiter tragisch war. Wir mussten eine Nacht zur Überwachung ins Krankenhaus, denn er könnte eventuell kollabieren. Am nächsten Morgen wurde er nochmals gründlich untersucht. Es sei alles in Ordnung, meinte die diensthabende Ärztin, aber das Herzgeräusch sei jetzt so deutlich, dass man doch mal gründlicher nach schauen sollte. Ich dachte zuerst, sie hätte irgendetwas verwechselt, doch sie lies mich selbst mit dem Stethoskop abhören. Und ich konnte ganz deutlich dieses zischende Geräusch hören. Sie riet uns, baldmöglichst einen Termin bei einem Kinderkardiologen zu machen.

Was wir auch taten. Nach einer kurzen Untersuchung und einem Ultraschall, fragte er mich nach Benjamins Entwicklung. Er stellte fest, dass Benjamin ganz leicht von dem normalen Entwicklungsverlauf abwich. Am Schluss erklärte er mir, dass er einen bestimmten Verdacht hätte, den er jedoch im Moment nicht aussprechen möchte. Er verabschiedete sich mit den Worten: „Wir sehen uns in einem Vierteljahr wieder, dann sehen wir, ob sich mein Verdacht bestätigt. Doch bis dahin brauchen Sie sich keine Sorgen zu machen!" Sie können sich denken, dass ich nicht unbedingt beruhigt war. Tausend Möglichkeiten fielen mir ein, was mit Benjamin sein könnte.

Nach drei Monaten hatten wir wieder einen Termin. Nach den Untersuchungen sagte der Arzt zu mir: „Also, ich denke mein Verdacht hat sich bestätigt." (Wie auch immer!?) „Ihr Sohn hat das Williams-Beuren- Syndrom." Noch nie hatte ich davon gehört. Er erklärte mir, dass Benjamin dieses für ein WBS-Kind typisches Aussehen hat. Blond, blaue Augen, Mäusezähne und ein sogenanntes Elfengesicht. Auch sei er für sein Alter etwas zu klein, was ebenfalls typisch sei. Er hätte auch den für dieses Syndrom charakteristischen Herzfehler, eine supravalvuläre Aortenstenose. Diese Kinder wären meist in ihrer Entwicklung zurück geblieben und es könnte auch sein, dass sie in ihrer Entwicklung stehen bleiben. Je älter die Kinder zu diesem Zeitpunkt seien umso besser sei es. Im schlimmsten Fall könnten sie auch in ihrer Entwicklung zurück gehen.

Als ich mit dieser Diagnose zu Benjamins Kinderärztin ging, schaute sie in ihren Büchern nach und fand nur eine ganz kurz Beschreibung über das WBS. Dabei fiel uns auf, dass immer nur von Kindern die Rede war. Das erweckte in uns den Eindruck, dass WBS - Patienten nur eine geringe Lebenserwartung haben.

Wegen des Herzfehlers verwies uns der Kinderkardiologe zu Prof. Apitz nach Tübingen. Dort stellte man fest, dass Benjamins Druck in der Aorta und in der Herzkammer unterschiedlich hoch ist, was durch die supravalvuläre Aortenstenose verursacht wird. Dieser Unterschied wird in mm Hg gemessen und wird Druckgradient genannt. Normalerweise ist der Druckgradient bei 0. Bei Benjamin war er bei 30 mm Hg.

Wir gingen zuerst einmal im halben Jahr und nachdem der Gradient gleich blieb, einmal im Jahr nach Tübingen zur Untersuchung.

Wir gingen mit Benjamin zu der Zeit zur Ergotherapie, weil er sehr unsicher beim Klettern war und auch sonst mit der Feinmotorik etwas Probleme hatte. Die Ergotherapeutin machte uns darauf aufmerksam, dass es in einer Schule für geistig Behinderte einen ganz tollen Vorschulkindergarten gäbe. Hier bekam er Einzelförderung und Ergotherapie. Nach diesem Vorschuljahr meldeten wir Benjamin in einer Förderschule für lernbehinderte Kinder an. Hier lernte er mit Leichtigkeit lesen und Schreiben. Und auch in Mathe war er gar nicht schlecht.

1997 lasen wir im Wochenblatt einen Artikel über das Williams – Beuren - Syndrom und erfuhren so, dass in Bad Buchau ein Regionaltreffen statt findet. Natürlich gingen wir dorthin. Dort erfuhren wir auch, dass es einen Bundesverband gibt. Es war auch sehr interessant mit anderen Eltern zu sprechen und Erfahrungen auszutauschen.

Seit 1997 gehen wir zu den kardiologischen Untersuchungen nach München ins Klinikum Großhadern. Sehr schön ist dort, dass immer die gleichen Gesichter (Dr. Römer und Schwester Brigitte) dort sind. So freute Benjamin sich schon auf die Besuche.

Ende 1998 bekam Benjamin plötzlich Brustschmerzen und wurde ganz blass und klagte über Übelkeit. Das geschah nicht nur bei Belastung, sondern meist, wenn er zur Ruhe kam. Im Februar 1999 machte man bei Benjamin eine Herzkatheteruntersuchung. Dort wurde festgestellt, dass er einen Druckgradienten von 40 mm Hg hat. Er hatte auch während des Herzkatheters einen sehr hohen Blutdruck. Er wurde deshalb auf einen Betablocker (Beloc mite) eingestellt. Nach einem Monat mussten wir wieder zur Blutdruckkontrolle nach Großhadern. Dabei wurde wieder ein höherer Druckgradient (55 mm Hg) festgestellt. Im Herbst war er schon im Bereich von 60 mm Hg und Dr. Römer riet uns, ihn bald operieren zu lassen, weil nun dieser Grenzwert erreicht worden sei. Benjamins hoher Blutdruck sei auch nicht gerade begünstigend. Auch durfte Benjamin nicht mehr am Schulsport teilnehmen.

Im Januar 2000 war sein Gradient fast auf 80 mm Hg gestiegen. Und nun war es ganz klar, dass man operieren sollte

Bei einem Verbandstreffen in Bad Buchau fragten wir nach, ob jemand Erfahrungen mit dieser OP hat. Doch es war leider niemand da, der schon ein Kind operieren hatte lassen. Wir bekamen jedoch eine Adresse von einer Familie, deren 11 jährige Tochter mit WBS im letzten Jahr operiert wurde. Die Mutter beschrieb mir diesen Eingriff als sehr schwierig und kompliziert.

Mit großer Angst fuhr ich mit meinem Mann nach München. Benjamin freute sich auf die OP, weil er wusste, dass er danach wieder Sport machen durfte.

Nach der üblichen Aufnahme (Größe messen, Gewicht und allgemeine Untersuchung) bekam Benjamin eine Infusion gelegt, was für ihn am allerschlimmsten war. Dann wurde noch etwas Blut abgenommen. Hinterher mussten wir noch zum Röntgen.

Als dann die Narkoseärztin erzählte, was er alles für Infusionen und Schläuche bekommen wird, war ihm ganz übel, mir übrigens auch.

Doch als Frau Dr. Däbritz und Herr Dr. Tiete (Herzchirurgen) kamen und mit uns sprachen wurden wir etwas ruhiger. Frau Dr. Däbritz erklärte uns, dass es gut sei jetzt zu operieren, weil sonst die Kapillargefäße durch den hohen Druck auf Dauer gefährdet wären, und das Risiko eines Herzinfarkts steigen würde. Es

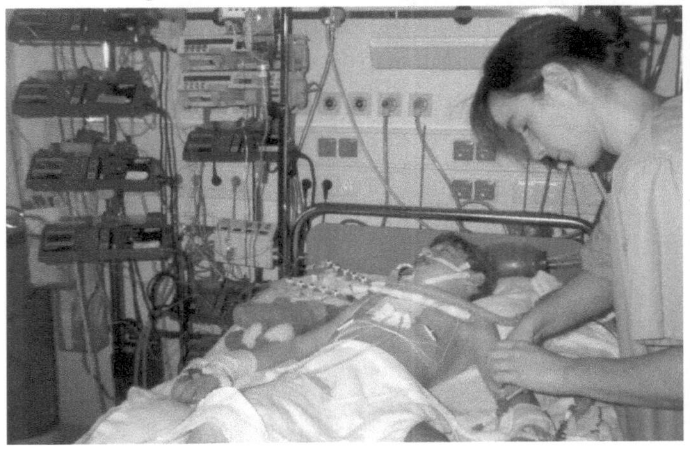

sollte ein Patch an der verengten Stelle eingesetzt werden. Je nachdem wird dies eine Plastik sein oder ein Stück aus Benjamins Herzbeutel. Bei Benjamin wurde der Flicken aus dem Herzbeutel gewonnen.

Nach einer 3- stündigen Operation kam Benjamin direkt auf die Intensivstation. Er wurde noch beatmet und lag blass in seinem Bett. Lauter Schläuche um ihn.

Die Schwester erklärte uns, dass die Operation gut verlaufen sei und Benjamin kein Fremdblut bekommen hat. Sie erklärte uns auch die genaue Funktion der einzelnen Schläuche. Immer wieder zappelte Benjamin in seinem Bett herum und machte für einen Moment die Augen auf. Sobald die Schwester irgend etwas an ihm machte, sprach sie beruhigend mit ihm und einmal nickte er sogar mit dem Kopf, als hätte er verstanden was sie sagte. Er wusste jedoch hinterher nichts mehr davon.

In der Nacht wurde er noch extubiert und er atmete jetzt wieder selbstständig. Er bekam jedoch noch etwas Sauerstoff. Als wir am nächsten Morgen kamen, war er zwar noch etwas benommen, aber wach. Er hatte Durst und wollte noch etwas

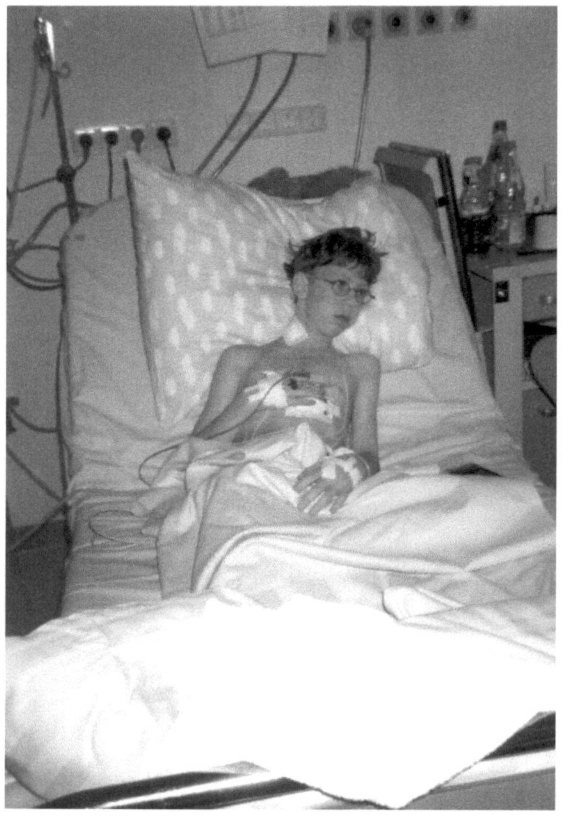

trinken. An diesem Tag schlief er die meiste Zeit. Mittags aß er schon 2 Löffel Spaghetti. Am Nachmittag zog man ihm die Drainagen und entfernte ihm den Katheter.

Beim Ultraschall war keine Stenose mehr zu sehen. Sie können sich gar nicht vorstellen, wie schön das war. Er hatte noch einen Erguss in der Lunge bekommen, der jedoch mit einem Medikament (Lasix) behandelt wurde und bald weg war.

Am Abend waren wir auf der normalen Station, wo er natürlich auch noch über den Monitor überwacht wurde. Nun ging es Benjamin jeden Tag besser. Am zweiten Tag setzte er sich auf. Am dritten Tag stand er schon kurz auf seinen Beinen und am nächsten Tag lief er schon ein kleines Stück.

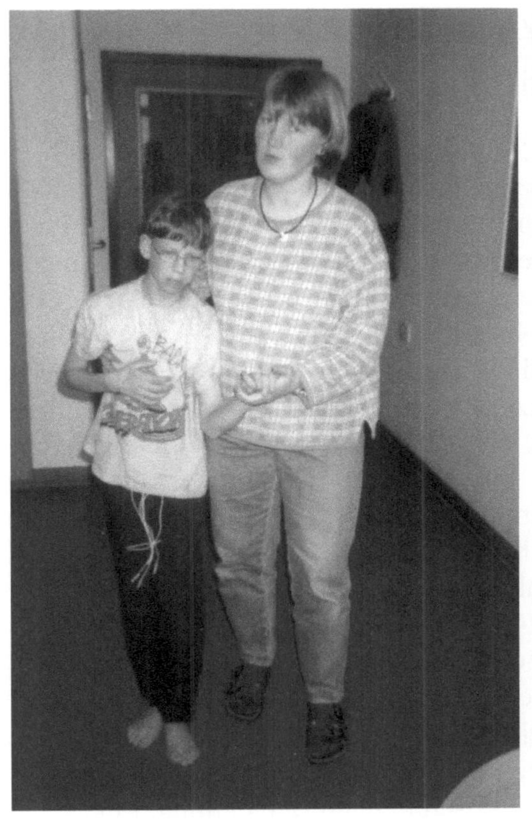

Zu Anfang konnte er seine Arme und Finger noch nicht so gut bewegen und wir mussten ihn füttern. Doch jeden Tag sah er besser aus. Als er am vierten Tag wieder lachte, wussten wir, dass alles wieder gut wird. Die ganze Zeit fragte er nach seiner Schwester Kim und sagte wie sehr sie ihm fehlte. Am dritten Tag kam die Krankenhauslehrerin und machte mit Benjamin ein Lernprogramm am Computer. Weil Benjamin noch etwas flach atmete, kam auch die Krankengymnastin und machte mit ihm Atemübungen. Durch den zentralen Zugang am Hals hatte er sich eine Schonhaltung angewöhnt. Deshalb gingen wir nach einer Woche zur Krankengymnastik. Er übte jeden Tag ein Stückchen weiter zu laufen.

Am elften Tag wurden ihm die Herzschrittmacherkabel gezogen. Sein Hb - Wert wurde auch noch überprüft. Da er etwas niedrig, war, musste er noch ein Vierteljahr Eisentabletten nehmen.

Nach 14 Tagen wurde Benjamin entlassen. Er brauchte jedoch zu Hause noch 3 Wochen, bis er so fit war in die Schule zu gehen. Er bekam zu Hause noch einen Erguss um den Herzbeutel, der jedoch mit Lasix schnell wieder verschwand. Bei der letzen Kontrolle stellte man fest, dass Benjamins Aortenklappe insuffizient ist. Doch das kann sich noch geben.

Wir sind froh, dass wir Benjamin im Klinikum Großhadern operieren ließen, da wir uns gut betreut gefühlt haben.

Danke an dieser Stelle an Frau Dr. Däbritz, Herrn Dr.Tiete und an alle Schwestern von der Station G9.

Lukas und sein Zahnarztproblem

Chris L.

Hand aufs Herz: Gehen Sie gerne zum Zahnarzt? Mir war bewusst, wie schwer Kleinkindern der Besuch beim Zahnarzt fällt, aber dass es so schwer werden würde mit Lukas eine Zahnbehandlung durchzuführen, hätte ich mir nicht träumen lassen. Da ich selbst nicht die besten Zähne habe, gehe ich dementsprechend häufig zum Zahnarzt. Lukas geht dann öfters mit und beobachtet die Zahnärztin und mich während der Behandlung. Die Geräusche von Bohrer, Absauger und Luftpuster kennt er und sie stellen kein größeres Problem dar, zumindest wenn ICH auf dem Stuhl sitze. Lukas durfte von Anfang an mithelfen: z.B. Sauger halten, Luftpusten und ähnliches. Unsere Ärztin und er haben ein recht freundschaftliches Verhältnis. Sie durfte ihm auch regelmäßig in den Mund schauen. Eines Tages stellte ich im hinteren Backenzahn ein kleines Loch fest. Es sah nicht so aus als sei es Karies, aber es musste untersucht und behandelt werden. Also zum ersten Mal eine eigene Behandlung bei Lukas. Er war sehr neugierig und spielte zunächst ganz gut mit. Das Loch war offensichtlich ein Fehler im Zahnschmelz und sollte leicht angebohrt und dann gefüllt werden. Alles klappte gut, aber nach dem Bohren (nur einmal rein und wieder raus) war das Thema gegessen: nichts ging mehr. Mit Mühe und Not konnte die Ärztin eine Füllung setzen, die Feinarbeit des Glättens und Zurechtschmierens erledigte ICH im Wartezimmer. Soviel zu unserer ersten Behandlung. Lukas war damals ca. fünf Jahre alt. Mittlerweile verstrich gut ein Jahr, doch jetzt meldeten sich die 2. Backenzähne!

Da wir uns entschlossen hatten die Zähne versiegeln zu lassen, folgte für Lukas sein 2. Zahnarzttermin. Eigentlich kein großes Thema, die Zähne werden mit einer Gummibürste gereinigt, trocken gepustet, es wird ein Medikament aufgetragen und mit UV-Licht zwei Minuten ausgehärtet. Normalerweise macht man das an allen vier Backenzähnen in einem Aufwasch. Bei Lukas nahmen wir uns nur einen Zahn vor.

Schon beim Reinigen mit dem Gummibohrer fing das Theater an. Auf der Hand zeigten wir ihm, was auf ihn zukommt. Das war auch alles o.k., aber in den Mund ließ er uns nicht. Also reinigten wir notdürftig mit einer Zahnbürste. Das Absaugen bereitete auch große Schwierigkeiten, er hatte schlicht und ergreifend panische Angst. Also ohne! Das Medikament lies er sich einigermaßen auftragen und beim Leuchten und Aushärten boten wir unsere sämtlichen Überredungskünste auf. Das erste Mal war geschafft. Doch weil wir ohne Absaugen gearbeitet hatten kam Speichel unter die Versiegelung und machte unsere Arbeit zu Nichte. Also in zwei Wochen noch einmal versuchen! Zwischenzeitlich trainierte ich zu Hause mit einer elektrischen Zahnbürste, um Lukas abzuhärten. In den ersten Tagen bearbeitete er Sofa, Stühle und sonstige Dinge, aber schon bald akzeptierte er das ratternde, kitzelnde Ding in seinem Mund. Vom Kinderarzt lies ich mir eine Rektiole mit Beruhigungsmittel verschreiben, die Lukas bei der Behandlung ein bisschen müde machen sollte, so dass unser nächster Zahnarztbesuch mit etwas mehr Fassung ertragen werden würde. Doch auch hier hatte ich die Rechnung ohne meinen Sohn gemacht. Kaum war das Medikament verabreicht, so musste er auch schon aufs Klo: „Mama ich muss mal Stinker!!!" Nun ja war wohl nix, also die nächste Rektiole, jetzt dürfte ja wohl nix mehr kommen. Weit gefehlt, denn auch jetzt drückte Lukas sich solange auf dem Klo herum, bis das letzte Quäntchen Medikament ausgeschieden war. Ich gab auf. Die Behandlung führten wir trotzdem durch.

Lukas akzeptierte allerdings nur unsere elektrische Zahnbürste, die wir mitgebracht hatten. Die weitere Prozedur verlief ähnlich dem letzten Mal, doch unsere Versiegelung klappte unter ständigem Protest und Geheul seitens meines Sohnes. Aber wir hatten ja noch drei weitere Zähne zum Üben. Zum nächsten Termin rückte ich ausgestattet mit Walkman und einer Kassette mit Pipi Langstrumpf an. Das fand Lukas auch recht spaßig, nur das Geräusch von Absauger und Bohrer vermochte auch Pipis Seeräubergeschrei nicht zu übertönen. Mittlerweile haben wir es geschafft vier Backenzähne in sechs Sitzungen zu behandeln. Es wird von mal zu mal besser, bleibt für uns jedoch stressig. Ich nehme Lukas, wo es nur geht, zum Zahnarzt mit, damit er sich gewissermaßen abhärtet. Wegen verschiedener Probleme wird Lukas von einem erfahrenen Homöopath mit Bachblüten therapiert, was sich sicherlich auch beim Zahnarzt positiv auswirkt, bis dato fehlen mir leider die Erfahrungen. Den Frisörbesuch meistern wir mittlerweile schon ohne Zetern, Murren und Knurren! (Was früher nicht ohne anhaltendes Weinen und Toben vonstatten ging).

Sollte ich in nächster Zeit dieses Problem nicht in den Griff bekommen und eine größere Zahnbehandlung anstehen, müssen wir uns wohl überlegen einen Eingriff in Narkose zu machen. Die Zahnärztekammer Hessen hat zum Beispiel eine Broschüre herausgegeben, in der alle Zahnärzte verzeichnet sind, die Behinderte behandeln (kostenlos anfordern). Hier können Sie sich einen behandelnden Arzt in Ihrer Nähe heraussuchen. Telefonisch lässt sich da sicher die eine oder andere Frage klären. Ich denke, die größeren Kliniken (Unikliniken etc.) haben auch geeignete Erfahrungen mit diesem Thema.

Hier eine Übersicht über die genannten Landesärztekammern:

Landeszahnärztekammer Hessen: 069-247275-0
Landeszahnärztekammer Brandenburg: 0355-381 48-0
Zahnärztekammer Rheinland Pfalz: 06131-961 366-0
Landeszahnärztekammer Thüringen: 0361-7432-0
Landeszahnärztekammer Sachsen: 0351-8066-0
Zahnärztekammer Baden Württemberg: 0711-78770
Zahnärztekammer Berlin: 030-34808-0
Zahnärztekammer Hamburg: 040-733405-0
Zahnärztekammer Saarbrücken: 0681-58608-0
Bayerische Landeszahnärztekammer: 089-74280-0

In welche Schule soll Kevin?

Judith Andreae

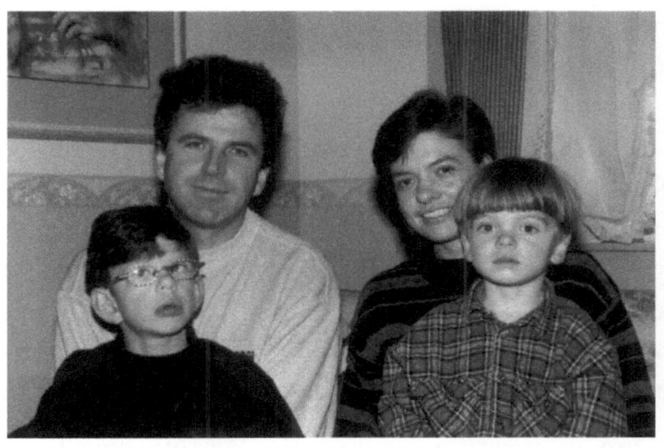

Als ihr Sohn Kevin vor elf Jahren geboren wurde, ahnten Marc und Karin Schillinger nicht, wie sehr sich ihr Leben verändern würde. Sie werden denken, dass dies ganz normal ist, wenn man zum ersten Mal Eltern wird. Allein diese Tatsache gleicht schon einem kräftigen Wurf ins kalte Wasser. Dies jedoch umso mehr, wenn sie bereits nach wenigen Wochen feststellen, dass sich ihr Kind nicht wie alle anderen seines Alters entwickelt. Nach einem Jahr der Ungewissheit, einer Zeit zwischen Hoffen und Bangen ausgefüllt mit den Konsultationen verschiedener Fachärzte erfahren die Schillingers von Spezialisten der Uniklinik Ulm: Kevin hat das Williams-Beuren-Syndrom.

Trotz der unabänderbaren Diagnose endlich Klarheit - wenn auch nur für kurze Zeit. Denn was ist schon klar und selbstverständlich, wenn man mit einem lernbeeinträchtigten Kind zusammenlebt und es optimal fördern will? Jeder Tag eine neue Herausforderung, ein neues Erlebnis, spannend, nervend, anstrengend, schön, traurig und glücklich zugleich. Jedoch auch hier ein Leben mit einer Gewissheit: Kevin wird geliebt und er gibt Liebe, er ist eine Bereicherung und ein Glück für seine Eltern, seinen Bruder und auch für uns. Und er setzt ungeahnte Energien bei seinen Eltern frei, die sich seit seiner Geburt für die Belange lernbeeinträchtigter Kinder einsetzen, allen Widerständen zum Trotz. Dem Engagement und dem hartnäckigen Einsatz Marc und Karin Schillingers ist es zu verdanken, dass Kevin nach dem Besuch des Montessori-Kinderhauses heute Schüler der Regelgrundschule in Sontheim an der Brenz ist.

Kevins Entwicklung

Nach der Diagnosestellung in der Uniklinik Ulm waren auch bei Kevin die typischen Merkmale eines Kindes mit dem Williams-Beuren-Syndrom ablesbar Durch die organischen, körperlichen, und geistigen Defizite zeigten sich sehr schnell Entwicklungsverzögerungen beim Laufen, Sprechen, Trockenwerden, Fahrradfahren, beim Malen, kurz vielen Dingen der Fein- und Grobmotorik. Kevin ähnelt in seinem Aussehen allen Kindern mit WBS, er schielt und leidet unter einer Bindehautschwäche. Obwohl erst elf Jahre alt, hat Kevin schon sehr viele Untersuchungen und insgesamt acht Operationen hinter sich. Verständlich ist daher seine Skepsis und Angst gegenüber Ärzten. Die vielen Therapietermine beanspruchen nicht nur seine Eltern, sondern auch ihn, sind jedoch natürlich außerordentlich wichtig und unverzichtbar. Dazu gehören die Ergotherapie, heilpädagogische Maßnahmen, therapeutisches Reiten (und zeitweise Logopädie).

Im Oktober 1995 wurde Kevin in die integrative Gruppe des Montessori-Kinderhauses in Launingen aufgenommen. Ein Glücksfall für Kevin und seine Eltern, wenn auch mit unzähligen Kilometern per Tag im Auto verbunden. Kevin freute sich auf die täglichen Fahrten, denn er ging ausgesprochen gerne ins Kinderhaus. Hier zeigte er keine nennenswerten Probleme und Auffälligkeiten in der Gruppe. Bereichernd war und ist immer noch die pädagogische Arbeit mit dem Montessori-Material, die den Bedürfnissen eines WBS-Kindes sehr entgegen kommt

Grundsätze der Montessori-Pädagogik und Montessori-Therapie

Die Montessori-Pädagogik ruht auf drei Eckpfeilern:

1.   dem Verhalten der Pädagogen,
2.   der „vorbereiteten Umgebung",
3.   dem Montessori-Material.

Die Montessori-Therapie fügt als vierten Eckpfeiler die intensive Zusammenarbeit mit allen Bezugspersonen dazu.

Das Verhalten des Montessori-Pädagogen unterscheidet sich sehr von dem eines Erziehers, eines Lehrers im landläufigen Sinne, der als Führungskraft auftritt, von dem man Vorgaben erwartet, der darauf achtet, dass diese Vorgaben prompt erfüllt werden. Montessori-Pädagogen sind „Diener des Kindes", die die Bedürfnisse des Kindes feststellen und versuchen, durch Angebote in der „vorbereiteten Umgebung" und/oder einer „Darbietung", Neugierde und Interesse zu wecken.

Maria Montessori hat den Ausdruck „Diener" sehr bewusst gewählt: ein wirklicher Diener hält sich im Hintergrund und beobachtet genau, wann und wo er gebraucht wird, wann und wo er stören würde. Er ist hilfsbereit und unterstützend, wenn dies nötig ist, zuverlässig und freundlich, aber niemals aufdringlich, bestimmend oder gar störend.

Für Kinder, Jugendliche und Erwachsene mit dem WBS hat dies eine besondere Bedeutung. Sehr häufig genannte Probleme sind schlechte Konzentration und Hyperaktivität. Es liegt auf der Hand, dass beides besser zu steuern ist, wenn die Aufgabe, die Gegenstände interessant sind, Neugierde wecken und zum „Tun" verführen und auch noch selbst ausgesucht werden. Trotzdem sind Regeln nötig, die von allen eingehalten werden, bei welchen es keine Ausnahmen gibt:

1. jede Übung wird zu Ende gebracht,
2. jedes Material wird nach der Arbeit ordentlich an seinen Platz zurückgestellt,
3. keiner darf den anderen stören.

Diese Regeln sind von allen einzuhalten, auch wenn dies für ein Kind mit Verhaltensauffälligkeiten vielleicht Hyperaktivität, sehr schwer ist. Es wird anfangs mehr Hilfe brauchen, klarere Strukturen, mehr Konsequenz des Pädagogen.

Maria Montessori gibt klare Anweisungen, wie das Material dargeboten (eingeführt) wird, wie mit einem Kind zu sprechen ist, welche Konsequenzen zu ziehen sind. Alle Montessori-Pädagogen halten sich an diese Regeln. Erwachsene werden durch dieses einheitliche und beständige Verhalten besser durchschaubar, ihr Verhalten kann eingeordnet werden. Das hilft jedem Kind, sich in seiner Umgebung besser zu orientieren und dadurch Sicherheit zu finden, seine Grenzen zu suchen (und zu finden) oder sich einzufügen.

Montessori-Pädagogik bietet die freie Wahl:
• des Materials - das einladend in offenen Regalen aufgebaut ist,
• der Zeit - wann und wie lange ein Kind mit etwas arbeiten/spielen möchte,
• des Platzes - es stehen verschiedene Tische und Stühle zur Verfügung,

- Arbeitsteppiche können überall ausgelegt werden - wo sie nicht stören!
- der Entscheidung, ob es alleine oder mit anderen spielen/arbeiten möchte,
- der Entscheidung, ob und von wem es Hilfe annehmen möchte oder seine
- Versuche lieber alleine fortsetzt,
- und ob es heute selbst arbeiten oder lieber andere beobachten möchte.

Dieses große Angebot an Entscheidungsmöglichkeiten setzt Entscheidungs-fähigkeit voraus - die sehr oft erst gelernt werden muss.

Nicht zuletzt ist die Kooperation zwischen Eltern und Montessori-Therapeut fester Bestandteil des pädagogischen Ansatzes. Fachkräfte haben in der Regel viel Fachwissen. Viele können gut beobachten und Schlussfolgerungen ziehen. Sie sehen aber immer nur einen Ausschnitt des Tages, der Tagesverfassung und: sie geben ihre Verantwortung nach „ihrer Stunde" wieder an die Mutter, den Vater zurück. Fachkräfte begleiten eine Familie eine bestimmte Zeit, Monate oder auch Jahre, aber dann endet selbst die großzügigste „Maßnahme". Aus diesen Gründen sieht die Montessori-Therapie ihre erste Pflicht darin, den Eltern zu helfen und ihr Fachwissen so zu übermitteln, dass es zur Selbsthilfe wird (vgl. L. Anderlik in: Orientierungshilfe für Pädagogen; Hrsg: Regionalgruppe Bayern-Süd im Williams-Beuren-Syndrom Bundesverband e.V.).

Kevin und Katja

Unsere mittlere Tochter Katja (20 Monate jünger als Kevin) stieß 1996 zur integrativen Gruppe des Kinderhauses und am Nachmittag spielten die beiden Freunde des öfteren miteinander. Zu keinem Zeitpunkt hatte ich das Gefühl, dass einer der beiden eine dominierende Rolle spielte. Katja wusste wohl, dass Kevin in „irgendeiner Form" „behindert" war und bestimmte Dinge daher vielleicht nicht so gut und schnell beherrschte wie andere Kinder. Dies „behinderte" ihr gemeinsames Spiel jedoch in keiner Weise, denn schließlich hatten wir unseren Kindern schon früh erläutert, dass jeder Mensch in irgend-einer Form „Behinderungen" oder „Beeinträchtigungen" aufweist.

Ich erinnere mich gerne an die Besuche Kevins bei uns zu Hause. Kevin war

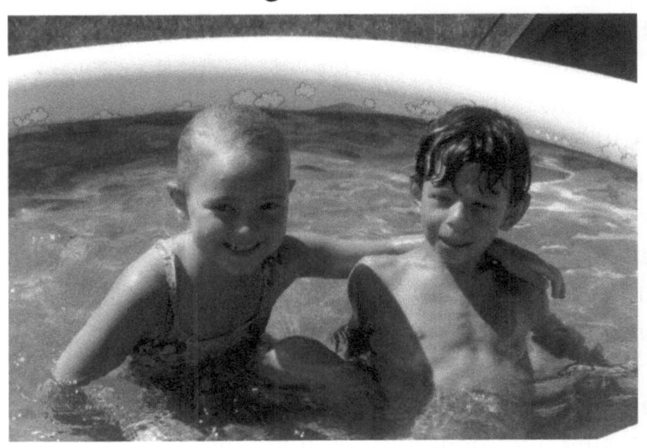

weder schüchtern noch gehemmt. Schnell nahm er mich mit seinem offenen, freundlichen Wesen für sich ein. Völlig begeistert zeigte er sich in der Küche von unserem Pürierstab und der Küchenmaschine. Gleich allen WBS-Kindern hat Kevin eine Vorliebe und ein großes Interesse an allen Dingen, die sich drehen und bewegen. Leider gab er sich mit meinen unfachlichen Erklärungen nicht zufrieden und ich überlegte, ob ich ihm vielleicht die Betriebsanleitung vorlesen sollte, um seinen Wissensdrang nach technischer Genauigkeit zu befriedigen. So weit kam es nicht, denn es erfreute ihn noch mehr, Erdbeeren im Mixer zu pürieren.

Darüber hinaus fiel mir sehr angenehm auf, dass Kevin kaum Verlangen nach Süßigkeiten zeigte, statt dessen Herzhaftes bevorzugte. In meiner Familie kaum vorstellbar, dass man auf Eis zugunsten eines Kräckers verzichtet. Dies ist jedoch bei WBS-Kindern nicht ungewöhnlich. Sie essen allgemein sehr wenig, sind dabei jedoch sehr wählerisch.

Bei einem unserer Kindergeburtstage stellte ich dann auch fest, dass Kevin vor dem ganz großen Geräuschpegel der übrigen kleinen Gäste die Flucht ergriff und sich mit interessanteren, ruhigeren Dingen in eine Ecke zurückzog. Auf der anderen Seite hört er im kleinen Kreis sehr gerne Musik.

Kevin wird eingeschult

Nach einem Jahr Rückstellung durfte Kevin im September 1999 seinen ersten Schultag in der Regelgrundschule in Sontheim an der Brenz feiern. Dieser Satz schreibt sich ganz einfach dahinter verbirgt sich jedoch ein enormer Einsatz von Kevins Eltern, die überhaupt erst durchsetzten, dass ihr Sohn die Regelschule besuchen darf. Grundsätzlich sieht die Schulordnung von Baden-Württemberg für lernbeeinträchtigte Kinder den Besuch einer Sonderschule vor. Wieso eigentlich, fragten sich Kevins Eltern. Immerhin gibt es in anderen Bundesländern (Niedersachsen, Bremen und Berlin) die Möglichkeit, behinderte oder lernbeeinträchtigte Kinder in einer „normalen" Klasse zu unterrichten, wenn eine qualifizierte Fachkraft zusätzlich zum Lehrpersonal dem Unterricht beiwohnt. Sie hospitierten in solch einer Schule in Hamburg und waren begeistert. Von nun an waren sie davon überzeugt, dass nur die integrative Beschulung für Kevin infrage kommt. In fast allen anderen europäischen Ländern ist die Lernziel differente Integration die Normalität. 1998 hielt vor einem sehr interessierten Publikum Frau Professor Dr. Jutta Schöler in Launingen einen Vortrag über integrative Schulmodelle und sie führte Beispiele aus ihrem Umfeld in Berlin vor. Der positive Effekt dieser Schulvariante liegt für sie klar auf der Hand: nicht nur die behinderten Kinder profitieren von ihren gesunden Klassenkameraden, sondern diese sind vielmehr ihrer Altersklasse an den normalen Schulen im Bereich Sozialverhalten weit überlegen. Sind nicht gerade in unserer heutigen Zeit Werte wie Rücksichtnahme üben, sich für Minderheiten stark machen, geduldiges Zuhören etc. wichtiger als die reine Stoffvermittlung? Darüber ließen sich natürlich endlose Streitgespräche führen, die an dieser Stelle zu weit führten. Nur soviel zu diesem Thema:

Entwicklungsprozesse, Entscheidungen und klare Richtlinien von politischer Seite fehlen bis heute. Kevins Eltern folgerten daraus: es lohnt sich weiterzukämpfen!

Vor Kevins Einschulung sah der Schulrat einen Zivildienstleistenden als zusätzliche Kraft im Unterricht als ausreichend an. Er vertrat die Meinung, dass Kevin vor allem technische anstelle pädagogischer Unterstützung benötige. Die Schillingers meldeten Bedenken an und blieben bei ihrer Forderung nach einer pädagogischen Fachkraft. Unterstützung erführen sie vom Kinderzentrum in München, das gleichfalls eine Sozialpädagogin für erforderlich hielt. Das Landratsamt - unterstützt vom Schulrat - genehmigte dennoch nur einen Zivi. Der Widerspruch der Schillingers wurde vom Landratsamt abgewiesen. Auf eigene Initiative und Kosten fanden die verzweifelten Eltern die Heilerzieherin Frau Strauß, die Kevin seit dem ersten Schultag in der Klasse begleitet.

Die Schillingers gaben jedoch nicht auf und erhoben Klage beim Verwaltungsgericht, das ihnen nach 18 Monaten Wartezeit im vollen Umfang Recht gab. Das Landratsamt wurde in dem Urteil zur Übernahme der Kosten (12 Wochenstunden) verpflichtet. Unterstützung erhielten Marc und Karin Schillinger in dieser Zeit von ihrer Anwältin Frau Dr. Weigle aus Heidelberg. Leider konnte der Ausgang des Urteils nicht lange gefeiert werden, war es doch zu erwarten, dass das LRA die Wiederaufnahme des Verfahrens vor dem Verwaltungsgerichtshof des Landes Baden-Württemberg anstrebt. Im Sommer 2002 wurde die Wiederaufnahme des Verfahrens vor dem Verwaltungsgerichthofes in Mannheim abgelehnt. Somit musste das Landratsamt Kevins Betreuung finanzieren (AZ: 8 K 63/01, Verwaltungsgericht Stuttgart).

Kevin geht nach wie vor sehr gerne zur Schule. Es bleibt zu wünschen, dass für lernbeeinträchtigte Kinder wie Kevin Schulmodelle entwickelt werden, die die Talente dieser Kinder individuell fördern, um ihnen später eine ihren Möglichkeiten entsprechende Berufsausbildung zu ermöglichen. Integrative Modelle sollen dabei wo möglich im Vordergrund stehen. Nur so lässt sich spätere Isolation vermeiden. oberstes Ziel sollte es sein, diese Kinder so früh wie möglich

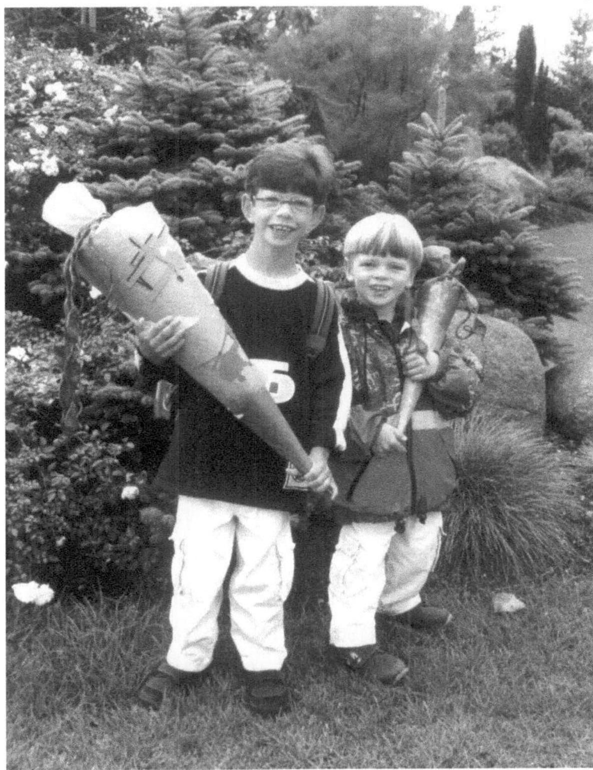

in die übrige Gesellschaft zu integrieren. Wie das funktioniert zeigen uns die Kinder auf ihre Art des Umgangs miteinander. Die „Großen" haben da weitaus größeren Nachholbedarf.

Und jetzt steht im Frühjahr 2003 das Bemühen bezüglich des Übertritts in die Hauptschule an. Wir wünschen Kevin, seinem Bruder André und seinen Eltern, dass sie den Mut und die Kraft haben weiterzukämpfen. Mit ihrem persönlichen Anliegen unterstützen sie nicht nur die Belange der WBS-Kinder, sondern vielmehr aller lernbeeinträchtigten und behinderten Menschen.

Helges Eintritt in die Wohngruppe

Almut Scholtz

Am 1. Mai 1998 zog mein Sohn Helge (18.12.1969) aus in seine „eigene" Wohnung, d.h. er lebt seitdem in einer betreuten Wohngruppe mit noch drei Männern im Alter von 45, 28 und 25 Jahren Alle drei sind Rollstuhlfahrer, aber geistig sehr fit, was für Helge sehr wichtig ist. Er braucht Gesprächspartner.
Betreut wird diese Gruppe wegen der Rollstuhlfahrer rund um die Uhr von je einem Zivildienstleistenden Die Aufsicht hat ein Sozialpädagoge, der aber auch noch für drei andere Gruppen in der näheren Umgebung zuständig ist, also nicht immer „vor Ort" ist.

Der Gruppe steht eine 140 qm Wohnung in einer großen Altenwohnanlage zur Verfügung. Jeder Bewohner hat ein eigenes Zimmer mit eigenen Möbeln, Telefon - und Fernsehanschluss usw., zwei rollstuhlgerechte Bäder/Duschen und eine große Wohnküche dient als Gemeinschaftsraum Die Anmietung der Wohnung in der Seniorenwohnanlage hat den Vorteil, dass die auch dort notwendige Nachtwache in der Wohngruppe ihr Nachtwachenzimmer hat, also sofort da ist, wenn sie gebraucht wird, andererseits aber auch mit den Altenwohnungen verbunden ist und im Notfall gerufen werden kann

Helge fährt nach wie vor in die Werkstatt für Behinderte Er hat eine gute Busverbindung mit dem öffentlichen Verkehrsbus und fährt alleine.

Die Wohngruppe selber gehört zu dem Verein INSEL e. V. (Initiative selbstständiges Wohnen Behinderter in Stadt und Landkreis Ludwigsburg) Der Verein wurde in der hiesigen Körperbehinderten Schule von Eltern gegründet, um Schülern, die geistig doch ziemlich fit sind, ein Leben in irgendwelchen Alten- bzw. Pflegeheimen zu ersparen. Wie richtig dieses Konzept war bekommen wir immer wieder von den Bewohnern selbst vor Augen geführt. Es ist oft wirklich verblüffend, welche Ressourcen in den Kindern stecken, die wir Eltern selber durch unsere (Über-) Betreuung gar nicht frei machen können. Nur ein relativ selbstständiges Leben kann alle Fähigkeiten aus unseren Kindern herausholen. Dazu gehört aber, dass wir als Eltern uns erst einmal von unserem Kind abnabeln (!) und das Kind sehr sorgfältig und geduldig auf die (örtliche) Trennung vorbereiten.

Für uns stand eigentlich schon seit gut 10 Jahren fest, dass der Helge einmal in eine Wohngruppe - nicht Heim!- kommen soll. Nach dem Tode meines Mannes habe ich diesen Weg ganz gezielt verfolgt. Meine Arbeit in einem Behindertenheim zeigte mir sehr deutlich, dass wir diesen Weg gehen müssen! Für mich war es besonders wichtig, dass ICH so noch selber seinen Wohnplatz aussuchen kann, wer weiß denn was passiert und dann...? Seinem Bruder Dirk wollte ich eine ständige Betreuung von Helge nicht zumuten. Das Verhältnis der beiden zueinander ist zu eng und herzlich, als dass ich es durch den Druck des ständigen Aufenthalts und der Verantwortung für den behinderten Bruder belasten wollte. Außerdem soll Dirk einmal sein eigenes Familienleben leben können, wieweit kann man dann der Frau und Familie diese Belastung zumuten?

1993 gingen Helge und ich für zwei Jahre nach Holland. Auch hier hatte ich vorher versucht sicherzustellen, dass Helge eine Chance hat, in einer Gruppe zu leben. Voraussetzung für mich war aber auch, dass Helge innerhalb der Gruppe ein so „normales" Leben wie möglich führen sollte. Dazu gehört natürlich auch der Gedanke an eine evtl. Partnerin und die Verhütung, ein Kind zu zeugen. Ich ließ ihn noch hier sterilisieren, auch ein langer, aber wie ich denke, lohnender Weg!

In Holland war es sehr schwer, mit Helge wegen der Aufnahme in eine Gruppe zu reden. An seinem Arbeitsplatz waren einige Kinder, die den Eltern wegen der häuslichen Verhältnisse weggenommen worden waren. Diese Kinder standen dann bei der Arbeit und weinten, sie wollten nach Hause. Helge bekam den Eindruck, auch er sollte evtl. abgeschoben werden und dann ginge der Kontakt zur Familie verloren. Alle meine Beteuerungen, dass dieses auf gar keinen Fall geschehen würde, wurden angezweifelt. Ich ließ Helge eine ganze Weile mit derartigen Gesprächen ganz in Ruhe. Zwischenzeitlich wurden in Holland viele Wohngruppen aus finanziellen Gründen aufgelöst, die Bewohner einfach wieder den Eltern „zurückgegeben" Wir hätten in den nächsten fünf bis sieben Jahre ohnehin keine Chance auf einen Platz gehabt. Das führte wiederum zu häuslichen Spannungen und ich verließ Holland nach zwei Jahren wieder. Hier meldete ich mich sofort wieder bei der INSEL.

Eine ganz große Hilfe bei der „Überzeugungsarbeit" war mein ältester Sohn Dirk. Dirk wohnte nach unserer Rückkehr ja in seiner eigenen Wohnung. Helge erlebte nun, wie Dirk immer zu Besuch kam, aber abends wieder in SEINE

Wohnung zurück ging. Man saß dann gemütlich zusammen, ging gemeinsam schwimmen, spazieren, ins Theater, nichts hatte sich verändert, aber danach ging Dirk wieder weg. Helge wurde deutlich, dass Dirk doch noch dazu gehörte. Helges große Sorge war auch, dass er nicht geholt würde, wenn mal die für ihn so wichtige Familie zu Besuch kommen würde.

Anfang Januar 1998 bekamen wir Bescheid, dass die neue Wohngruppe hier in Schwieberdingen etwa im April-Mai bezugsfertig sein würde. Für Helge kam jetzt eine spannungsreiche Zeit. Wir besuchten die drei anderen Männer, die von einer anderen Gruppe in diese ortsnahe Wohnung umzogen. Helge freundete sich ziemlich schnell mit ihnen an. Zu den Besuchen nahm er dann Kuchen mit und der Jubel war jedes mal groß bei seinem Erscheinen Es entwickelte sich eine wirkliche Verbundenheit. Als der Tag des Einzugs kam, kannten sich die Vier gut und das erleichterte sein Einleben natürlich gewaltig.

Ich habe mein Versprechen wahr gemacht, sobald bei mir Besuch sich anmeldet sage ich es Helge. Wenn die Wohnung dann voll ist, geht er jetzt ohne zu zögern in seine Gruppe zum schlafen und erscheint dann gegebenenfalls am nächsten Morgen („wenn ich ausgeschlafen habe") wieder. Wenn ich am Wochenende Dienst habe „lohnt es sich nicht" noch am Sonntag zu kommen. Er bleibt in der Gruppe.

Alle Verwandten, Freunde, Bekannten haben enorme Zweifel gehabt, ob diese Trennung gut geht. Helge würde die Trennung nicht verkraften, das könnte nicht gut gehen usw. Ich habe fest daran geglaubt, dass er es schafft. Und ich sollte Recht behalten. Der Trennungsschmerz war für mich vielleicht größer, vor allem als zum ersten Mal Helge anrief, er würde am Wochenende nicht kommen, er bliebe in der Gruppe und das, obwohl ich frei hatte. Ein anderes Mal habe ich dann ganz jammernd gesagt: „Dann bin ich ja ganz allein". Da meinte er bloß: „Mutti, stell dich doch nicht so an." Ich habe mich riesig darüber gefreut!

Inzwischen ist Helge nun schon ca. 1 ¾ Jahr in der Gruppe. Er hat seinen festen Aufgabenbereich und wird vor allem in der Pflege bei Oliver, einem MS - Kranken, eingesetzt. Er kann ihn inzwischen perfekt lagern und fühlt sich wirklich als einziger „Läufer" gebraucht und wichtig.

Ich würde diesen Schritt immer wieder gehen. Für uns ist der Schnitt wahrscheinlich schmerzhafter als für unser Kind. Dieses hat nämlich auch genau wie die Geschwister den Drang, ein selbstständiges Leben zu führen. Nur mit der oft falsch verstandenen Fürsorge als Eltern verpassen und übersehen wir den Zeitpunkt zur Abnabelung von unserem Kind. Je älter das Kind wird, desto schwieriger wird die Trennung für beide Seiten!

Unser Verhältnis zueinander ist inzwischen ein anderes geworden, aber bestimmt nicht weniger innig!

Haus am Bilten

Ulla Conen

Wir stellen uns vor

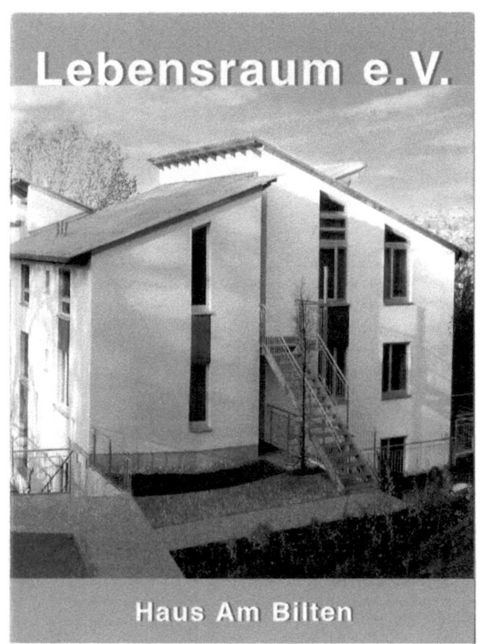

Der Verein "Lebensraum e.V." wurde 1994 von Eltern geistig- und mehrfachbehinderter Kinder gegründet. Zusammengeführt hat uns die Sorge um die zukünftige Lebenssituation unserer Kinder und das Wissen, dass Wohnheimplätze über viele Jahre nicht in ausreichendem Maße zur Verfügung stehen werden.

Unser Ziel war der Bau eines Hauses.

Die Suche nach einem geeigneten Grundstück gestaltete sich zunächst schwieriger als angenommen. Da unsere Kinder fast alle die Troxler-Schule in Wuppertal besuchten, sollten Sie auch in der Troxler-Werkstatt ihren künftigen Arbeitsplatz haben. Das hieß, dass wir bei der Suche außer der Stadtnähe und dem ruhigen Wohnumfeld, auch immer die Arbeitsplatznähe bedenken mussten.

1999 endlich hatten wir das Glück ein 2000 qm großes geeignetes Grundstück in Wuppertal kaufen zu können.

Der Entwurf des Hauses (Architekt Ulrich Frantz) und unser Finanzierungskonzept wurden im August 2000 beim Ministerium für Bauen und Wohnen eingereicht und genehmigt. Land und Bund stellten Darlehen bereit und Aktion Mensch beteiligt sich ebenfalls an der Finanzierung unseres Hauses. Ebenso wurden wir von der Stiftung Wohlfahrtspflege NRW und der Kämpgen Stiftung unterstützt. Voraussetzung für die Beteiligung der öffentlichen Geldgeber war, außer dem Nachweis des geeigneten Baugrundstücks, auch der Nachweis von 10 % Eigenkapital an der Bausumme.

Im Juni 2002 war die feierliche Grundsteinlegung und nur 3 Monate später, im September 2002, feierten wir bereits unser Richtfest.

Ein Jahr später, am 1. September 2003 konnten unsere - nun erwachsenen Kinder - ihr Haus beziehen. Ein großer Tag für Eltern und Kinder und alle, die an uns und unsere Arbeit geglaubt haben!

Das pädagogische Konzept

"Nicht gefragt werden soll, was braucht der Mensch zu können und zu wissen, sondern: Was ist im Menschen angelegt und was kann in ihm entwickelt werden." (Rudolf Steiner)

In unserem Wohnhaus leben auf drei Etagen in vier Wohngruppen 24 behinderte Menschen. Jedem Bewohner und jeder Bewohnerin steht ein Einzelzimmer zur Verfügung, das individuell gestaltet ist und Raum für Rückzugsmöglichkeiten bietet.

Gruppen übergreifend sind Kontakte und Begegnungsmöglichkeiten gewollt, es werden Veranstaltungen und Freizeitangebote für die gesamte Lebensgemeinschaft angeboten. Sportliche Betätigungen wie Schwimmen und Joggen gehören dazu, aber auch Malen und Theater spielen.

Die individuelle Persönlichkeit, die auch in jedem behinderten Menschen angelegt ist, soll von den Betreuern und Betreuerinnen wahrgenommen und entwickelt werden. Es sollen individuelle Entwicklungsziele formuliert und Schritte definiert werden, die die Selbständigkeit jedes behinderten Menschen fördern.

Die sozialtherapeutische Arbeit soll sich im gleichberechtigten Miteinander der Bewohner und Betreuer verwirklichen. Das geschieht in gegenseitiger Achtung und im Voneinander-Lernen. Das bedeutet soviel Selbstbestimmung wie möglich und soviel Fremdbestimmung wie nötig. Unsere Mitarbeiter sind ausgebildete Erzieher, Heilerziehungspfleger und Sozialpädagogen. Sie tragen dafür Sorge, dass unser Wohnhaus ein wirkliches Zuhause für unsere Kinder ist.

Die Pädagogik soll geleitet werden durch anthroposophische Grundsätze. So sollen heilende Kräfte feigesetzt werden durch die Sicherheit eines rhythmisch geordneten Lebens. Dazu gehört z.B. ein Abendkreis, aber auch die gemeinsame Gestaltung und das gemeinsame Feiern von Jahresfesten und das Angebot eines sonntäglichen Gottesdienstbesuches.

Die stadtnahe Lage des Wohnhauses macht die Teilnahme am Freizeitangebot der Stadt Wuppertal möglich. Hier sollen Begegnungen von jungen Menschen derselben Generation mit und ohne Behinderung gelebt werden. Gemeinsame Erlebnisse sollen helfen, mehr Sicherheit im Umgang miteinander zu erreichen und Ängste auf beiden Seiten abzubauen.

Das helle Treppenhaus dient nicht nur zur Verbindung der einzelnen Etagen, sondern ist auch Begegnungsraum. Die Türen zu den Gruppenräumen sind geöffnet und laden zum Besuch ein.

Wie geht es weiter....

Uns allen ist klar, dass mit der Fertigstellung und dem Bezug des Hauses unsere Arbeit nicht getan ist. Es warten noch viele neue Aufgaben auf uns. An erster Stelle steht dabei die persönliche Weiterentwicklung unserer nun erwachsenen Kinder. Das Training der Selbständigkeit und des Selbstbewusstseins steht dabei im Vordergrund. Ziel dieses Lernens wird es sein, BewohnerInnen unseres Hauses fit zu machen für ein "Betreutes Wohnen". Dieser große Schritt muss sorgfältig vorbereitet sein und der Auszug wird natürlich nur mit der Zustimmung des behinderten Menschen erfolgen. Damit die Anbindung an unser Wohnhaus erhalten bleibt, hoffen wir, dass wir zu einem gegebenen Zeitpunkt eine geeignete Wohnung in der Nähe unseres Hauses anmieten können.

Genauso wichtig wie die Weiterentwicklung unserer Hausbewohner ist die Fort- und Weiterbildung aller dort Arbeitenden. Wir als Träger des Hauses werden gemeinsam mit den Mitarbeitern ein Qualitätssicherungsprogramm einführen und die Weiterbildung der Mitarbeiter fordern und fördern. Dazu werden wir in Abstimmung mit unserer Hausleitung Mittel zur Verfügung stellen.

Die Urlaubs- und Freizeitgestaltung ist ein Bereich der ebenfalls vom Verein unterstützt wird. Urlaubsunterkünfte und qualifizierte Betreuern für eine große Gruppe behinderter Menschen zu finden, gestaltet sich von Jahr zu Jahr schwieriger. Im Sommer 2003 wurde zum ersten Mal von unserem Verein ein Urlaub für unsere Wohngemeinschaft organisiert. Auch hier wird die Lebens- gemeinschaft weiterhin unsere Unterstützung und Hilfe erhalten.

Durch ein erweitertes Therapieangebot sollen einzelne Betreute gefördert wer- den. Dazu ist die Anschaffung von Therapiegeräten und die Einstellung von Fachkräften nötig. Auch hierfür wird der Lebensraum e.V. Mittel bereitstellen.

www.haus-am-bilten.de , www.lebensraum-ev.de

Andrej – Bericht einer Mutter

Brigitte Mintenbeck

Wieder ist eine Nacht vergangen, voll von quälenden Zweifeln und Fragen. Warum ist unser Kind anders? Warum entwickelt es sich nicht so wie die anderen beiden? Längst konnten sie in seinem Alter krabbeln, sich aufrichten, vielleicht sogar laufen. Sind wir schuld? Haben wir etwas versäumt?

War es das Glas Sekt Sylvester, waren es die Tabletten gegen die schwere Bronchitis, eingenommen ohne zu wissen, dass man schwanger war? Sind wir doch schon zu alt für ein Kind? Ist im Krankenhaus etwas versäumt worden?

Fragen über Fragen, auf die niemand eine Antwort weiß. Sicher ist nur, dass irgendetwas anders ist, eine Ahnung, dass man sich einer Tatsache stellen muss, die man doch so gern verdrängen würde.

Es wird Morgen, der erste Weg führt ins Kinderzimmer. Das strahlende Lächeln, mit dem Andrej mich begrüßt, vertreibt für einen Moment die Ängste. Es ist doch alles in Ordnung, oder nicht? Wieder dieser Kloß im Magen, der größer und größer wird.

Heute müssen wir zum Augenarzt. Wieder ein neues Gesicht im weißen Kittel, das Andrej Angst einflößt.

Zunächst einmal die tägliche Routine, immer überschattet von den genauen Beobachtungen jeder Reaktion, von der Suche nach einer Weiterentwicklung.

Um 10.00 Uhr dann der Termin beim Augenarzt. Ich sitze im Wartezimmer, das Kind auf dem Schoß und hoffe, dass niemand mich anspricht, niemand nach seinem Alter fragt um nicht das betroffene „Ach so……." oder „Was hat er denn?" hören zu müssen.

Ich bin allein mit dem Kind, merke, dass ich mich entspanne. Plötzlich öffnet sich die Tür, eine Mutter kommt herein, die ein Kind von etwa fünf oder sechs Jahren trägt. Beide sehen zufrieden aus, haben fröhliche Gesichter. Wir grüßen uns, sie setzt das Kind auf den Boden und plötzlich merke ich, dass das Kind nicht laufen kann, nur mühsam kriecht und auch nicht richtig sehen kann, denn die Mutter weist es auf auftauchende Hindernisse hin. Sie hat wohl meinen Blick gesehen und sagt, selbstverständlich und immer noch fröhlich: „Ja, er ist behindert, aber wissen Sie, als er geboren wurde, haben uns die Ärzte keine Hoffnung gemacht, dass er je sein Bett verlassen kann, wenn er überhaupt überlebt. Und sehen Sie selbst, er kriecht und neulich hat er sogar versucht sich aufzurichten. Seine fröhliche, anschmiegsame Art entschädigt uns für so vieles, wir merken oft gar nicht mehr, dass er anders ist als andere Kinder."

Diese Frau, die so offen über ihr behindertes Kind redete, die so fröhlich und zuversichtlich war, hat mich zunächst beschämt, mir aber dann sehr geholfen ohne es zu wissen. Ich habe plötzlich gemerkt, dass ich nicht die einzige bin mit derartigen Problemen, dass es nichts gibt, dem man sich nicht stellen kann, wenn man sich dazu bekennt.

Ich habe aus dieser kurzen Begegnung gelernt Andrejs Anderssein zu akzeptieren, mich und ihn nicht mehr zu verstecken, über ihn zu sprechen und die kleinsten Fortschritte als das anzusehen, was sie sind: Schritte auf dem ihm möglichen Weg sich weiterzuentwickeln. Natürlich gibt es auch Rückschläge, Zweifel, Ängste, aber ich kann damit umgehen, mir deutlich machen, dass es auch für ihn und uns ein normales Leben gibt, vielleicht nicht normal im Sinne des Herkömmlichen, aber normal für uns.

Fünfzehn Jahre sind seit diesem Tag vergangen, an dem ich in diesem Wartezimmer saß und alles was damals noch diffuse Angst, Zweifel, Verzweiflung und Hoffnung war, ist längst Gewissheit, Realität geworden.

Wenn ich zurückblicke auf diese 15 Jahre, fallen mir einzelne Stationen ein, Wendepunkte, die eine ähnliche Wirkung wie damals diese Begegnung hatten. Es hat immer wieder Tage und Stunden der Verzweiflung gegeben, diese unsere Normalität ist von Höhen und Tiefen geprägt, aber macht das nicht gerade die Normalität aus?

Andrej war sieben Jahre alt, als der Verdacht WBS das erste Mal geäußert wurde, ein Verdacht, der sich schnell bestätigte.

Ich erinnere mich noch gut an die Gefühle als Andrejs Behinderung einen Namen hatte. Einerseits stand nun endgültig fest, dass es sich um eine irreparable Behinderung handelt, das winzige Quentchen Hoffnung, dass vielleicht doch noch eine Änderung eintreten könnte, löste sich in Luft auf. Andererseits konnte man nun sich informieren, gezielter planen, Hilfe suchen. Das Wichtigste war für uns aber wohl, dass wir von der Last der Schuldfrage erlöst waren, einer Frage, die in dunklen Stunden immer präsent war und die die Familie belastete, die sich aber nun als irrelevant erwies.

Mit der Diagnose trat auch der WBS-Bundesverband in unser Leben und damit auch der Kontakt mit den Familien, den Ärzten usw., so dass wir uns nun nicht mehr allein fühlten. Auch die Zukunft ist nicht mehr nur eine graue Ungewissheit, die Erfahrungen der anderen machen gezieltere Planungen möglich.

Wenn ich Andrej ansehe mit all seinen Stärken und Schwächen, ist er „nur" eines unserer vier Kinder, dasjenige, das vielleicht ein bisschen mehr Hilfe braucht, dessen Lebensweg immer fremd- bzw. mitbestimmt sein wird, aber ist nicht in allen Familien mit mehreren Kindern jedes einzelne ein Individuum?

Das Glück die richtige Schule gefunden zu haben

Brigitte Mintenbeck

Als mir vor kurzem das „Konzept der individuellen Unterschiede" in die Hände fiel, wurde mir wieder einmal bewusst, wie viel Glück wir haben mit der Schule, die Andrej seit nunmehr 9 ½ Jahren besucht.

Um zu verstehen was ich meine, muss man dieses Konzept kennen:
„Es gab einmal eine Zeit, da hatten die Tiere eine Schule. Das Curriculum bestand aus Rennen, Klettern, Fliegen und Schwimmen und alle Tiere wurden in allen Fächern unterrichtet.
Die Ente war gut im Schwimmen, besser sogar als der Lehrer. Im Fliegen war sie durchschnittlich, aber im Rennen war sie ein besonders hoffnungsloser Fall. Da sie in diesem Fach so schlechte Noten hatte, musste sie nachsitzen und den Schwimmunterricht ausfallen lassen um das Rennen zu üben. Das tat sie solange, bis sie auch im Schwimmen nur noch durchschnittlich war. Durchschnittliche Noten waren aber akzeptabel, darum machte sich niemand Gedanken: außer die Ente.
Der Adler wurde als Problemschüler angesehen und unnachsichtig und streng gemaßregelt, da er, obwohl er in der Flugklasse alle anderen schlug, darauf bestand seine eigene Methode anzuwenden.
Das Kaninchen war anfänglich im Laufen an der Spitze der Klasse, aber es bekam einen Nervenzusammenbruch und musste von der Schule abgehen wegen des vielen Nachhilfeunterrichtes im Schwimmen.
Das Eichhörnchen war Klassenbester im Klettern, aber sein Fluglehrer ließ ihn seine Flugstunden am Boden beginnen anstatt vom Baumwipfel herunter. Es bekam Muskelkater durch Überanstrengung bei den Startübungen und immer mehr „ Dreien" im Klettern und immer mehr „ Fünfen" im Rennen.
Die mit Sinn fürs Praktische begabten Präriehunde gaben ihre Jungen zum Dachs in die Lehre, als die Schulbehörde es ablehnte Buddeln in das Curriculum aufzunehmen.
Am Ende des Jahres hielt ein anormaler Aal, der gut schwimmen und etwas rennen, klettern und fliegen konnte, als Schulbester die Schlussansprache."
(Originalquelle unbekannt)

Dieses Konzept: Stärken außer Acht zu lassen, sich mit der Mittelmäßigkeit zu begnügen, die individuellen Unterschiede nicht zu akzeptieren ist für viele Schulen typisch. Auch Andrej wurde zunächst in eine Schule mit einem derartigen Konzept eingeschult und musste ein halbes Jahr lang leidvolle Erfahrungen sammeln, bis es uns gelang ihn in der Tobiasschule – einer Sondereinrichtung der Waldorfschule- unterzubringen.

Diese Schule wurde 1979 in Bremen aus einer Initiative heraus gegründet, die seit 1960 mit fünf Kindern nach den pädagogischen Grundsätzen Rudolf Steiners arbeitete.

Schon 1920 war in der ersten Waldorfschule eine sogenannte Hilfsklasse entstanden für Schüler, die aufgrund erheblicher Entwicklungsstörungen zeitweilig aus dem Klassenzusammenhang herausgenommen werden mussten. Aus diesem Keim hat sich die anthroposophische Heilpädagogik entwickelt. Sie geht davon aus, dass der geistige Kern jeder menschlichen Persönlichkeit intakt ist, auch wenn der behinderte Körper ihr Hindernisse entgegensetzt- vergleichbar mit einem schadhaften Musikinstrument, das dem Musiker nicht erlaubt seine künstlerischen Fähigkeiten voll zu entwickeln.

Steiner schlug vor, die in den heilpädagogischen Einrichtungen zu fördernden Kinder Seelen-Pflege-bedürftig zu nennen. Diese Kinder sind in unsere „normale" Welt hineingeboren, aber sie brauchen Hilfe um nicht einen leidvollen Weg von Ausgrenzung und Diskriminierung gehen zu müssen. Die Schule hat es sich deshalb ihre Eingliederung in unsere Gesellschaft und die Förderung ihrer Lebenstüchtigkeit zur Aufgabe gemacht.

Die Schüler der Tobiasschule sind nicht nur Kinder und Jugendliche mit verminderter Intelligenzentwicklung sondern auch körperbehinderte, sinnesgestörte, sprachgestörte und verhaltensgestörte Kinder und Jugendliche, kurz alle, die einen vermehrten Bedarf an Seelenpflege haben und deren Fortkommen an regulären Schulen auf erhebliche Schwierigkeiten stößt.

So hat also die Tobiasschule einen durchaus integrativen Charakter, indem sie verschiedenartige und verschieden stark behinderte Kinder in Jahrgangsklassen unterrichtet, im Vertrauen darauf, dass sich die unterschiedlichen Fähigkeiten gegenseitig anregen.

Das behinderte Kind gewinnt Sicherheit und Vertiefung seiner Erlebnisfähigkeit durch rhythmische Wiederkehr gleichartiger Eindrücke im Unterricht, in der Gestaltung des Tages- und Wochenablaufs sowie der Jahresfeste und Schulfeiern im Rhythmus der Jahreszeiten. Der gesamte Unterricht soll therapeutisch wirksam gestaltet sein. (So wird z. B. Heileurythmie als Einzeltherapieform durchgeführt in Absprache mit dem Schularzt).

Eingeschränkte Lernmöglichkeiten führen konsequenterweise zu andersartigen Lehrzielen, nicht aber zwangsläufig zu einer Einschränkung des Bildungszieles an sich. Aus diesem Grund legt auch die Tobias- Schule – wie alle anderen Schulen für Seelenpflege- bedürftige Kinder – ihren Lehrplan dem der Freien Waldorf-Schulen zugrunde. Auch die Altersbezogenheit der Unterrichtsinhalte wird bewusst übernommen, das Anspruchsniveau und die Fülle der Unterrichtsstoffe ist jedoch den Möglichkeiten der Schüler entsprechend abgewandelt. Als Alternativen kommen verstärkt künstlerische Unterrichtsmethoden zum Einsatz. Mangelnde intellektuelle Fähigkeiten bedeuten also nicht eine Reduzierung des Unterrichtsangebotes sondern es wird versucht, die Unterrichtsfächer übergreifend und ganzheitlich zu gestalten.
Schon im ersten Schuljahr lernen deswegen die Kinder das Stricken und beginnen mit dem Spiel eines Instrumentes (pentatonische Flöte oder Kinderharfe).

Besondere Beachtung finden die Förderung der Bewegung und die Pflege der Sprache. Rhythmisches Sprechen und die Verbindung von Sprache und Bewegung sind z.B. methodische Mittel des Anfangsunterrichtes. Die pädagogische Eurythmie stützt vom Kindergarten bis zur Schulentlassung die Entfaltung der jeweiligen Entwicklungsschritte.

Jedes Kind steigt ohne Wiederholung mit seinem Jahrgang auf, der viele Jahre lang von demselben Lehrer geführt wird, so dass die Entwicklung jedes Kindes genau beobachtet werden kann und die intensive Zusammenarbeit mit dem Elternhaus möglich ist. Dabei stehen die mehr erkenntnismäßigen Inhalte des Hauptunterrichtes, wie z. B. Deutsch, Rechnen, Erdkunde, Geschichte und Naturwissenschaften und der Fremdsprachenunterricht (Englisch) gleichwertig neben einer Anzahl praktischer, künstlerischer und handwerklicher Tätigkeiten. Dazu gehören Musik, Malen, Formenzeichnen, Geometrie, Turnen, Theaterspielen, Kupfertreiben, Weben, Gartenbau, Hauswirtschaft, Eurythmie und, und .....

In den letzten Klassen der zwölfjährigen Schulzeit wird verstärkt Werkstattunterricht erteilt, um eine solide Grundlage für weiterführende Ausbildungen zu schaffen.

Die Schulzeit an einer heilpädagogischen Schule ist ein zwölfjähriger – oft steiniger Weg-, begleitet von Sorgen und Wünschen, von Hoffnungen der Eltern, für die es oft nicht leicht ist den Weg ihres behinderten Kindes zu begleiten, denn eigene Wünsche gehen nicht immer zusammen mit der Entwicklung der Persönlichkeit des Heranwachsenden. Da sind Ängste, Vorwürfe, gesellschaftliche Ausgrenzung, Hürden, die zu überwinden sind.

Durch das gemeinsame Bemühen von Eltern und Lehrern kann eine Pädagogik, wie sie in der Tobias- Schule gelehrt wird, dem Einzelnen helfen seinen Platz in der Gesellschaft zu finden.

Zum Schluss noch eine persönliche Stellungnahme von Andrejs Klassenlehrer, der während seiner Lehrtätigkeit an der Tobias- Schule vier Kinder mit dem WBS kennen gelernt hat:
In unserer Schule haben wir inzwischen vier Kinder mit dem Williams- Beuren Syndrom als Schüler gehabt bzw. haben sie noch. Was fällt einem ganz spontan auf? Obwohl alle aus Bremen kommen, ist es keinem gelungen den eigenen Schulweg selbstständig zu bewältigen..
Alle Vier sind oder waren Mitglieder im Schulorchester. Da ich selber Andrej Akkordeonunterricht gebe - er spielt dieses Instrument seit fünf Jahren auch im Orchester - kann ich beobachten, wie gut er es aus dem Gefühl und Gehör heraus spielt ohne eine einzige Note zu kennen. Er kann die Abläufe relativ rasch aufnehmen und in Erinnerung behalten. Dann ist von Behinderung nichts zu spüren. Schwierig wird es allerdings, wenn er beidhändig spielen soll, dann gelingt es ihm nur mit Mühe die rechte und linke Hand zu koordinieren. Ein zweiter Schüler, der mehrere Instrumente spielt, wird von jeglicher Art Musik oder Musiker wie magisch angezogen.
Das rhetorische Sprechen wird an unserer Schule täglich geübt und hier sind / waren alle Vier in ihrem Element. Ihr Sprachgedächtnis, ihre Redegewandtheit und ihre klare und deutliche Aussprache werden ausnahmslos von den Lehrern geschätzt, da sie mit ihrer Stimme die Klasse „ mühelos führen" können.
Die Schriftsprache leidet wegen ihrer motorischen Schwierigkeiten, alle schreiben überdurchschnittlich groß und unschön. Lediglich das einzige Mädchen

unter den Vieren hatte eine schöne Schrift, brauchte aber sehr lange, bis ein Satz oder Text abgeschrieben war.

Diese vier jungen Menschen waren / sind beliebte Schüler bei uns, man kann sie allgemein als lieb und harmlos bezeichnen ohne Aggressivität. Ihre Stärken kommen in unserer Schule zur Geltung, daher gewinnen sie Anerkennung. Ihre Schwächen - Orientierungslosigkeit und eine gewisse Distanzlosigkeit - werden bei uns kaum von anderen ausgenutzt. (Wir sind aber auch eine behütende Schule). Deshalb ist aber auch die Schule für sie ein Ort, an dem sie sich wohlfühlen und sich entfalten können.

Und wie geht es weiter?

Diese Frage haben wir uns immer wieder gestellt und glauben, nun eine Antwort gefunden zu haben in einer anthroposophischen Lebensgemeinschaft, der „Bremer Lebensgemeinschaft e.V." Der Weg dorthin war manchmal beschwerlich, hat viel Mut, Kraft und Engagement gefordert, aber es hat sich gelohnt.

Wir haben uns mit Eltern der Tobiasschülern, hauptsächlich mit Eltern der Schulabgänger bzw. der gesamten Oberstufe zusammen gesetzt und nach einer Möglichkeit gesucht, damit das fortgeführt werden konnte, was in der Schule begonnen hatte, ein „Aufgehobensein" in einer Atmosphäre von Geborgenheit.

Wir haben einen Verein gegründet, uns eine Satzung und ein Konzept gegeben und uns dann auf den Weg gemacht nach Wohn- und Arbeitsmöglichkeiten zu suchen. Wir haben Glück gehabt: Wir haben ein Haus mit 18 Wohnplätzen gefunden, das auf einem großen zu benutzenden Grundstück steht. Das Haus liegt verkehrsgünstig, die Straßenbahn hält fast vor der Tür, so dass die Bewohner flexibel sind. Wir haben Arbeitsmöglichkeiten im und am Haus und Grundstück geschaffen im Bereich Hauswirtschaft, Gartenbau und Tischlerei. Einige der Bewohner arbeiten auch in der Werkstatt Bremen, zu der wir im Status einer „Außenstelle" offiziell gehören. Diese Anbindung an die Werksatt war nötig, um die erforderlichen finanziellen Hilfen und die Anerkennung zu bekommen. Inzwischen haben wir drei weitere Wohnplätze im Nachbarhaus, haben dazu einen Garten gepachtet, bekommen für die Tischlerei Aufträge und sind weiter auf der Suche nach zusätzlichen Möglichkeiten.

Wir träumen nach wie vor von einem „Kleinen Dorf", irgendwo auf dem Land, nicht zu weit entfernt von der Stadt, aber das, was wir jetzt haben, macht uns immer wieder Mut und diesen Mut möchten wir weiter geben. Es ist nicht leicht, aber wenn ich in die Lebensgemeinschaft komme und das Leben dort miterlebe, weiß ich, dass es sich gelohnt hat und dass es sich auch lohnt, nicht stehen zu bleiben, sondern auf diesem Weg weiter zu gehen.

Geschwisterkinder

Cornelia Knab

Am Anfang war die Diagnose, ein WBS-Kind zu haben, sehr hart. Man glaubte, ein gesundes Kind zu besitzen; es war das 1. Kind, ein Wunschkind und lang ersehnt.

Unsere Tochter Martina war gerade erst 3 Wochen alt, als ein namhafter Kardiologe dieses Syndrom feststellte. Wir waren damals – vor 24 Jahren – noch sehr unerfahren und bekamen auch wenig Auskunft, da es angeblich sehr selten und nur 3 bekannte Fälle in Deutschland gab.

Für mich und meinen Mann hieß es „Ärmel hoch" und alles zu tun, was in unserer Macht stand. Angefangen mit sämtlichen Therapien – Krankengymnastik, Vojta u. Bobath, Roman-Delacado, Baby-Schwimmen - und das größte Produkt war ein Bruder, 2 ½ Jahre später. Diese Empfehlung kam von einer sehr lieben Kinderärztin. Wir bereuen es bis heute noch nicht.

Von Michael profitierte sie sehr viel, auch er wiederum machte alle KG-Übungen mit, war sehr pflegeleicht in der Entwicklung und sie erarbeiteten alles gemeinsam. Alle Übungen, die ich mit Martina machte, machte auch er mit. Am Anfang waren sie fast wie Zwillinge. Martina übte Kreuzkrabbeln und Michael hinterher, es war vieles für beide Spiel.

Nur die Probleme beim Essen – Michael aß flink und schnell und Martina spukte lieber durch die Gegend – raubten einem fast den Nerv. Dafür schlief sie brav und viel, manchmal mit einem Fleischbröckchen in der Backe, und Michael sehr wenig, insbesondere nachts schlecht, da brauchte er dann mehr die Nähe. Der Kinderarzt meinte, es stünde ihm zu.

Nachdem sie alle Kinderkrankheiten gegenseitig abgearbeitet hatten und Michael auch in die Schule kam, Martina war schon in der Vorklasse Sonderschule für Lernbehinderte, bekam sie plötzlich Ehrgeiz, auch mal so zu schreiben und zu lesen wie Michael.

Michael suchte sich auch Kinder heraus, die mit der Behinderung seiner Schwester klarkamen und sie akzeptierten. Später übte er mit ihr sogar Rechnen und Schreiben, wenn ich arbeiten musste. Er hatte auch öfters ein Auge auf sie, wenn sie krank war oder sich nicht wohl fühlte. Er blieb sogar einmal zu Hause, als sie unerwartet Fieber hatte und ging erst spielen, als Mama dann zu Hause war. Damals war er gerade 10 Jahre alt und Martina schon 12 ½ Jahre. Ich fand es großartig von ihm.

Natürlich haben sie auch heftig gestritten und sich geprügelt, aber im normalen Rahmen. Wenn wir sie mal später alleine ließen über ein für uns verlängertes Wochenende, waren sie beide immer sehr fürsorglich zueinander. Martina kochte kleine Gerichte für ihren Bruder und Michael machte den Chef zu Hause.

Später, wenn sie sich stritten und die Türen knallten, rief Michael immer: „Mama, Tina nervt, erkläre Du ihr das noch mal!" Das war dann höchste Alarmstufe! Denn Martina erzog gerne ihren sogenannten großen kleinen Bruder, da sie rechtens die Ältere ist.

Ich habe natürlich immer versucht, einen kleinen Ausgleich für ihn zu finden. Angefangen mit Schwimmklub für beide, dann Fußball, Pfadfinder, Judoclub nur für ihn. Auch war ich mit ihm allein mal auf seinen Wunsch auf Großstadttour, London, New York; einmal nur für ihn alleine da sein, was er sehr genossen hat und auch als Auszeichnung empfand.

Aus Sicht des Bruders hat er das bessere Los gezogen, da ihm vieles leichter fiel. Als sie klein war, bat sie ihn öfters, mitgenommen zu werden. Er aber wollte lieber alleine mit seinen Kumpels losziehen und forderte sie auf, selbst die Initiative mit ihren Freundinnen zu ergreifen, so dass sie sich selbst drum kümmern musste; sie wollte ihrem Vorbild nacheifern.

Jetzt hat sie selbst einen Freund, der auch leicht behindert ist, der sie überall – auch mal nachts zur Open-Air-Party – schleppt. Meistens sind sie dann in einer Gruppe und unternehmen vieles gemeinsam.

Sicher haben wir sie auch hin- und hergefahren, haben auch manches Mal die Luft angehalten, aber es ging – Gott sei Dank – alles gut, und heutzutage gibt es ja auch Handys.

Nun studiert Michael ab Oktober Medizin, was vielleicht nicht ganz von ungefähr kommt. Martina lebt seit einiger Zeit alleine in einer 2-Zimmer-Wohnung mit betreutem Wohnen und ist sehr stolz auf ihre Selbstständigkeit, abgesehen davon, dass sie schon seit 3 Jahren in einer Küche für 4 bis 5 Stunden als Hilfe arbeitet.

Wir können nur jedem Mut machen für ein Geschwisterkind, denn sie profitieren voneinander! Es ist eine harte Zeit, aber es lohnt sich!

Ich bin doch auch noch da

Brigitte Mintenbeck

„Ich bin doch auch noch da", muss sich jeder sagen in einer Familie, in der ein behindertes Kind lebt. Das gilt für die Eltern ebenso wie für die Geschwister. – Ich bin da -, sagt oft genug der behinderte Bruder, die behinderte Schwester, auf ihre Bedürfnisse wird meistens sofort und unmittelbar reagiert.

Ich bin <u>auch</u> noch da, sagen die Geschwister um Aufmerksamkeit für sich zu bekommen.

Jugendliche können im Zusammenhang mit dem behinderten Bruder, der behinderten Schwester sehr gut einschätzen, welche Bedeutung sie innerhalb der Familie haben, dass sie oft dort einspringen müssen, wo die anderen nicht mehr können. Diese Erfahrung beschreibt ein 13 jähriger sehr eindrucksvoll in einer Parabel, die dem Buch „Ich bin nicht du - du bist nicht ich" (Charlotte Knees, Marlies Winkelheide, Verlag Butzon & Becker, Aachen 1999) entnommen wurde.

„In einer Rentierherde lebte eine Familie, Mutter, Vater Sohn und Tochter. Die Tochter konnte nicht richtig laufen, sprechen und war auch geistig behindert. Alle in der Herde wandten sich ab wenn sie kam, nur ihre Familie hielt zu ihr. Als dann die Zeit der Herdenwanderung kam, konnte und wollte die Mutter ihr Kind nicht allein lassen. So entschlossen sie sich mit der Tochter langsam hinterher zu ziehen. Bald waren sie schon weit zurückgefallen, weil sie öfter Pause machen mussten, da die Tochter nicht so schnell und ausdauernd laufen konnte. Es wurde kälter und es fing an zu frieren. Sie hielten es kaum aus und meckerten sich nur an, aber immer, wenn die Tochter sich blicken ließ und freudig dreinschaute, hörten sie auf zu streiten. Sie liefen immer weiter, bald konnten sie nicht mehr, nur die Tochter war noch auf den Beinen.
Sie sah die Eltern und den Bruder an und fing an zu weinen. Da rappelte sich der Sohn auf, weil er es nicht ansehen konnte und tröstete die Schwester. Nachdem sie still war, half er den Eltern auf die Beine und sie wanderten weiter. Sie fanden etwas zu fressen und sie fanden auch die Herde. Der Bulle sagte zum Vater wegen der Tochter: „Dieses Vieh lebt ja immer noch, aber ich freue mich für dich, dass du es mit Frau und Sohn überlebt hast."

Da sagte der Vater: „Ohne meine Tochter würden wir nicht mehr leben.", und ließ ihn stehen."

Dieser 13 jährige hat erkannt, welche Aufgabe er in der Familie hat. Er weiß die Bedeutung der behinderten Schwester zu schätzen. Er erkennt, dass er oftmals da einspringen muss, wo die anderen nicht mehr können.

Geschwister von behinderten Kindern haben viele Fragen. Sie möchten wissen, warum gerade ihr Bruder/ ihre Schwester behindert ist, warum viele Menschen Vorurteile gegenüber Behinderten haben oder sie gar ablehnen, ob sie selber ständig Rücksicht nehmen müssen, ob Behinderung vererbbar sei, usw.

Sie müssen lernen mit Fragen zu leben, denn sie müssen wie alle anderen auch erfahren, dass nicht alle Fragen beantwortbar sind. Dennoch ist es wichtig sie stellen zu dürfen.

Manche Fragen können eine Antwort finden, manche Fragen werden im Verlauf der Entwicklung eines Menschen immer „kleiner", manche Fragen bleiben stehen und müssen immer wieder benannt werden.

Dadurch, dass Geschwisterkinder schon in frühen Jahren ihres Lebens mit Fragen konfrontiert sind, die andere Menschen in ihrem Leben wahrscheinlich nie haben werden, sind sie gezwungen, schon früh in eine Auseinandersetzung mit sich selbst zu gehen um Antworten zu finden. Sie müssen sich und andere einschätzen lernen, die eigenen Reaktionen reflektieren. Das macht sie oft zu reiferen Menschen, die sich von ihren Altersgenossen unterscheiden. Das macht sie aber auch stark, wenn man sie in den Fähigkeiten, die sie haben, unterstützt. Das darf sie aber nicht veranlassen, von sich als den besseren Menschen zu sprechen und sich per se für sozial zu halten.

Es ist richtig, dass Kinder mit behinderten Geschwistern durch deren Anderssein oftmals verzichten müssen, eigene Bedürfnisse nicht erfüllt bekommen. Es ist wichtig, dass sie sich diesen Verzicht auch klar machen dürfen, ihn benennen dürfen, denn nur so können sie erkennen, dass jeder Verzicht auch möglicherweise einen Gewinn bedeuten kann. Jugendliche brauchen die ehrliche Auseinandersetzung. Es muss anerkannt werden, dass sie einen eigenen, selbstständigen Weg gehen, der sie auch ein Stück von der Familie wegführt. Dann ist es möglich, dass sie sich auch weiterhin ihrer Verantwortung für die behinderten Brüder und Schwestern stellen, die sie übernehmen wollen. Für fast alle Eltern ist es wünschenswert, dass auch die jugendlichen Geschwister noch mittragen und mithelfen, dass sie bereit sind Verantwortung zu übernehmen, auch über die Möglichkeiten der eigenen Eltern hinaus. Das ist beruhigend für das Zusammenleben in der Familie. Dies ist aber nur möglich, wenn auch dem Geschwisterkind ein eigener Raum gegeben wird für die Auseinandersetzung, wenn es anerkannt wird als Persönlichkeit, die auf der Suche nach dem eigenen Ich ist. Eigene Wege von Jugendlichen zu respektieren ist oft nicht einfach für Eltern. Dennoch ist die ehrliche Begegnung nur dann möglich, wenn alle Fragen, die anstehen, angesprochen werden können.

Auch Jugendliche senden Appelle, die gehört werden wollen. Wir als Erwachsene sind aufgefordert sehr aufmerksam zu sein. Die Jugendlichen sind bereit sich einzubringen. Wir als Erwachsene sollten auch dazu bereit sein. Dann kann Leben gelingen, auch das gute Zusammenleben mit einem behinderten Menschen, das letztendlich auch eine Bereicherung des eigenen Lebens werden kann.

Geschwister behinderter Kinder sind Lehrmeister, denn sie haben einen ganz eigenen Zugang zu ihren behinderten Brüdern und Schwestern. Sie sehen in ihnen primär Brüder und Schwestern und nicht die Behinderung. Sie führen eine ganz eigene Auseinandersetzung mit dem Zusammenleben mit Brüdern und Schwestern in der Familie, die unbelastet ist von den vielen Fragen, die Eltern sich stellen. Sie begegnen ihnen unmittelbar, sie können uns Hinweise geben, wie wir mit ihren Geschwistern umgehen können. Sie können uns sagen, welche Fragen im Zusammenleben mit Behinderung entstehen. Sie zeigen uns, was sie beschäftigt, sie zeigen uns auch, was Leben für sie und ihre behinderten Brüder und Schwestern bedeuten kann. Wir können viel von ihnen lernen.

Dieser Beitrag basiert auf Referaten von Marlies Winkelheide, so wie ich ihre Referate für mich und uns als Botschaft verstanden habe. Frau Winkelheide, die viele Jahre lang in Worpswede Seminare für Geschwisterkinder von Behinderten gehalten hat, bietet Seminare, Workshops und Vorträge zu diesem Thema an. Sie hat auch zusammen mit Charlotte Knees ein Buch zu dieser Thematik herausgegeben, aus dem die o.g. Parabel stammt.

Es ist wichtig, dass jeder in der Familie auf seine Entwicklung achtet und Acht geben muss. Mitunter sind Vermittler nötig, die den Eltern Hinweise geben auf

Entwicklungen, damit es nicht zu unnötigen Konflikten innerhalb der Familie kommt.

Wie schnell man Entwicklungen übersehen kann, haben wir selber erfahren, als unser jüngster Sohn, er ist drei Jahre jünger als Andrej, plötzlich Verhaltensauffälligkeiten in der Schule zeigte. Er hatte – genau wie Andrej- einen Integrationskindergarten besucht und der Umgang mit Behinderungen war für ihn selbstverständlich. Als er dann in die Schule kam und nachmittags oft Besuch von Freunden bekam, die Andrej nicht kannten, war er plötzlich gezwungen Erklärungen abgeben zu müssen. Weil Andrej wenig Kontakte zu anderen Kindern hatte, war es für ihn - und auch für uns - selbstverständlich, dass er mitspielen durfte. Boris stand nun plötzlich häufig in dem Zwiespalt sich mit seinen Freunden gegen seinen Bruder zu stellen, wenn diese sagten, dein Bruder ist ja zu blöd zum Spielen, oder sich gegen seine Freunde auf die Seite seines Bruders zu stellen, weil er wusste, dass wir Eltern es von ihm erwarteten. Es bedurfte vieler Gespräche um den richtigen Weg zu finden und Boris – und auch uns - deutlich zu machen, dass seine Bedürfnisse den gleichen Stellenwert hatten und haben wie die von Andrej.

Andrej - Das Leben mit einem behinderten Bruder

Katja Mintenbeck

Als Andrej geboren wurde, war zunächst alles ganz normal. Je älter er wurde, desto mehr machte sich bemerkbar, dass er für alles etwas länger als andere Kinder in seinem Alter, egal, ob es darum ging, krabbeln oder sprechen zu lernen oder einfache Kinderspiele zu begreifen. „Für sein Alter etwas zurückgeblieben, aber das holt er alles wieder auf", das waren jahrelang die einzigen Kommentare der Ärzte.

Als ich erfuhr, dass mein Bruder behindert ist, war es kein Schock, sondern eher eine Art Erleichterung, denn endlich gab es Erklärungen und Antworten auf die vielen Fragen. Aber die Auseinandersetzung mit dem Thema Behinderung war für mich nicht leicht. Wenn ich früher Menschen auf der Straße begegnet bin, die im Rollstuhl saßen oder sich auf andere Art und Weise von dem unterschieden, was ich als normal empfand, fühlte ich Bedauern und Mitleid für diese Leute, denen das Schicksal ganz offensichtlich übel mitgespielt hatte. Wenn mich später Freunde fragten „Hey, was ist denn mit Deinem Bruder los, warum ist der denn so komisch?", antwortete ich trotzig „Er ist eben anders, er ist behindert, hast Du ein Problem damit?" - gleichzeitig ärgerte ich mich über meine eigene Hilflosigkeit, mit diesem „Anders-Sein" umzugehen. Es hat einige Jahre gedauert. Wenn heute Freunde meinen Bruder kennen lernen und fragen, was mit ihm ist - was sie nicht immer tun, denn oft sind es nur verunsicherte Blicke - erkläre ich ihnen, um welche Art von Behinderung es sich handelt. Ich habe die Erfahrung gemacht, dass die meisten Menschen sehr viel leichter und auch interessierter mit diesem Thema umgehen, als ich es erwartet habe.

Es ist nicht immer einfach, mit Andrej zu leben und umzugehen. Alleine das Hausaufgaben machen hat mich so manche Nerven gekostet. Und oft ist es schwer nachzuvollziehen, warum er so große Schwierigkeiten hat, die einfachsten Sachverhalte zu verstehen. Wie viele Male habe ich mir schon gedacht, „Mein Gott, das muss doch irgendwann mal in Deinen Kopf hineingehen, was ich dir gerade zum x-ten mal erkläre". Manchmal erinnert mich mein Bruder ein bisschen an den kleinen Prinzen von Antoine de Saint-Exupéry, denn er macht sich Sorgen um Dinge, die mir völlig bedeutungslos erscheinen. Ich muss mich oft selber ermahnen, seine Gedanken und Ängste ernst zu nehmen, auch wenn sie in meinen Augen unwichtig erscheinen.

Er hat seine Stärken und Schwächen und lebt sein Leben, genauso wie ich - vielleicht ein etwas anderes, aber bestimmt ein glückliches. Er wird seinen Weg gehen, davon bin ich überzeugt. Ich habe durch Andrej viel über Toleranz, Akzeptanz und den Umgang mit anderen Menschen gelernt. Andrej ist nicht „anormal", er ist anders, er ist etwas Besonderes und ich bin stolz, ihn zum Bruder zu haben.

Mein behinderter Bruder

Boris Mintenbeck

Für mich war mein Bruder schon immer behindert. Ich musste nie darüber nachdenken was mit ihm los sein könnte, weil ich schon immer wusste, dass er behindert ist. Das hat es für mich sicher leichter gemacht. Ich hätte viele Sachen nicht verstanden, wenn ich es nicht gewusst hätte. Vielleicht war es früher anders, doch heute habe ich nicht das Gefühl, benachteiligt gegenüber meinem Bruder zu werden. Ich habe eher das Gefühl teilweise bevorzugt zu werden. Bei vielen Dingen reden meine Eltern meinem Bruder seine Ansprüche aus, vielleicht weil ich früher oft zurückstecken musste.

Heute habe ich viel Streit mit meinem Bruder, weil mich viele seiner Verhaltensweisen nerven.

Ganz verstehen werde ich ihn wohl nie, doch er hat auch viele Stärken und ich liebe ihn wie ich alle meine Geschwister liebe.

Die schwere Last der Älteste zu sein

Nicolai Mintenbeck

Die kräftezehrenden Revierkämpfe mit meiner vier Jahre jüngeren Schwester lagen gerade hinter mir und ich glaubte mit 13 Jahren an der Schwelle zum Erwachsenwerden zu stehen. Ich sammelte selbst erste zarte Erfahrungen auf dem Gebiet der körperlichen Liebe (in erster Linie mit mir selbst) und kam dabei zu der Erkenntnis, dass Mami und Papi so etwas bestimmt nicht tun.

Dann die Offenbarung meiner Eltern zu Weihnachten: „Ihr werdet noch ein Geschwisterchen bekommen".

Oh, wie beutelt mich doch das Schicksal. Meinem Vater gehen die Haare aus und meine auch nicht mehr ganz „taufrische" Mutter ist schwanger. In der Schule war ich natürlich dem beißenden Spott meiner Mitschüler ausgesetzt, sagte doch Nisses Olav in der Biologiestunde, Thema Sexualkunde, zu mir, ich solle das hier erlernte Wissen doch an meine Eltern weitergeben und sie darüber informieren, dass Petersilie unter dem Kopfkissen nur bedingt spermizid wirke.

Ende Juni war es dann soweit, Mami lag mit geplatzter Fruchtblase auf dem Bett, und ich machte mir große Sorgen. Trotzdem wurden meine Schwester und ich bei den Großeltern zwischengelagert. Auf einem eilig zugesandtem Polaroidbild sahen wir unseren Bruder Andrej dann Tage später. Schnell hatte er den Spitznamen: „Schrumpelchen". Wir erfuhren nur, dass es offensichtlich bei der Geburt nicht näher spezifizierte Probleme gegeben hatte. In den folgenden Sommerferien wurde ich Experte im Erstellen von Gewichts- und Größendiagrammen, aber sooft ich auch nachmaß, mein Brüderchen lag immer unterhalb „der Norm".

Es dauerte sehr lange, bis man offen über das reden konnte, was alle wussten, aber nicht einmal der Kinderarzt aussprach. Eltern meiner Freunde erzählte ich stets von einer Entwicklungsverzögerung und auf die Frage von Klassenkameraden: „Sag mal, ist der okay?" antwortete ich auch Jahre später noch mit hochrotem Kopf: „Natürlich". In der Öffentlichkeit fühlte ich mich in seiner Begleitung stets schief angeguckt und hoffte immer, er möge sich nicht auffällig benehmen. Im Kreise der Familie war er hingegen von Beginn an unser

Strahlemann und begeisterte uns durch sein sonniges Gemüt und seine syndromtypische blumige Sprache.

Der große Schritt lag innerhalb der Familie, nachdem man hier offen mit der Behinderung umging, war auch die Angst vor „da draußen" verschwunden.

Mittlerweile bin ich, zumindest an Jahren, soweit um selbst Kinder zu haben und ich muss feststellen „dass in meinem Bekanntenkreis andere Erwartungen an die Nachkommenschaft gestellt werden.

Ein Junge als Stammhalter, na klar. Vor Krabbelgruppen und Babyschwimmen am besten schon pränatale, intrauterine Mozartkonzerte und Brechtlesungen, damit auch auf jeden Fall etwas ganz Besonderes aus ihm wird.

Vor wenigen Tagen, als ich meinen Bruder zu dessen Abtanzball begleitete, konnte ich mich einmal mehr davon überzeugen, wie ungezwungen doch viele Geschwister mit ihren etwas anderen Familienmitgliedern umgehen. Und das ist meiner Meinung nach ein wichtiger sozialer Aspekt.

Nicht, dass uns diese Erfahrungen zu besseren Menschen machten, aber in mancherlei Hinsicht sind wir vielleicht etwas gelassener und toleranter.

Das Leben ist manchmal voller Überraschungen

Brigitte Mintenbeck

Dieser Gedanke kam mir spontan, als ich einen Bekannten, von dem ich zufällig wusste, dass er einen behinderten Bruder hat, bat einen Artikel zu unserem Buch beizusteuern.

Ich dachte mir, dass jede Behinderung in irgendeiner Form eine Familie prägt und hatte auch nie nach der Art der Behinderung gefragt. Er erklärte sich bereit und übergab mir seine Darstellung als Bruder eines behinderten Bruders. Erst zu Hause las ich den Text und las im dritten Satz die Diagnose: Williams- Beuren-Syndrom. Ich weiß nicht, ob jeder nachempfinden kann, was in diesem Augenblick in mir vorging: Von über 200 bekannten Syndromen ausgerechnet das WBS, plötzlich wird aus etwas Zufälligem, aus der Ferne betrachtet, Nähe und Gemeinsamkeit: Wir haben dasselbe erlebt, als Eltern, als Geschwister, wir können über vieles sprechen und nichts muss erklärt werden.

Wie es ist, einen „behinderten" Bruder zu haben!

Lars H.

Ich weiß es nicht! Oder weiß ich es doch ?

Dazu folgendes: Ich (Lars) bin mit zwei Brüdern aufgewachsen. Ralf-Sven (24 Jahre) und mein sogenannter behinderter Bruder Jörg (27). Jörg ist mit dem Williams-Beuren-Syndrom zur Welt gekommen. Was heißt das? Er ist nach seiner Geburt gestorben aufgrund eines Lochs an seinem Herzen. Nach drei Minuten klinischem Tod holten ihn die Ärzte zurück. Sein Gehirn war für immer geschädigt. Das meiner Mutter auch. Natürlich nicht physisch, aber in ihr war ein „Bruch". Fortlaufende Selbstvorwürfe, dass sie etwas mit dem Zustand meines Bruders zu tun hätte, quälten sie. Ich glaube, sie wirft sich „Heute" noch vor, sie hätte es zu verschulden, dass er krank sei. Nachgewiesen ist aber, dass Kinder häufig mit Fehlfunktionen innerer Organe zur Welt kommen. Allerdings kann man jetzt 27 Jahre später einiges mehr an Behinderungen vermeiden.

Kommen wir zu mir, dem Ältesten von drei Brüdern. Warum ich anfangs in Frage stellte, dass ich einen behinderten Bruder habe? Wenn du mit Geschwistern aufwächst, sind sie in erster Sicht deine Familie, deine Brüder. Du kategorisierst nicht in „Behindert oder Nichtbehindert". Du leidest, liebst, hasst, fühlst und lebst ganz genauso wie jeder andere auch. Du machst keinen Unterschied! Den Unterschied machen Andere!

Man (frau) hatte mich gebeten, an dieser Stelle etwas über meine Gefühle als Bruder eines „behinderten" Familienmitgliedes zu berichten. Dieses werde ich versuchen möglichst knapp zu beantworten. Viel länger wäre das Martyrium meiner Mutter, aber dazu später, wenn ich soweit bin.

Was macht meinen Bruder behindert? Er ist immer ca.7-10 Jahre seinem Alter hinterher. Die Ärzte nennen das entwicklungsverzögert! Stell dir vor da ist ein Mensch, der immer leicht weinerlich, wütend, verspielt, gehässig, verliebt und...! Jetzt fragst du dich, wieso, das sind wir doch alle mal. Stimmt! Nur bei ihm ist alles viel extremer. Wenn er „böse" ist, kratzt er sich die Hände auf. Wenn er sich freut, lacht er höhnisch, fast hysterisch. Ich könnte jetzt immer und immer weiter erzählen, aber dazu ein anderes mal in meiner ganzen Biographie.

Ich erwähnte schon: behindert machen andere. Dazu eine kleine Erinnerung als ich 15 Jahre alt war. Ich traf mich mit meinen damaligen Freunden auf einem naheliegenden Schulhof. Jeder von euch wird sich daran erinnern können mit Freunden einen Treffpunkt zu haben, wo die erste Zigarette geraucht wird, wo die ersten Küsse getauscht werden, wo Probleme gewälzt werden und die Erwachsenen nichts zu sagen haben.

So trafen wir uns auch an jenem Tag, an dem ich wieder einmal auf Jörg aufpassen sollte. Nun gut dachte ich mir, nehm ich ihn doch mit zu meinen Freunden. Schließlich schäm ich mich nicht seinetwegen. Tat ich tatsächlich nicht.

Doch dann kam das, was wohl kommen musste (wir waren Kinder). Einer meiner Freunde schoss Jörg mit einem Fußball an, laut seiner Aussage unabsichtlich. Mein Bruder fing darauf hin bitterlich zu weinen an. Worauf die anderen zu lachen begannen und alles noch schlimmer machten. Jörg raufte sich die Haare und zog sich ganze Büschel von seiner Kopfhaut. Ich versuchte einzugreifen und ihn nach Hause zu zerren. Doch es kam schlimmer. Erst benässte er sich die Hose und „griff dann in die Vollen" und bekotete sich. Als die anderen seinen nassen Fleck an der Hose sahen, fingen sie natürlich an zu lachen. Woraufhin er mitlachte und seine Hose herunterzog, den Kot aus dem Beinkleid hängend. Grölendes Gelächter. Dem einzigen, dem das wohl unangenehm war, schien ich zu sein. Ich schnappte mir Jörg, brachte ihn nach Hause und erzählte meiner Mutter von dem Geschehenen. Als sie meinen Bruder daraufhin befragte, war sein Kommentar: „Wieso, ich bin doch behindert".

Ich bin doch behindert. Dieser Satz liegt mir immer noch im Kopf. Obwohl ich mit den damaligen Freunden nicht mehr befreundet bin.

Einen „behinderten" Bruder haben heißt für mich: Verantwortung, Scham, Pflichten, Zurücktreten, Verzichten, Zusammenhalt, Nachdenken, ein Außenseiter sein, wirkliche Freunde finden und eine ganze Menge „Liebe" geben und bekommen.

<u>Fazit:</u> Nicht der denkende Mensch macht den Menschen behindert, der nicht-denkende Mensch behindert den Menschen.

Manchmal habe ich mir als Jugendlicher gewünscht einen nichtbehinderten Bruder zu haben, doch dann wäre auch ein anderer Mensch aus mir geworden. Also bin ich zufrieden mit dem, was ich bin und zu dem ich mich entwickeln werde.

Ich liebe meinen Bruder Jörg!
Ich liebe meine Mutter!

Ich liebe auch meinen Vater und meinen „gesunden" Bruder, aber wer sagt mir eigentlich, dass ich gesund bin, vielleicht bin ich auch einer geistigen Schwäche unterlegen und ich weiß es nur noch nicht. Ein wenig krank sind wir doch alle.

Hallo liebe Leserinnen und Leser!

Jasmin Keller (August 2002)

Mein Name ist Jasmin Keller. Ich bin 12 Jahre alt und habe einen behinderten Bruder. Er heißt Simon und ist 10 Jahre alt. Simon hat ein Williams-Beuren-Syndrom.

Viele Leute behandeln diese Kinder oder Erwachsene ungerecht. Bei mir in der Schule wird das Wort „behindert" oft für Wörter wie „dumm", „blöd" oder als Beleidigung verwendet. Ich finde solche Ausdrücke gemein! Für mich ist es auch nicht schlimm, wenn ein Behinderter auf der Strasse auf mich zu kommt. Andere hingegen benehmen sich so, wie wenn sie einem Außerirdischen begegnen würden. Und wenn der Behinderte sie auch noch anspricht, wissen sie nicht, wie sie reagieren sollen. Aber da ich einen behinderten Bruder habe, verstehe ich natürlich viel besser, wie man sich in einer solchen Situation verhält.

Was Sie vielleicht auch noch interessiert, ist die Intelligenz dieser Kinder. Nur weil ein Kind behindert ist und in der Schule nicht so gut nachkommt, ist es zu Hause auch so. Das denken jedenfalls die meisten Leute, die von Behinderungen keine Ahnung haben. Aber das stimmt nicht. Ganz im Gegenteil!

Mein Bruder macht jetzt das vierte Schuljahr in einer Heilpädagogischen Schule und rechnet wie ein Erstklässler. Aber das heißt gar nichts! Als wir einmal mit dem Auto eine Strasse entlang fuhren, wusste er genau, dass er vor zwei, drei Jahren an dieser Stelle Ohrenschmerzen hatte. Oder, als wir einmal Besuch hatten, dass in ihrem Auto im Gegensatz zum vorigen Jahr eines der fünf Plüschtiere fehlte. Uns wäre das nie aufgefallen! Wir können ihn auch alleine an den Computer setzen und er weiß genau, wo er im Internet hin klicken muss, um auf seine Seiten zu kommen. Nämlich zu Hallenbädern mit und ohne Rutschbahnen. Zu einzelnen Rutschbahnen. Zu Kirchtürmen von außen und von innen. Wenn er die Kirchtürme von innen betrachtet, interessiert er sich nur für die Glocken. Wir mussten schon vor unzähligen Kirchen Halt machen, damit er die Glocken hören konnte.

Ich weiß nicht, was Sie alles in den Ferien machen. Vielleicht schmoren Sie den ganzen Tag an der Sonne, hängen auf einem Campingplatz oder sonst wo rum. Wenn Sie glauben, dies alles wäre mit einem Kind wie meinem Bruder in den

Ferien oder zu Hause möglich, dann liegen Sie ziemlich falsch. An jedem Tag ist etwas los! Aber daran gewöhnt man sich.

Irgendwie bin ich froh, einen behinderten Bruder zu haben – aber irgendwie auch nicht. Ich lerne dabei sehr viel, was ich nicht lernen würde, wenn ich einen gesunden Bruder hätte. Andererseits hätte ich viel weniger Arbeit, wenn er gesund wäre.

Denken Sie daran, auch Ihnen kann mal irgend etwas passieren. Ein Unfall zum Beispiel, so dass auch Sie eine Behinderung bekommen.

Also dann, alles Gute!

Meine Ansicht über Philipp

Juliane M., 13 Jahre

Philipp und ich sind Zwillinge. Aber uns unterscheiden so manche Dinge. Erstens ist er zwei Minuten jünger, zweitens bin ich ein Mädchen und er ein Junge. Und das dritte ist aber am wichtigsten: Er hat das Williams-Beuren-Syndrom.

Schon von Geburt an leidet er an dem Syndrom. Na ja, richtig leiden tut er nicht, er ist sogar ein sehr fröhlicher Mensch. Da ich ihn nur so kenne, kann ich es mir gar nicht anders vorstellen, wenn er normal sein würde. Philipp wird ab und zu mal bevorzugt, was ich auch verstehe. Aber neidisch war ich noch nie so richtig.

Das kommt auch davon, dass wir andere Interessen haben: Philipp findet Dampfloks und andere Züge toll, ich dagegen mache mir nicht viel daraus, sondern eher aus Handball und Tennis.

Meinen Freunden habe ich es natürlich erzählt, sie haben sehr viel Verständnis dafür. Zuerst wissen sie zwar nicht, was sie zu ihm sagen sollen, aber das legt sich mit der Zeit. Alle finden Philipp nett und lachen auch nicht über ihn, wenn er mal etwas eigenartig ist. Mich freut es, dass er so fröhlich ist und ich hoffe das bleibt so!

Mein Bruder Philipp

Konstantin M., 15 Jahre

Oft werde ich gefragt wie es ist einen geistig behinderten Bruder an Stelle eines Gesunden zu haben. Doch auf diese Frage kann ich den Personen keine für sie befriedigende Antwort geben, da ich es nie anders gekannt habe. Oft höre ich von meinen Freunden, dass kleinere Brüder eine Plage sind: Sie wollen dein Spielzeug, können dich nie in Ruhe lassen und wollen immer überall dabei sein. Ich aber bin von Anfang so erzogen worden meinem Bruder zu helfen, ihn wie einen gesunden Bruder zu behandeln, auf ihn Rücksicht zu nehmen und ihn als Menschen genauso zu akzeptieren wie seine nicht behinderte Zwillingsschwester oder jeden anderen Menschen. Natürlich ist es schwierig all diese Punkte immer perfekt zu erfüllen; daran besteht gar kein Zweifel. Manchmal reißt mir der

Geduldsfaden: Wenn er irgendeine Aufgabe erfüllen soll, z.B. seine Serviette nach dem Essen zusammen zulegen und er nach ein paar Minuten immer noch dabei ist reiß ich ihm das Tuch völlig entnervt aus der Hand und lege es für ihn zusammen. Im Nachhinein tut mir so etwas immer schrecklich leid und ich sage mir dann, so etwas machst du nie wieder, aber ein, zwei Tage später passiert genau das Gleiche. Philipp ist dann immer schrecklich bestürzt und möchte sich immer sofort entschuldigen, worauf ich probiere ihm zu erklären, dass er überhaupt keine Schuld hat. Doch das versteht er irgendwie nicht. Vielleicht denkt er, dass er immer schuldig ist, wenn er irgendetwas nicht hinbekommen hat und ich dann seine Arbeit genervt erledige. Doch in seinen Möglichkeiten, Aufgaben eigenständig zu erfüllen hat Philipp sich deutlich verbessert. Hauptgrund für diesen Fortschritt ist seine Schule, die er jeden Tag gerne besucht und wo er in den letzten Jahren erhebliche Fortschritte gemacht hat, was sich hoffentlich in der nächsten Zeit nicht ändern wird.

Wofür mir jeder behinderte Mensch leid tut ist, dass er oder sie von vielen Leuten auf der Straße „angeglotzt" wird. Ich erlebe das oft, wenn ich mit Philipp bei uns in der Einkaufspassage unterwegs bin. Vor allem Kinder und Jugendliche gucken Philipp an als hätten sie das 8.Weltwunder als erster Mensch gesehen. Die Älteren von ihnen rufen Philipp manchmal verletzende Sprüche hinterher wie „Guck dir mal den Spacko da drüben an, wie der aussieht!" Mein Bruder versteht den Sinn Gott sei Dank nicht, aber ich tue das umso mehr, werde dann immer furchtbar wütend... aber eine Frage: Was soll man machen? Soll ich umdrehen, zu den Jugendlichen gehen, sie fragen, warum sie so reden. Was nützt das? Ich habe es schon einmal probiert und heraus kam Gelächter, noch mehr verletzende Sprüche und irrsinnige Antworten, wie „Behinderte können doch nichts!" In solchen Momenten verstehe ich diese Personen am allerwenigsten: Wie können sie sich ein so klares Bild von einer Sache machen von der sie nicht die geringste Ahnung haben? Ich frage mich wie diese Menschen darauf reagieren würden, wenn ich ihnen sagen würde was mein Bruder alles kann: Ski-, Inlineskates- und Schlittschuhlaufen, Fahrrad fahren, Rasen mähen, sägen, staubsaugen, sich alleine am PC zurecht zu finden, d.h. seine Lieblingsspiele auf der Festplatte zu finden und zu starten, Modelleisenbahn bedienen, bei Hunger sich sein Müsli machen, Milchpackungen aufschneiden, mit Videorekorder und Musikanlage umgehen, Trommel spielen u.v.m. !

Natürlich beherrscht er manche Fähigkeiten nicht perfekt oder hat sie mit viel Mühe, Ausdauer und Geduld gelernt, aber trotzdem kann er viele Sachen, die selbst gesunde Menschen nur schwer erlernen und manche gar nicht können. Wenn ich solche Vorurteile höre, werde ich traurig und nachdenklich: Haben diese Menschen jemals Erfahrungen mit einem Behinderten gemacht? Oder haben sie diesen Quatsch irgendwo aufgeschnappt und plappern ihn gläubig weiter? Letzteres erscheint mir wahrscheinlicher, denn ich denke nicht, dass Menschen, die sich mit dem Thema Behinderung auseinandergesetzt haben, weiterhin diese Einstellung vertreten.

Eine weitere Frage, die ich mir dann stelle ist: Wieso denken und reden sie so? Suchen sie nach Schwachen, die sich nicht wehren können? Können sie sich überhaupt vorstellen, wie das ist behindert zu sein, anders zu sein, bestimmte Tätigkeiten nicht ausführen zu können und von allen nicht ernst genommen zu werden. Können sie sich vorstellen, wie das ist rauszugehen auf die Straße: Alle Leute sehen dich an, zeigen mit dem Finger auf dich, lästern über dich, weil du vielleicht nicht richtig gehen kannst und machen sich über dich lustig. Ich denke in dieser Hinsicht ist unsere Gesellschaft, trotz integrativer Klassen, Kampagnen der Regierung und Tagen der offenen Tür in Behinderteneinrichtungen, noch nicht reif genug behinderte Menschen so zu akzeptieren, wie sie sind.

Meine Freunde sagen, sie hätten kein Problem mit meinem Bruder und fänden ihn nett. Doch manchmal glaube ich ihnen das nicht: Wenn wir uns treffen und in der Fußgängerzone sind, machen sie sich über behinderte Menschen lustig während sie denken, ich würde es nicht bemerken. Sie reißen Witze, ahmen sie nach und lachen sich über sie kaputt. Da überlege ich oft: Sind das wirklich meine Freunde oder sind sie nur so nett zu meinem Bruder, um mich als Freund zu behalten? Als ich ihnen vor Jahren erzählte, dass ich einen behinderten Bruder habe, waren sie sehr interessiert (zumindest äußerlich) und wollten alles über meinen Bruder erfahren. So etwas kannten sie noch nicht und fanden meinen Bruder sympathisch und hatten kein Problem mit ihm umzugehen. Doch wenn man dann von Freundesfreunden Witze über Behinderte hört und sie alle mitlachen, fühle ich mich schon hintergangen und denke, ob sie mir nur aus Freundschaft zuhören und zustimmen, wenn ich ihnen erzähle, wie verletzend solche Witze sein können.

Trotzdem kann ich sagen, dass ich in keinerlei Hinsicht ein Problem mit meinem behinderten Bruder habe. Meiner Meinung nach stellt es in einer gewissen Weise eine Bereicherung dar, die meine Familie und mich sehr geprägt hat, wodurch wir alle andere Menschen geworden sind. Ich hatte bis jetzt eine sehr, sehr schöne Zeit mit meinem Bruder, was sich hoffentlich in den nächsten Monaten, Jahren und Jahrzehnten nicht ändern wird!

Hella ist jetzt 21 Jahre alt

Heidrun C. Zeidler

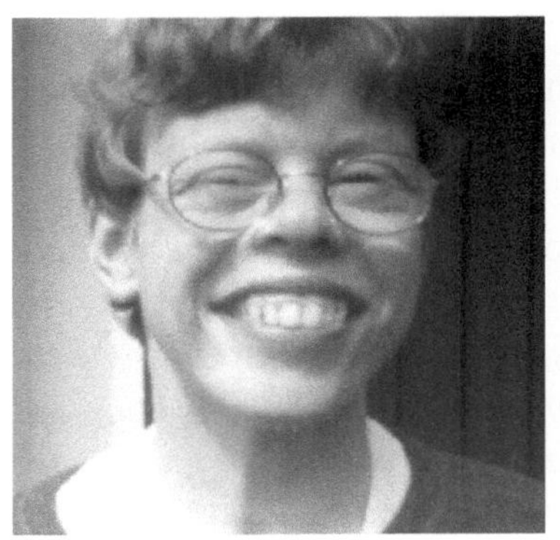

Im März 1979 kam meine Schwester Hella Simone in Göttingen als zweites Kind meiner Eltern zur Welt. Sie wurde drei Wochen nach dem errechneten Termin geboren, wog 3370 Gramm und war 52 cm groß. Ihre Geburt verlief relativ schnell und ohne Komplikationen. Auch die Erstuntersuchung ergab keine Auffälligkeiten. Meine Mutter war ungefähr 14 Tage in der Klinik. Während dieser Klinikzeit stellte sich bei Hella dann Durchfall (Gastroenteritis) mit Gewichtsabnahme ein, worauf sie in die Göttinger Universitätskinderklinik auf die Neugeborenenstation überwiesen wurde. Sie erhielt durch Infusion Elektrolyte und kam nach etwa einer Woche nach Hause. Bei der Abschlussuntersuchung wurde ein Herzgeräusch festgestellt. Man riet meinen Eltern, Hella in der Kinderkardiologie bei Prof. Beuren vorzustellen, was dann auch geschah, und im Alter von sieben Wochen wurde bei ihr ein Herzkatheter gelegt. Hiernach stand als Diagnose fest, dass sie das William - Beuren - Syndrom hat. Hella trank sehr schlecht und nahm nur langsam an Gewicht zu. Mit einem Vierteljahr bekam sie püriertes Essen, lehnte allerdings weitgehend süße Milchbreie ab (Grießbrei u.a.) und bevorzugte herzhafte Nahrung. Bei den folgenden Untersuchungen ergab sich beim Neurologen, dass sie einen Schulterblock hat, und meine Mutter ging mit ihr einmal pro Woche in der Kinderklinik zur Krankengymnastik. Diese krankengymnastische Frühförderung erhielt sie bereits als sie ein halbes Jahr alt war. Erst hieß es, sie habe gewisse Retardierungen in der psychomotorischen und geistigen Entwicklung; durch die Krankengymnastik machte sie aber große Fortschritte, so dass die zunächst diagnostizierte Skelett-Muskelhypertonie weitgehend verschwand. Ihre Wachstumskurven verliefen zudem im Normbereich. Eine Diagnose von Prof. Beuren an unseren Kinderarzt von 1981 lautet folgendermaßen: *„Syndrom supravalvuläre Aortenstenose + multiple periphere Pulmonalstenosen bei typischer Facies und geistiger Retardierung"*. Eine operative Behandlung der supravalvulären Aortenstenose hielt er nicht für angezeigt. Es wurde auch erwähnt, dass meine Mutter die *„Situation an sich recht*

rosig" sehe. Meine Eltern selbst erzählten mir, dass Prof. Beuren sehr düster beschrieben habe, wie sich ihr Kind entwickeln werde. Sie wollten der Prognose aber nicht uneingeschränkt glauben, stellten sich dieser Herausforderung und setzten sich das Ziel, das Kind so gut wie möglich zu fördern.

Im Alter von zwei Jahren erhielt Hella einmal in der Woche eine Therapie bei einer Logopädin zur Sprachverbesserung. Vorher speichelte sie sehr, was sich durch die logopädische Maßnahme langsam besserte. Zudem hatte sie Beschäftigungstherapie. Prof. Dr. F. J. Schulte vom Universitäts – Krankenhaus Hamburg – Eppendorf, der Hella im April 1981 untersuchte, schrieb in seinem Bericht: *„Sowohl die motorische als auch die geistige Entwicklung dieses Kindes ist verzögert verlaufen, ist jetzt aber doch recht erfreulich. Das Kind kann seit 2 Wochen laufen, es greift recht geschickt, sagt einzelne Worte mit 2 Silben, formt aber noch keine Sätze. Das Kind nimmt nachvollziehenden Anteil an seiner Umgebung, kann hören und sehen. Im Gegensatz zu diesen verzögerten Meilensteinen der psychomotorischen Entwicklung konnte ich einen abnormen neurologischen Befund nicht erheben."*

Ein Jahr später, 1982, untersuchte er Hella erneut und stellte fest, dass er *„gute Fortschritte konstatieren"* konnte: *„Die motorische Entwicklung hat deutliche Fortschritte gemacht, Hella ist wesentlich sicherer beim Laufen und Greifen, sie beginnt zu sprechen, aber nur wenige, wenn auch sehr deutliche Worte. Die übrige neurologische Untersuchung ergab hinsichtlich Muskeltonus und Reflexverhalten sowie Hirnnervenfunktion keinen abnormen Befund. (...) Wachstum und auch Kopfumfang liegen im unteren Bereich der Norm."*

Im August 1984 wurde Hella in Göttingen von Priv. Doz. Dr. med. Rupprath in der Kinderklinik untersucht, und dieser kam zur gleichen Diagnose wie Prof. Beuren 1981. Zudem schrieb er: *„Der Herzfehler bei Hella ist somit bei dem Gesamtsyndrom gegenwärtig nicht sehr stark ausgeprägt. Die Anstrengungen werden sich, wie bisher, auf die geistige Förderung richten müssen. Hella ist normal belastbar und kann ihre Leistungsgrenze selbst bestimmen."* Die Psychologin Dr. C. Kiese der HNO-Klinik Göttingen beschreibt Hella im August 1984 folgendermaßen: *„Das Mädchen zeigte ein überaus kontaktfreudiges, angepasstes, interessiertes und kooperatives Allgemeinverhalten."*. Mit zweieinhalb bis drei Jahren wurde meine Schwester übrigens trocken und benötigte nun keine Windeln mehr. Auch die Nächte über schlief sie durch, allerdings blieb sie immer bis 22 Uhr wach und wollte noch Zuwendung und Beschäftigung, was sich aber im Alter von ungefähr zwei Jahren gab.

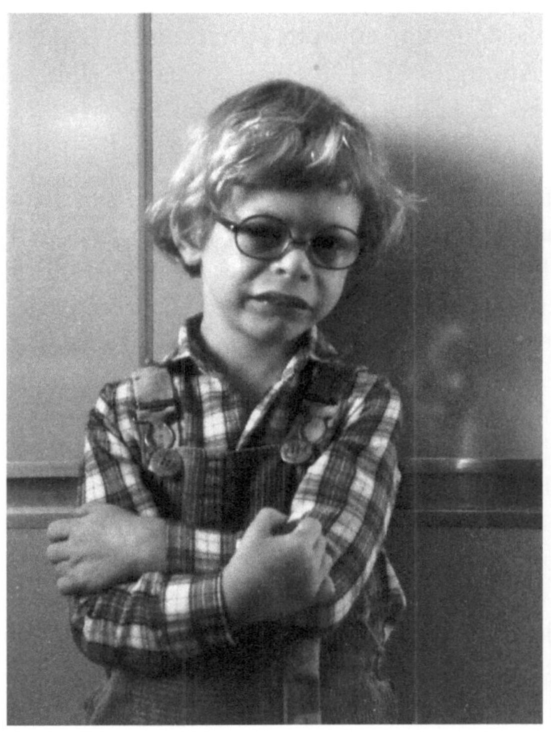

Bereits als kleines Kind schielte Hella. Daher erhielt sie Anfang 1983 eine Brille, und noch heute ist sie Brillenträgerin. Sie war schon immer stark weitsichtig und hat etwa 7,5 Dioptrien auf jedem Auge. Wegen des Schielens wurde ihr zunächst im Wechsel ein Auge verklebt, aber die Situation besserte sich leider nicht wesentlich, so dass schließlich Ende September 1987 im Göttinger Klinikum durch Prof. Mühlendiek eine Schieloperation erfolgte. Die Operation überstand sie gut, erholte sich schnell und es zeigte es sich bald, dass der operative Eingriff sehr erfolgreich verlaufen war.

Schon als Kleinkind und im Schulalter nahm Hella an einem Zahnprophylaxe – Programm im Göttinger Klinikum teil. Hier wurde meinen Eltern später geraten, dass es angebracht sei, die Zähne mittels einer Zahnklammer zu regulieren. Im Alter von etwa 10 bis 20 Jahren trug Hella dann zuverlässig ihre Zahnklammer.

Als Hella 1984 einen Kindergarten besuchen sollte, stellte sich die Frage, welche Einrichtung für sie am besten geeignet sei. Meine Mutter hörte damals von dem neu eingerichteten Sprachheilkindergarten St. Hildegard (in Trägerschaft der Caritas) in Göttingen, und nach einem längeren Amtsweg wurde Hella dort im April 1984 aufgenommen. Hella war jeden Werktag von 8 bis 15 Uhr in diesem Kindergarten und wurde täglich mit einem Schulbus abgeholt und zurückgebracht. Neben Frühstück, Mittagessen und normalem Kindergartenalltag fanden spezielle Therapien statt (Logopädie, Ergotherapie und Krankengymnastik). Leider konnte Hella nur etwa 10 Monate diese Einrichtung besuchen, da es sich offiziell um einen Kindergarten für sprach- und nicht für geistigbehinderte Kinder handelte; dennoch brachte ihr diese kurze Zeit wirklich große Fortschritte und bereitete ihr selbst auch Spaß. Zudem war sie in der Gruppe gut integriert. Meine Eltern mussten sich nun um einen neuen Kindergartenplatz bemühen, und Hella kam Anfang 1985 für etwa ein halbes Jahr in den Christophoruskindergarten, der ausschließlich Kinder mit geistiger Behinderung aufnimmt.

Nach der Kindergartenzeit kam sie im September 1985 in die Göttinger Christophorusschule (Sonderschule G). Kurz nach der Einschulung wurde erwogen, sie in eine Grundschulklasse umzuschulen, da sie nach Angaben der Lehrerin sonst nicht mehr ihren Fähigkeiten entsprechend gefördert werden könne. Sie wurde psychologisch begutachtet. Es ergab sich, dass sie nicht in der Lage war, Aufgaben selbstständig zu bearbeiten. Zudem hatte sie Defizite in der Sprachverarbeitung, in der visuellen Wahrnehmungsfähigkeit und in der logischen Abstraktionsfähigkeit. Es wurde überlegt, für sie speziell einen Sonderpädagogen stundenweise an die Grundschule zu delegieren. Die behandelnden Psychologen hielten es allerdings für effektiver, sie in einer Kleingruppe zu beschulen, da sie trotz ihrer Leistungswilligkeit intensive Zuwendung und Betreuung benötige. Somit blieb sie dann doch in der Sonderschule G, was meine Eltern persönlich aus Sicht der Förderung insgesamt am sinnvollsten fanden. Die Klasse, eine Kleingruppe aus sechs Kindern, wurde von einer Lehrerin, einer Heilerzieherin und einem Zivildienstleistenden geführt. Die Christopherusschule ist ein besonderes Kooperationsmodell zwischen einer staatlichen Schule und dem Christophorushaus (Behinderteneinrichtung in Trägerschaft des Diakonischen Werks); Schule und Tagesstätte arbeiten hier zusammen. Das bedeutet, dass die Lehrer bei der Bezirksregierung Braunschweig und die Erzieher beim Christophorushaus angestellt sind. Somit ist eine Betreuung der Schüler und Schülerinnen mittags nach der Schulzeit bis zum Nachmittag gewährleistet. Zudem sind in dieser Schule verschiedene Therapeuten und Krankengymnasten tätig, so dass die Kinder u.a. durch Logopädie, Ergotherapie, Krankengymnastik und Reittherapie gefördert werden können, was auch meine Schwester wahrnahm. Das Therapiereiten, das außerhalb des Schulgeländes stattfand, war Hella allerdings unheimlich, besonders nachdem das Therapiepferd Lotte einmal mit ihr im Galopp ritt. Schon damals als Baby in der

Therapie mochte sie Schaukelbrett und Ball nicht und alles, was über Kopf ging (wie Rolle und Handstand). Ebenso erlernte sie das Fahrradfahren erst mit 10-12 Jahren eher schwer. Aus Platznot bezog ihre Schule 1988 einen Neubau, der sich neben der Waldorfschule befindet und nach modernen Gesichtspunkten speziell für die Schüler konzipiert wurde.

In ihrer gesamten Schulzeit fanden hin und wieder Lehrer- und Erzieherwechsel statt, was Hella aber nicht beeinträchtigte. Sie kam mit jedem Lehrer gut zurecht und war stets beliebt, da sie unkompliziert und stets gut gelaunt war. Sie ist vom Gemüt her ein Sonnenschein und machte alles mit, was ihr in der Schule angeboten wurde. Sie verweigerte sich nie, auch wenn sie einmal nicht so viel Lust und Spaß an bestimmten Dingen hatte. Besonderes Vergnügen bereitete ihr das Schwimmen und sie erwarb das Seepferdchen. Zum Freischwimmer reichte es leider nicht, da ihr das Tauchen (Ring aus 1,50 m Tiefe heraufholen) nicht gelang. Sie ist aber dennoch ein richtiger „Fisch" und geht sogar bei niedrigen Wassertemperaturen und schlechtem Wetter in der Ostsee im flachen Wasser baden, während alle anderen Leute lieber in eine Decke gehüllt in ihrem Strandkorb sitzen. Lesen und Schreiben kann sie wie ein Kind in der zweiten bis dritten Klasse. In der Regel schreibt sie in Druckschrift, ab und zu auch ein Gemisch aus Schreib- und Druckschrift. Sie liest noch heute gerne „Räuber Hotzenplotz", in Witzbüchern sowie unsere TV-Zeitschrift und ist stets über das aktuelle TV-Programm besser informiert, als die übrigen Familienmitglieder. Gern erzählt sie anderen Menschen detailgenau Passagen aus „Räuber Hotzenplotz" nach oder berichtet erzählend, was sie an Fernsehsendungen beschäftigte. Beim Schreiben beherrscht sie die Grundwörter von der Orthographie her perfekt, hat allerdings bei der Zeichensetzung und bei selteneren und fremden Wörtern Probleme. Mit viel Freude schreibt sie anderen Menschen Briefe und erledigt dies oft ohne fremde Hilfe und von sich aus. Zudem schreibt sie sich aus Büchern und Schriften gelegentlich Textpassagen ab oder stellt gar aus einzelnen abgeschriebenen Wörtern einen sinnvollen Brief zusammen. Rechnen ist eher eine Schwäche von ihr; sie beherrscht zwar einfache Grundaufgaben, rät aber auch viel und kann mit Geld leider gar nicht umgehen. Werteinschätzungen kann sie überhaupt nicht leisten. Erstaunlicherweise ist sie dagegen in der Lage, von Analoguhren die Uhrzeit minutengenau und blitzschnell ablesen. Sprachlich und verbal gesehen ist sie relativ begabt und wendet sogar den Genitiv an, was selbst vielen nichtbehinderten Menschen schwer fällt. Zudem setzt sie gerne außergewöhnliche Redewendungen oder Fremdwörter im sprachlichen Gebrauch ein, ist sich aber nicht immer über deren genaue Bedeutung bewusst oder sicher. Sie hält gerne Reden vor größerem Publikum und Gästen. Eine Zeit lang war sie sogar Schulsprecherin und ist jetzt in der Behindertenwerkstatt bereits nach einem Jahr Arbeitstrainingsprogramm im Beirat und nimmt interessiert regelmäßig an den Sitzungen teil.

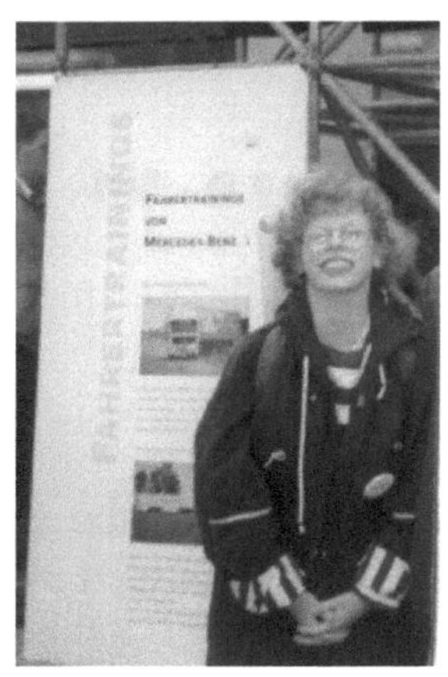

Hella ist sehr kontaktfreudig, legt Wert auf Höflichkeit und gutes Benehmen. Sie ist aber auch relativ sensibel, kann Beschimpfungen und schlechte Manieren ebenso wie zweifelhafte Scherze nicht leiden. Bei Scherzen oder Witzen kann sie oft nicht unterscheiden, ob etwas ernst gemeint ist oder nicht und hält für bare Münze, was gesagt wurde. Setzt man sie zu stark unter Leistungsdruck, reagiert sie teilweise ablehnend. Hella ist nicht in der Lage, selbstständig mit dem Stadtbus zu fahren und wird daher immer mit dem Schulbus befördert. Defizite machen sich bei Hellas Merkfähigkeit und dem Kurzzeitgedächtnis bemerkbar. Sie kann sich also kurzfristig nur wenige Anweisungen merken. Dafür ist ihr Langzeitgedächtnis besser ausgeprägt. Besonders Namen anderer Menschen hat sie nach Jahren, auch wenn diese schon längst verzogen sind, noch im Gedächtnis. Sie erkennt selbst Jahre später Personen sofort wieder. Adressen und Telefonnummer weiß sie teilweise auch auswendig. Besonders gut prägt sie sich Daten von Geburtstagen ein. Als Schwester brachte ich ihr ein paar Worte auf Englisch bei und viele staunen deshalb über sie.

Wie eben schon angedeutet, ist sie jetzt in den Göttinger Werkstätten beschäftigt. Nach 13 Schuljahren kam sie hier im September 1999 unter. Sie nimmt zunächst für zwei Jahre am sogenannten Arbeitstrainingsprogramm teil, das vom Arbeitsamt finanziert wird. Zweimal wöchentlich besucht sie die Berufsschule mit ihrer Gruppe in den Bereichen Hauswirtschaft und Gartenbau. Seit sie in der Werkstatt ist, ist sie noch viel mehr aufgeblüht, und ihr Selbstbewusstsein steigerte sich weiter. Sie wird von allen nett behandelt und fühlt sich akzeptiert. In der Berufsschule gilt sie als Vorzeigeschülerin und Motor für die restlichen

Schüler, die teilweise unmotiviert sind. Ihre Arbeit, Aufgaben und Pflichten nimmt sie sehr ernst, was zu Schulzeiten schon der Fall war, und sie gilt als sehr zuverlässig. Aufgrund von Hypertonie und leichten Haltungsschäden erhält sie einmal wöchentlich in der Werkstatt Krankengymnastik.

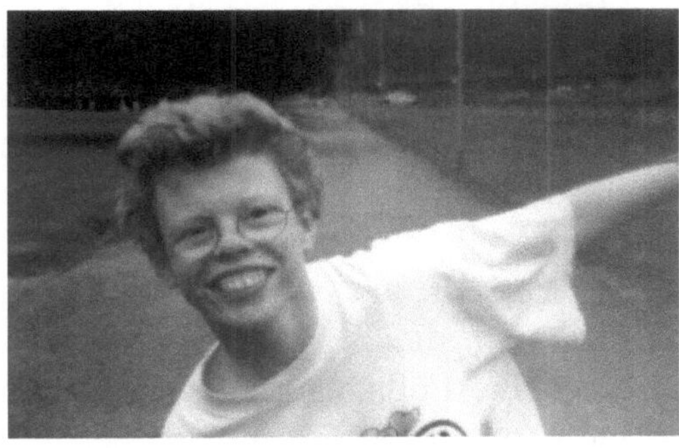

Vom Charakter her ist Hella sehr offen, stets gut gelaunt, und sie ist bei vielen Mitmenschen beliebt. Sind wir mit ihr in der Stadt, staunen wir immer, wen sie alles kennt, und wir machen oft durch sie neue Bekanntschaften. Selbst Geschäftsleute und Stadtprominenz sind ihr bekannt, und sie nimmt auch gern auf Veranstaltungen mit solchen Persönlichkeiten Kontakt auf. Besonders gern duzt sie ihre Gesprächspartner und bietet oft von sich aus, auch wenn die Personen älter sind, das Du an; diese gehen in der Regel darauf ein. Nimmt sie jemand nicht ernst, merkt sie das schnell und wird abweisend gegenüber diesen Menschen, teilweise sogar barsch. Geht es jemandem einmal nicht gut, merkt Hella dies und kann gut trösten. Geheimnisse kann man nur schwer vor ihr verbergen, und sie erahnt schnell etwas.

Besonderen Wert legt sie auf Kontakte zu nichtbehinderten Menschen. Es kann sogar vorkommen, dass Hella behinderte Menschen in der Stadt schneidet und ihnen aus dem Weg geht, besonders wenn diese einen eher „unintelligenten" Eindruck machen. Da sie Mitglied bei INTEGra ist (das ist eine Gruppe behinderter und nichtbehinderter Menschen im Alter von 14 bis 40 Jahren, die von der evangelischen Kirche getragen wird) baut sie hier zu vielen nichtbehinderten Leuten Kontakt auf und ist bei ihnen beliebt. Zum Geburtstag lädt sie stets ein Großteil von ihnen zu uns zum Kaffeetrinken ein, und oft sind es 30 bis 40 Personen, unter denen nur zwei behindert sind. Zudem bittet sie außerhalb des Geburtstages gelegentlich INTEGraner, Zivildienstleistende oder Schüler aus dem Gymnasium meines Vaters zu uns nach Hause; meist aber hat sie nachmittags keinen Besuch und schaut sich im Fernsehen dann wissenschaftliche Sendungen, Quiz – Shows oder Krimis an. Zudem bevorzugt sie das Programm

N 3 sowie „Hallo Spencer" und „Die Sendung mit der Maus". Die ZDF – Serie „Das Erbe der Guldenburgs" mussten wir ihr komplett auf Video aufnehmen, und sie schaut sie sich gerne immer wieder an, genauso wie die Filme von „Räuber Hotzenplotz". Das Fernsehgerät und den Videorekorder kann sie selbst bedienen genauso wie Kassettenrekorder und Stereoanlagen, nur wenn es um das Aufnehmen von Sendungen geht, hat sie Probleme. In unserer Nachbarschaft kennt sie zwar viele Menschen, wird akzeptiert und ernstgenommen, und geht Hella spazieren, unterhalten sie sich gern mit ihr, aber echte Freunde und Bekannte, zu denen sie regelmäßig geht, hat Hella im Grunde nicht. Dies macht ihr selbst aber nicht viel aus, da sie früher nach der Schule und heute nach der Werkstatt oft müde ist und dann Entspannung vor dem Fernseher sucht. Trifft Hella Leute, die bei ihr sehr beliebt sind, kann sie sehr laut und stark emotional vor Freude reagieren. Dies störte mich und oft auch die Begrüßten, besonders, wenn man sich in der Innenstadt traf und die halbe Fußgängerzone mitbekam, wie die Leute hießen, die sie da traf. Mehrfach sprach ich mit ihr darüber, und inzwischen zeigt sie solche Überreaktionen nur noch selten. Auch wenn Hella manche behinderten Menschen schneidet, so ist es wiederum verwunderlich, dass sie sich besonders um eher hilflose und im Rollstuhl sitzende, mehrfachbehinderte Kinder und Menschen sehr fürsorglich kümmert. Sie spricht mit ihnen und streichelt sie gerne. Zudem hat sie für Menschen, die Herzerkrankungen haben, großes Verständnis und mag diese besonders.

Der Tod der Menschen im Verwandten- und Bekanntenkreis berührte sie sehr; so hat sie das Ableben ihrer Großeltern väterlicherseits und ihres Opas mütterlicherseits noch nicht gänzlich verarbeitet. Obwohl die Ereignisse bereits Jahre zurückliegen, spricht sie hin und wieder davon und bricht dann auch in Tränen aus. Sehr besorgt ist sie, wenn Mitmenschen erkranken und sie macht sich um diese intensiv Gedanken. Mit älteren und jüngeren Menschen kommt sie besonders gut aus, bei Gleichaltrigen ergibt sich ab und zu das Problem, dass sie sich von diesen nicht akzeptiert fühlt. Fotos von Freunden und Bekannten bedeuten ihr sehr viel, und sie führt begeistert Selbstgespräche mit den abgelichteten Personen, wenn sie allein und ungestört in ihrem Zimmer ist.

Oft ist sie sehr von sich selbst überzeugt und kann Kritik an der eigenen Person nicht vertragen und eingestehen; dann kann sie sehr uneinsichtig, barsch und wütend reagieren, allerdings nur vor der eigenen Familie; Hella ist aber nicht vergrellt und bereits nach kurzer Zeit wieder zu ganz normalen Gesprächen bereit. Auf Applaus und Lob legt sie großen Wert, und dies kann nicht oft genug geschehen. Bei musikalischen Darbietungen applaudiert sie sogar für sich selbst, jubelt laut mit und genießt den Ruhm und Jubel um ihre Person.

In bestimmten Dingen ist sie trotz pädagogischen Vorgehens nicht zu überzeugen: Sie knippelt gerne an den Fingern, kaut Nägel, kratzt Pickel und Narben permanent auf. Wir haben schon mehrfach mit ihr darüber gesprochen. Jedes Mal gibt sie Einsicht zu erkennen und tut so, als habe sie verstanden, warum dieses Verhalten für den eigenen Körper nicht günstig ist. Hella neigt zu Heimlichkeiten, verschweigt Missgeschicke und versucht, diese auf raffinierte Art und Weise zu vertuschen. Auf Ausstellungen und in der Stadt rafft sie Prospekte und Zettel und hortet diese heimlich in ihrem Zimmer im Schrank oder in Kisten. Zudem ist sie schnell durch andere beeinflussbar. Ihr Selbstbewusstsein nimmt seit dem Besuch der Werkstatt immer mehr zu, dennoch lässt sie sich auch schnell durch andere einschüchtern und nimmt es sehr ernst, wenn man sie ärgert. Bei gerechter Behandlung ist sie allerdings nie nachtragend. Hella ist ein herzlicher und zuwendungsbedürftiger Mensch, der gerne schmust und küsst, besonders meine Eltern und mich, und hier insbesondere meinen Vater. Sie war schon immer ein Vatermensch. Mit fremden Leuten würde sie nie schmusen oder diese küssen, allerdings umarmt und drückt sie gerne nichtbehinderte Freunde, vor allem aber Freundinnen, von der INTEGra Gruppe. Hella wendet sich auch liebevoll Tieren zu, sie ist ausgesprochen tierlieb. Ebenso gern mag sie Kuscheltiere.

Hella ist sehr musikalisch und hat ein gutes Takt- und Rhythmusgefühl. Sie ist zwar nicht in der Lage, sich Noten einzuprägen, kann dafür aber auf ihrem Keyboard Musik nach absolutem Gehör nachspielen. Es reicht schon, wenn sie das Lied einmal oder teilweise gehört hat. Ab und zu verspielt sie sich, findet aber immer wieder in die Melodie hinein. Das Musizieren brachte sie sich selbst bei. Meine Oma schenkte mir irgendwann ein kleines Keyboard. Auf diesem spielte ich kaum. Eines Tages bekam es Hella zufällig in die Hände, und sie konnte dann darauf einfach nach Gehör spielen. Wir erwogen schon, sie zum Musikunterricht anzumelden, aber das wollte sie nicht. Ihr Musizieren verbesserte sich zunehmend, daher schenkten ihr meine Eltern dann zu Weihnachten ein großes Keyboard. Inzwischen besitzt sie noch ein weiteres großes Keyboard, das sie aber kaum benutzt, da ihr offenbar nicht alle Töne zusagen (besonders die Trompete) und es hat eine Oktave mehr. Damals in der Schule widmete sich ein Zivildienstleistender, der selbst sehr gut mehrere Instrumente beherrscht, ihren musikalischen Fähigkeiten. Er trat mit ihr zusammen am Klavier anlässlich eines Herbstfestes auf, und es wurde vierhändig „Eine Kleine Nachtmusik" von Mozart gespielt. Das erstaunte uns alle. Auch jetzt musiziert Hella noch gern. Ab und zu begleitet sie in der Werkstatt ihre Gruppe beim Singen oder spielt bei INTEGra-Freizeiten. Wenn Hella aus der Werkstatt kommt, zieht sie sich oft in ihr Zimmer zurück, stellt den Kassettenrekorder an und begleitet Lieder mit dem Keyboard. Besonders Nena und Volksmusik sind ihre Favoriten, teils aber auch klassische Werke, und sie verfügt über ein großes Kontingent an Kassetten und CDs. Bei Musiksendungen im Fernsehen holt sie gerne ihr kleines Keyboard hervor und spielt mit. Bereits als kleines Kind äußerte Hella den Wunsch, Geige spielen zu lernen. Da aber eine Geige ein relativ empfindliches und auch nicht einfach zu bedienendes Instrument ist, hielten es meine Eltern nicht für sinnvoll, Hella eine Geige zu kaufen. Ich dagegen hätte gerne einmal gesehen, was geschieht, wenn man ihr eine Geige in die Hand drückt, und ob sie, wie beim Keyboard, einfach nach Gehör losspielen kann.

Ihr gutes Gehör hat leider den Nachteil, dass sie bei bestimmten schrillen Tönen schnell Angstzustände bekommen kann und es ihr unheimlich wird. Mundharmonikatöne, wie sie beispielsweise bei Aufnahmen aus „Spiel mir das Lied vom Tod" vorkommen sowie Staubsaugergezische, Luftballongequietsche und Sirenengeheul schrecken sie auf. Bei Gewitter, besonders in der Nacht, ruft sie aufgeschreckt nach den Eltern und ist ungern alleine. Wir versuchten schon, diese Angst abzubauen und sprachen mit ihr darüber; durchschlagenden Erfolg hatten wir nicht, die Aversionen verringerten sich aber. Gummi, Leder, Luftballons, allgemein viele glatte Sachen, lehnt Hella vollkommen ab, vor allem auch Windeln. Steile Treppen und Leitern können bei ihr Unbehagen und Angst auslösen, aber nicht immer, und wenn, dann nur, wenn es um das Hinuntersteigen geht. Das Aufsteigen bereitet ihr nie Probleme. Oft benutzt sie fremde und unbekannte Treppen beim Absteigen vorsichtig und hält sich am Geländer fest. Bei Menschen mit kleinen oder schwerstbehinderten Kindern erkundigt sie sich häufig gern, ob diese Windeln tragen.

In der Schule wurde früher bereits über Sexualität und Regelblutung gesprochen. Diese Themen sind für sie unangenehm. Die Blutung, die sie übrigens mit 11 Jahren bekam, ist für sie stets eine Belastung, weil sie dann Binden tragen muss und es auch schmerzhaft sein kann, und am liebsten würde sie das alles „abstellen" lassen, wie sie immer wieder zu mir sagt. Dass es für sie schwierig sein wird, einmal Kinder zu bekommen, ist ihr voll bewusst. Daher möchte sie so schnell wie möglich durch mich zur Tante werden und würde sich gern um meine Kinder kümmern wollen. Sie bedauert zudem immer wieder, dass sie leider keinen Autoführerschein erwerben und kein Abitur ablegen könne, denn sie hätte gerne Medizin studiert.

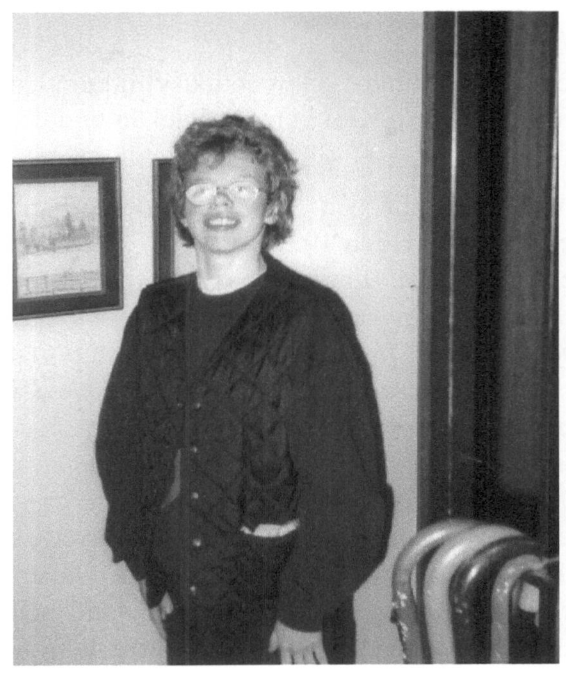

Körperlich ist Hella kleinwüchsig. Sie ist 1,53 m groß und wiegt 46 kg. Aufgrund dieser Größe wird sie oft für 14- oder 15-jährig gehalten, ist aber bereits 21 Jahre alt. Ihre Haare sind lockig und rötlichblond. Da sie einen kurzen Haarschnitt hat, wird Hella häufig für einen Jungen gehalten, legt aber sehr viel Wert darauf, dass sie ein Mädchen ist. Viele allgemeine Berufsbezeichnungen werden bei ihr feminisiert. Hella mag gerne handwerkliche Arbeiten, hat im Keller eine eigene Werkstatt mit einer Unmenge Werkzeug, und sie zerlegt mit Eifer alte elektrische Geräte. Sie ernannte sich zum „Hausmeister" in unserem kleinen Einfamilienhaus. An ihrer Tür hängt ein entsprechendes Schild, auf dem „Hausmeisterin" steht. Sagt man zu ihr Hausmeister, wird man sofort korrigiert, dass sie aber „Hausmeister_in_" sei. Neben Werkzeug, Kupferspulen, Unterlegscheiben, Nägeln, Aufklebern, Briefmarken und Stundenplänen sammelt Hella Tabakpfeifen, und ihr behagt es, wenn Männer rauchen und einen Bart haben. Männer mit Glatzen haben es ihr zudem angetan, vor allem der Schauspieler Wilfried Basner aus der Serie „Das Erbe der Guldenburgs". Bei der Auswahl ihrer Kleidung ist sie sehr kritisch und zieht nicht alles an, was man ihr anbietet. Auf die Marke „Adidas" legt sie besonderen Wert, da diese sehr sportlich wirkt. Zudem mag sie nur schicke Garderobe, da sie sich gern fein kleidet. Alles muss ihr gefallen. Bei der Auswahl des Essens ist sie ein ebenso kritischer Mensch, denn sie bevorzugt, wie schon als Baby, ein eher herzhaftes Essen. Sie isst am liebsten Obst und Gemüse (besonders Äpfel), Nüsse (insbesondere Pistazien), Knäckebrot und nur bestimmte Schokoladensorten von bestimmten Firmen, wie u.a. Rittersport Alpenmilch und Kinderschokolade von Ferrero. Meine Mutter sagt immer, dass man alles, was Hella isst, auch selbst beruhigt essen kann, da sie besonders geschmacksempfindlich ist (so erkennt Hella bereits früh, ob Milch schon einen „Stich" hat).

Derzeit ist Hella bei Prof. Wessel im Göttinger Universitätsklinikum in Behandlung. Sie wurde aber bereits vorher 1990 in Kiel von Dr. Pankau und der Psychologin Dr. Gosch untersucht.

Durch unseren Kinderarzt wurden wir 1989 auf den WBS- Bundesverband aufmerksam gemacht und traten diesem bei. Als Hella 1997 von Prof. Wessel in Göttingen untersucht wurde, stellte dieser fest, dass *„sich die vasculären Fehlbildungen sehr günstig entwickelt haben: Die im Säuglingsalter per Herz-katheterisierung nachgewiesenen, hochgradigen, peripheren Pulmonalstenosen und die bedeutsame supravalvuläre Aortenstenose haben sich ausweislich der klinischen, elektro- und echokardiographischen Befunde weitgehend zurückge-bildet. Derzeit ergibt sich kein Hinweis mehr für das Vorliegen von peripheren Pulmonalstenosen, lediglich eine minimale supravalvuläre Aortenstenose"* (...) lässt sich nachweisen. Zudem ergaben sich *„keine Hinweise für das Vorliegen einer arteriellen Hypertension"*. Glücklicherweise ist bei Hella keine Dauer-medikation erforderlich. Routineuntersuchungen werden aber im Abstand von zwei Jahren durchgeführt. Zuletzt wurde Hella im April 1999 bei Prof. Wessel untersucht. Kurz zuvor kam sie von einer Klassenfahrt von einem Ökobauernhof wieder, und es ging ihr gar nicht gut. Über eine halbe Woche war ihr schlecht und übel, dann ging es kurzzeitig wieder, aber so ganz waren die Beschwerden nicht zum Abklingen zu bringen. Im Laufe dieser Untersuchung schickte Prof. Wessel Hella in die Chirurgie mit dem Ergebnis, dass es ihr Blinddarm war, der die Beschwerden auslöste. Noch am gleichen Tag wurde Hella operiert, und kurz vor Operationsbeginn sagte sie aufmunternd zu den Ärzten: „So, nun macht mal schnell, der Blinddarm muss endlich raus!". Wie sich zeigte, war der Blinddarm gedeckt perforiert. Auch von dieser Operation erholte sich Hella erstaunlich schnell. Bei Arztbesuchen, Untersuchungen und Eingriffen verhält sie sich allgemein sehr tapfer und gefasst.

Da Hella nun schon 21 Jahre alt ist und die Werkstätte besucht, stellt sich zunehmend die Frage, wie ihre nähere Zukunft aussehen und wo sie auf Dauer wohnen wird. Dass sie nach den zwei Jahren Arbeitstrainingsprogramm von der Werkstätte übernommen wird, ist sehr wahrscheinlich, da sie positiv auffällt und motiviert ist. Zur Zeit lebt sie noch bei meinen Eltern, diese aber erwägen, sie später einmal in ein Projekt „Betreutes Wohnen" der Werkstätte zu integrieren. Wir schnitten dieses Thema Hella gegenüber schon öfter in letzter Zeit an. Sie möchte davon aber nichts wissen, wird energisch, weicht aus und verdrängt diese Pläne Ein herkömmlicher Heimplatz wäre für sie weniger geeignet, da sie dort von der Persönlichkeit und Entfaltung her sehr eingeengt wäre. Aber auch bei einer betreuten Wohngruppe sind meine Eltern unsicher, ob es für Hella eine optimale Lösung ist, da von Eltern anderer behinderter Kinder verschiedene Ansichten, Erfahrungen und Meinungen bekannt werden, die hin und wieder starke Zweifel aufkommen lassen.

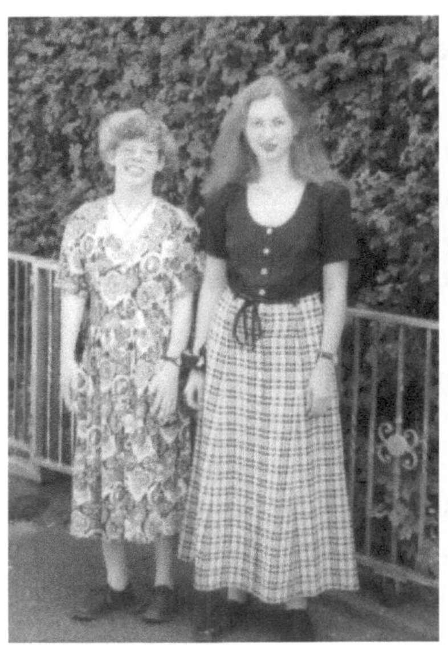

Augenblicklich fühlt sich Hella ausgesprochen wohl, sie ist nach wie vor guter Dinge und bereitet ihrer Familie viel Freude und Abwechslung. Für mich als ältere Schwester ist Hella etwas ganz Besonderes, ein Unikum und eine Persönlichkeit für sich, und ich würde sie niemals gegen eine nichtbehinderte Schwester tauschen wollen, auch wenn ich in der Kindheit ab und zu mit Schmähungen anderer Kinder leben musste. Oft staune ich, wen ich alles durch Hella kennen lerne. Ich finde es einfach schön, ihre Schwester zu sein, und ohne sie wäre so manches trist und farblos.

Partnerschaft

Benedita Frericks

Unser Leben gleicht einem Kaleidoskop: Es erscheint in unterschiedlichen Formen und Farben, die durch auftretende Veränderungen immer neue Kompositionen erfahren. Manche dieser Bilder berühren einen freudig, andere möchte man möglichst rasch durch Bewegungen ändern. Ein vollkommen neues Mischen der Farben und Formen unseres Lebens ergibt sich durch einschneidende Ereignisse wie der Beginn einer Partnerschaft oder die Geburt eines Kindes. Ob dieses als Glück empfunden wird oder eher zur Verunsicherung beiträgt, hängt von verschiedenen Faktoren ab, die nachfolgend näher betrachtet werden.

In der Auswertung des Fragebogens wurde deutlich, dass in der ersten Zeit nach der Diagnosestellung von 32 % der Befragten die Partnerin/der Partner und/oder die Familie als große Unterstützung erlebt wurde. Aber auch rund 25 % gaben an, dass die Partnerschaft durch die Behinderung des Kindes besonders belastet wurde bzw. eine Trennung erfolgte.

Diese Ergebnisse waren der Anlass, an dieser Stelle noch einige Grundüberlegungen zum Thema Partnerschaft auszuführen.

Zunächst ist festzustellen, dass Partnerschaft durch die Geburt eines Kindes ohnehin schon einem hohen Maß an Veränderungs- und Konfliktbereitschaft ausgesetzt ist. Doch ist diese Phase normalerweise auch durch viel Freude und einem stark ausgeprägtem Gefühl der Verbundenheit gekennzeichnet.

Nach der Gewissheit „Unser Kind hat WBS" fahren die eigenen Gefühle sozusagen erst einmal Achterbahn: Nichts ist mehr so, wie man es sich vor der Geburt ausgemalt hat; die Freude über das Kind weicht aufgrund der Konfrontation mit der Behinderung der Angst, der Enttäuschung und dem Gefühl, versagt zu haben. Gleichzeitig muss man sich auch den Erwartungen und Anforderungen der Partnerin/des Partners, der Geschwisterkinder, Angehöriger und Freunde stellen und auf Fragen Antworten geben, die man noch nicht einmal für sich selbst gefunden hat. Zudem wird die oft Sicherheit vermittelnde Alltagsroutine empfindlich gestört durch das Aufsuchen von Fachärzten, sozialpädiatrischen Zentren, Frühförderstellen, die Suche nach geeigneten

Förderungsmöglichkeiten sowie die Informationsbeschaffung und –verarbeitung zum Thema WBS. Das Bewältigen dieser enormen Veränderungen wird noch zusätzlich durch das in der Regel sehr anstrengende erste Lebensjahr mit dem betroffenen Kind erschwert, da viele von ihnen z.B. oft schreien, nachts ausgesprochen schlecht schlafen und Probleme mit der Nahrungsaufnahme haben.

Sowohl die psychische wie auch die physische Anspannung können dazu beitragen, dass man seine eigene Angst und Verunsicherung, aber ebenso seinen Ärger und seine Enttäuschung ungefiltert bei der Partnerin/dem Partner ablädt. Außerdem sind durch die meist klare Rollenverteilung unterschiedliche Belastungen und Strategien im Umgang mit der Problematik erkennbar. Für die Mutter ist durch den engen Kontakt mit den Kindern und dem täglich neu zu planenden Familienalltag die Rückzugsmöglichkeit geringer, das Auftanken der eigenen Kraftreserven schwieriger und die Auseinandersetzung mit der Behinderung viel unmittelbarer. Der Vater, der in der Regel aushäusig berufstätig ist, entwickelt u.U. eine größere Distanz zu den Problemen und erhält außerdem im Rahmen seiner Berufstätigkeit Ablenkung und Anerkennung.

Vor diesem Hintergrund sind die Veränderungen innerhalb der Partnerschaft zu betrachten. Es erscheint nun nachvollziehbarer, warum relativ kleine Probleme (Absprachen über Essenszeiten, Unternehmungen u.a.m.) plötzlich zu massiven Konflikten anwachsen können, die von den Partnern nicht mehr zufriedenstellend gelöst werden.

Hinzu kommen noch ganz typische, menschliche Verhaltensweisen wie z.B. dass jeder für sich ganz selbstverständlich in Anspruch nimmt, nur seine Art der Problembewältigung und Trauer sei die „richtige“. Wenn auch bei jedem betroffenen Paar im Detail unterschiedliche Konflikte aufkommen so wie unterschiedliche Versuche, diese zu bewältigen, lassen sich in vielen Fällen allgemeingültige Konfliktstrukturen wiedererkennen. So wird beispielsweise in teils hitzigen Diskussionen oder Streitgesprächen der Partnerin/dem Partner gerne unterstellt, (und zwar nur weil er eine andere Strategie im Umgang mit den bestehenden Problemen gewählt hat) sie/er mache sich keine oder nicht genügend Gedanken über die derzeitige Situation, sie/ihn lassen die Gefühle des anderen kalt etc. Missverständnisse und Unterstellungen dieser Art verschleiern häufig die tatsächlich zugrunde liegenden Probleme, die man früher eher ignorieren oder oberflächlich „lösen" konnte, weil man zu der Zeit noch keine derartig existenzielle Bedrohung seiner eigenen Lebensplanung erfahren hatte.

In manchen Beziehungen kann aber auch der Wunsch, sich gegenseitig schützen zu wollen von zentraler Bedeutung sein, so dass sich die Partner über ihre wirklichen Gefühle nicht austauschen und sich daher sehr einsam fühlen können. Ein weiteres Verhaltensmuster kann z.B. das Herunterspielen von Ängsten der Partnerin/des Partners sein, um ihr/ihm so Sicherheit (die man jedoch dadurch leider nicht gewinnen kann) zu vermitteln.

Die oben aufgeführten Gesichtspunkte stellen im Grunde keine neuen Erkenntnisse dar und vieles ist uns auch mehr oder weniger bekannt. Was aber wirklich für jeden von uns zu dem Zeitpunkt der Diagnosestellung neu ist, ist die Erfahrung, sich mit der Behinderung des Kindes auseinandersetzen zu müssen und die eigenen Lebensperspektiven zu hinterfragen. In dieser ungewohnten Situation können wir nicht bzw. nur unzureichend auf bewährte Lösungsstrategien zurückgreifen und es kann leicht passieren, dass wir die wirklich wichtigen Dinge dabei aus den Augen verlieren.

Um ein Hochschaukeln der Probleme zu vermeiden, ist es ratsam sich immer wieder folgende Aspekte vor Augen zu führen:

⇨ Jeder trauert und verarbeitet auf seine Art und Weise, und zwar so, wie es für ihn in dieser Zeit „richtig" ist.

⇨ Jedes Elternteil möchte in der Regel das Beste für das Kind erreichen; diese Tatsache sollte man immer berücksichtigen, gerade dann, wenn einem die Vorschläge oder die Umgangsweise der Partnerin/des Partners besonders befremdlich erscheinen.

⇨ Das eigene Handeln soll nicht als die einzig richtige Möglichkeit gesehen werden; dadurch können automatisch die sogenannten Kompetenzfallen („Nur ich mache es richtig.....") vermieden werden.

⇨ Bei häufiger auftretenden Konflikten aus scheinbar nichtigen Anlässen hellhörig werden und herausfinden, was sich wirklich dahinter verbirgt.

⇨ Das Verhalten der Partnerin/des Partners nicht be- bzw. abwerten und nicht interpretieren.

⇨ Trotz der belastenden Situation sich Zeit füreinander nehmen; z.B. abends gemeinsam weggehen.

⇨ Häufen sich die Konflikte, sollte professionelle Unterstützung schon möglichst frühzeitig in Betracht gezogen werden, z.B. eine Paarberatung oder Paartherapie.

⇨ Auch und gerade ein behindertes Kind kann den Eltern trotz der vielen Sorgen und Ängste Erfüllung und Glück bereiten.

⇨ Es scheint hilfreich zu sein, für sich alleine oder auch mit der Partnerin/dem Partner die eigenen Wertvorstellungen zu thematisieren und/oder zu hinterfragen.

⇨ Für sich selber gut zu sorgen, stellt eine Grundbedingung dar, die schwierige Zeit möglichst positiv zu gestalten. Dies kann auch bedeuten, belastende Beziehungen zu Freunden oder Angehörigen (die z.B. die Problematik bagatellisieren nach dem Motto „es wird schon wieder") zu lockern oder vorübergehend zu lösen und sich statt dessen auf unterstützende Kontakte, die einem als seelische „Tankstelle" dienen, zu konzentrieren.

⇨ Kontakt zu Selbsthilfegruppen aufbauen.

⇨ Auch die Geschwisterkinder leiden unter der veränderten Familiensituation. Wie ein Seismograph erspüren sie die Verunsicherung und Ängste der Eltern. Zudem fühlen sie sich in ihrer Position innerhalb der Familie durch die Geburt des Kindes extrem bedroht.

Ihr ganzes Streben ist daher darauf ausgerichtet, den gewohnten früheren Zustand wieder herbeizuführen; dazu ist ihnen mitunter jedes Mittel recht, z.B. durch herausforderndes oder auch überangepasstes Verhalten die Eltern von den aktuellen Sorgen abzulenken und das Maß an Aufmerksamkeit zu erhalten, das sie in dieser Lebensphase dringend benötigen.

Sensorische Integration – eine Möglichkeit der Therapie

Brigitte Mintenbeck

Als Andrej etwa zwei Jahre alt war und sein Entwicklungsdefizite immer deutlicher wurden, trafen wir zufällig auf das Ehepaar Waltraut und Winfried Doering, die sich mit ihrem Institut für entwicklungsverzögerte Kinder – PIK – in Bremen selbstständig machten. Inzwischen ist dieses Institut eine bekannte Institution, daneben wird ein breitgefächertes Fortbildungsprogramm angeboten. Im folgenden möchte ich einige grundlegende Bestandteile dieser dort angewandten Therapieform benennen, die einem Aufsatz entnommen sind, den mir Herr Doering zur Verfügung gestellt hat. Wir persönlich haben dem Ehepaar Doering sehr viel zu verdanken, denn ohne die therapeutische Begleitung, besonders durch Herrn Doering, wäre Andrej nicht der, der er heute ist.

In dem Aufsatz wird davon ausgegangen, dass Behinderungen nicht der Ausdruck individueller und persönlicher Defizite sind, sondern sie sind das Ergebnis von wechselseitigen Prozessen zwischen dem Individuum und der Umwelt, denn „die Entwicklung des Menschen ist der Ausdruck von Austauschprozessen und Wechselwirkungen zwischen dem Individuum und der Umwelt." Schließt man sich dieser Sichtweise an, dass es sich bei behinderten Menschen um einen gestörten Austauschprozess zwischen ihnen und der Umwelt handelt, so bekommt auch der Begriff Therapie seine eigentliche Bedeutung zurück, nämlich Unterstützung, Sorge, Pflege und nicht Fördermaßnahme um behinderte Kinder zu „normalisieren". Wir können nun Therapie verstehen als unterstützende Begleitung eines Menschen zu einem besseren Austausch mit der Umwelt. In diesem Zusammenhang dienen dann therapeutische Hilfe oder therapeutische Förderung dem behinderten Kind zur Bewältigung seines Alltags und unterstützen es bei der Gestaltung seiner Lebenssituation. Es erwirbt dadurch bessere individuelle Kompetenzen zu besseren Interaktionsmöglichkeiten mit seiner Umwelt.

Wenn man den Gedanken festhält, dass Kommunikations- und Interaktionsprozess ein entscheidender Faktor für die Entwicklung des Menschen ist, dann bekommt der Begriff Integration und integrative Förderung eine bedeutende Gewichtung. Die integrative Erziehung geht von dem Gedanken aus, dass die gleichberechtigte Teilnahme der Kinder am gemeinsamen Spielen und Lernen ihrem Anspruch auf eine umfassende Entfaltung der eigenen Persönlichkeit durch die kommunikativen Prozesse, die dort stattfinden, am ehesten entspricht.

Wenn es richtig ist, dass jeder Mensch in der Aneignung verschiedener Verhaltensweisen und Lernprozesse immer im Austausch mit der Umwelt gestanden hat, so muss man sich verdeutlichen, dass dieser Aneignungs- und Austauschprozess im Wesentlichen über die Wahrnehmung der Umwelt und den Handlungen innerhalb der Umwelt stattfindet.

Welche Rolle spielt denn nun die Wahrnehmung?

Die Wahrnehmung, wie es viele Beispiele zeigen, verläuft nicht eindeutig, es gibt immer verschiedene Deutungsmöglichkeiten.. Damit wird deutlich, dass Wahrnehmung sowohl mit dem Wahrnehmenden wie auch mit dem Wahrgenommenen zu tun hat und dass weder die wahrgenommene Information noch die wahrnehmende Person mit ihren Organen und Sinnesleistungen alleinbestimmend für den Inhalt ist.

Jede Verhaltensweise ist Produkt der gemachten Erfahrung und diese entsteht auf der Grundlage von externen und internen Transformationen. Diese Transformationen sind Veränderungen der Objekte der Umwelt des Kindes, ausgelöst durch eigene Handlung.

Jedes Lebewesen hat die Bestrebung nach einem optimalen Informationsaustausch zwischen sich selbst und der Umwelt.

Entwicklung ist demnach Veränderung und erfordert Bewegung, die im Zusammenspiel von Stabilität und Instabilität zu neuen Ordnungsbildern führt. Das Kind schafft sich Strukturen zur Herstellung einer stabilen Ordnung, um sich weiterzuentwickeln braucht es aber ständig neue, unbekannte Situationen. Stabilität ist die Voraussetzung für Handlungsfähigkeit, Instabilität ist die Voraussetzung für Neuordnung, Entwicklung und Lernen. Dieses Grundprinzip von Stabilität und Instabilität findet sich in allen Lebensbereichen wieder.

Auch in der motorischen, emotionalen und kognitiven Entwicklung eines Kindes kann man diesen Vorgang beobachten.

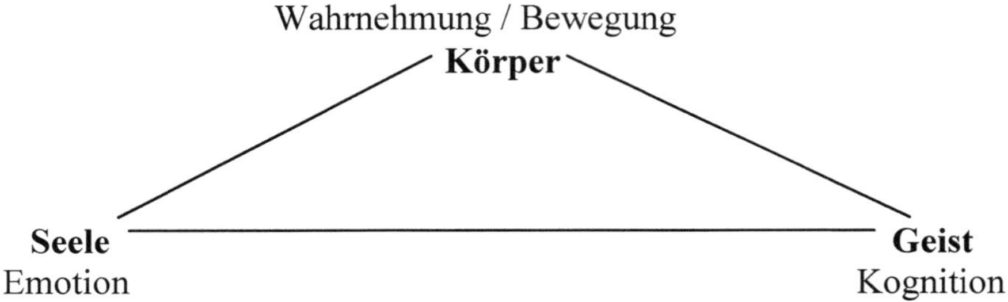

Man kann also feststellen, dass man es, wenn man einen Menschen betrachtet, mit einer Ganzheitlichkeit, einer leiblich, seelisch, geistigen Einheit zu tun hat.

Da jedes Kind in seiner Entwicklung auf ein Gleichgewicht zwischen Stabilität und Instabilität angewiesen ist um handlungsfähig zu sein, haben die meisten Kinder auch die intuitive Fähigkeit, dieses Gleichgewicht zu halten. Ihre Gehirne besitzen die Möglichkeit, sich der ungeheuren Flut an Informationen, die auf sie einströmen, anzupassen. Sie sind flexibel und kreativ und haben damit die besten Voraussetzungen, neue Ordnungen zu schaffen. Wenn diese Fähigkeiten bei einem Kind nicht zum Tragen kommen, können Therapeuten und Pädagogen bei dem Balanceakt zwischen Stabilität und Instabilität Unterstützung und Hilfe leisten ohne jedoch Zwang auszuüben, um Raum für eigene Entfaltung zu lassen und eigene stabile Systeme zu entwickeln.

Um die Fähigkeit zur Ordnungsbildung anzuregen, gibt es unterschiedliche Faktoren.
Faktoren, die der Stabilität dienen, sind z.B. Wiederholungen und Rituale, Spaß und Freude, Ruhe und Entspannung, Angebote, die weder über- noch unterfordern.
Faktoren, die der Instabilität dienen, sind u.a. Förderung des Neugierverhaltens, kreative Phasen, Träume, Spannungszustände durch Anforderung, die aber von vornherein die Möglichkeit offen halten, Fehler zu machen.
Für die Förderung ist es wichtig und notwendig, dass die Umwelt des Kindes so gestaltet ist, dass genügend Anregung zur Bildung von Instabilität vorhanden ist

mit der Möglichkeit auszuprobieren, Fehler zu machen, gleichzeitig muss aber auch die nötige Stabilität geboten werden.

Dieses Stabilitätsangebot kann vor allem durch gut durchschaubare Strukturen, klare Angebote, Wiederholungen und eine gute verlässliche Beziehung zum Therapeuten aufgebaut werden. Fügt man den Aspekt der Notwendigkeit der Bewegung hinzu, so bedeutet das: Bewegungsaktivitäten / Spiele, die ein Gleichgewicht zwischen motorischer Stabilität und Instabilität möglich machen,

Rollenspiele und Symbolspiele, die ein Gleichgewicht zwischen emotionaler Stabilität und Instabilität möglich machen und
Konstruktions- und Denkspiele, die ein Gleichgewicht zwischen kognitiver Stabilität und Instabilität möglich machen.
Alle Aktivitäten sollen nur angeboten werden, das Kind wählt sich seinen
Weg ohne aufgezwungene Übungseinheiten.

Ich möchte, ebenso wie Herr Doering, diesen Beitrag mit einem Zitat schließen von Professor Walter Dreher, entnommen dem Buch „Beweg - Gründe" von Marion Esser:

„Wenn deutlich wird, dass die Sorge für junge Menschen, die mehr Schwierigkeiten haben als andere, die Seelentiefe des Kindes berühren und dessen Körper wahrnehmen muss, und dies vor dem Hintergrund gemeinschaftlicher Verantwortung zu geschehen hat, dann wird die Arbeit dem Anspruch gerecht werden, dem Ganzsein des Menschen nähergekommen zu sein, auch wenn dies von uns nie erreicht werden kann". (Dreher in Esser, 1995)

Literatur: Winfried Doering, Institut für Fortbildung und Beratung
                Psychologisches Institut für Kinder
                Hagenauer Straße 19, 28211 Bremen
                Originalreferat erschienen in KITA 9/98

Sexuelle Aufklärung
geistigbehinderter Kinder und Jugendlicher

Auszüge der Abschlussarbeit von Anne Holthusen, Tarmstedt
Wintersemester 1996/97

1.1 Begriffsbestimmungen
1.1.1 Menschen mit geistiger Behinderung

Diese Menschen gelten nach dem Bundessozialhilfegesetz (BSHG) als "Personen, bei denen infolge einer Schwäche ihrer geistigen Kräfte die Fähigkeit zur Eingliederung in die Gesellschaft in erheblichem Umfange beeinträchtigt ist"[1]. Ursache für eine geistige Behinderung können "Störungen auf Grund eines hirnorganischen Defektes im Bereich der sogenannten Intelligenzleistungen"[2] sein Diese Störungen können entstehen: z.B. durch Stoffwechselstörungen, prä-, peri-, oder postnatale Schädigungen, die zu Lähmungen führen, oder durch eine Chromosomenabberation.
"Als Grobeinteilung für den Schweregrad [von geistiger Behinderung] werden die Bezeichnung:
- Debilität (leichte Form)
- Imbezillität
- Idiotie (schwerste Form) benutzt. "[3]

1.1.2 Sexualität

"Grundsätzlich kann man sagen, dass Sexualität eine biologische Funktion ist, die uns dazu befähigt uns fortzupflanzen und unsere Art zu erhalten."[4]
Sexualität meint "das ganze Gebiet von Verhaltensweisen in den allgemeinen Beziehungen (sogenannter koedukativer Alltag) im Mittelbereich von Zärtlichkeit, Sexualität, Erotik und in der Genitalsexualität."[5] Diese Dreiteilung Sporkens wird von vielen Autoren übernommen. Alle drei Bereiche sind Sporken gleichwertig und die Übergänge fließend.

---

[1] Verordnung nach dem § 47 des Bundessozialhilfegesetzes (Eingliederungs-Verordnung) vom 27. Mai 1964 - Neufassung vom 1. Februar 1975 - BGBl. S. 434, Abschnitt I, § 2.
[2] Thimm, Walter, Mit Behinderten leben. Hilfe durch Kommunikation und Partnerschaft, Freiburg i. Brsg. [2]1979, S. 22.
[3] Ebd., S. 23.
[4] Offenhausen, H. B. F., Behinderung und Sexualität, Bonn 1981, S. 25.
[5] Sproken, P., Geistig Behinderte, Erotik, Sexualität, Düsseldorf 1974, S. 159.

"Sexualität kann somit zusammenfassend, als kreatives kommunikatives Potential, als Grundenergie menschlichen Seins definiert werden"[6]

Eine andere Definition empfiehlt Schröder: "Sexualität ist wenn man ein Tier liebkost oder eine Puppe wiegt, ist leidenschaftliches Verlangen, aber auch ratloses Betrachten eines Menschen, den man gern hat, ist ein verstecktes Lächeln oder ein roter Kopf, wenn man sich ertappt glaubt, ist das Abpflücken einer Blume, ist Musik oder auch nur ein hübscher, flüchtiger Gedanke."[7]

Eine wesentlich eingegrenztere Begriffsbestimmung vertritt wiederum der antroposophische Eheberater Gädeke. In einem Interview sagt er: "Ich würde gerne das Wort Sexualität oder Geschlechtlichkeit für die tatsächliche sexuelle Betätigung reservieren, ohne die Ausweitung, wie sie in der Freudschen Psychoanalyse vorhanden ist, wo vieles andere mit diesem Wort belegt ist, was damit noch gar nichts zu tun hat. Ich möchte unter Sexualität das verstehen, was zwischen Menschen durch ihre Geschlechtsorgane geschieht."[8]

1.1.3 Sexualpädagogik

Sexualpädagogik möchte "geplante" Erziehungsmaßnahmen für ein Gebiet, daß letztendlich nicht "planbar" ist, bereitstellen.

"Man kann grob unterscheiden zwischen einer repressiven und einer emanzipatorischen Sexualerziehung"[9]. Die repressive Sexualerziehung war noch bis Anfang der 60er Jahre, bevor die Pille als Verhütungsmittel auf den Markt kam, die gesellschaftlich anerkannte. "Sexuelle Vorgänge wurden umschrieben und ihre möglichen Gefahren immer wieder betont. Das Ziel dieser Sexualerziehung ist Enthaltsamkeit durch Selbstbeherrschung bis zur Ehe."[10]

Die emanzipatorische Sexualerziehung zielt darauf "auch im sexuellen Bereich Selbständigkeit im Urteilen, Entscheiden und Handeln zu erreichen."[11] Ist diese emanzipatorische Sexualpädagogik in der Regelschule (nach Durchführung eines

---

[6] Hoyler-Herrmann, A., Walter, J. (Hsgg.), Sexualpädagogische Arbeitshilfe für geistigbehinderte Erwachsene,
  Heidelberg [2]1987, S. 26.

[7] Schroder; S., "Das tut man nicht!", in: Zeitschrift für Heilerziehung und Rehabilitation 2 (1977), S. 78.

[8] Weirauch, W., Der geteilte Vorhang. Interview mit Wolfgang Gädeke, in: Flensburger Hefte. Mit den Mitteilungen anthroposophischer Einrichtungen und Initiativen, Heft 20, Sexualität, AIDS, Prostitution, Flensburg [2]1989, S. 9-32, S. 22..

[9] Hoyler-Herrmann, A., Walter, J., Arbeitshilfe, S. 13.

[10] Ebd., S. 14.

[11] Ebd.

Informationselternabends) inzwischen normale Vorgehensweise, bedarf es zur Durchführung dieser Sichtweise im sonderpädagogischen Bereich langzeitiger und breiter Vorbereitung des Umfeldes (z. B. Elternabend, Mitarbeiterschulung). In der Regelschule wird die sexuelle Aufklärung in der 5/6 und in der 9. Klasse[12] durchgeführt. Im sonderpädagogischen Bereich kommt es auch heute noch oft zu einer Verzögerung bis ins Erwachsenenalter.

2   Soziales Umfeld der geistig behinderten Kinder und Jugendlichen

"Geistig behinderte Menschen sollen ein Leben so normal, wie möglich führen können"[13]. Eine gute, ernstzunehmende Forderung - aber wie sieht diese Normalität für das geistig behinderte heranwachsende Kind aus? Sein soziales Umfeld ist nicht normal und ist somit auch Grund für die Schwierigkeiten, die sich in der Pubertät und Adoleszenz ergeben.

Das Aufzeigen einiger Faktoren, die die "Normalität" des Lebens geistig behinderter Kinder erschwert, erscheint mir notwendig, um die Schwierigkeiten mit denen sie beim Thema Sexuelle Aufklärung konfrontiert werden, darstellen zu können.

Die Normalität seines Alltags wird erschwert:

1. Durch seine retardierte Entwicklung.
   Folge: die Menschen im Umfeld reagieren auf Entwicklungsfortschritte nicht mit "normaler" Freude oder Anerkennung, sondern eher mit : "ach, hat er/sie es endlich geschafft z. B. eigenständig zu laufen, trocken zu werden etc." Andere Entwicklungsschritte werden nur von Betreuern überhaupt wahrgenommen. Erzählungen darüber werden von der Umgebung mit ungläubigem Staunen quittiert.

2. Durch den Besuch des Sonderkindergartens bzw. der Sonderschule
   Dieser erzwingt oft lange Fahrwege mit der Taxe oder dem Schulbus. Durch diesen "behüteten" Transport (bei oft gutem Kontakt zu dem Taxifahrer) besteht wenig Möglichkeit immer wieder anderen Menschen zu begegnen und dort auch schon früh zu erfahren, wie man selbst und das eigene Verhalten auf die anderen wirkt.

---

[12] Niedersächsisches Kultusministerium (Hrsg.), Rahmenrichtlinien der Hauptschule. Niedersachsen, Hannover 1993, S. 112.

[13] Dänisches Sozialgesetz von 1959, zitiert bei Thimm, W., Leben in Nachbarschaften, Freiburg i. Brsg. 1994, S. 35

3. Durch Freizeitverlust durch Therapien und Schularbeiten
Um die geistige Behinderung zu mildern, hat das Kind heutzutage die Chance durch verschieden Therapien gefördert zu werden. Das kann bedeuten, dass der Tag bzw. die Woche ziemlich verplant ist. Es bleibt kaum Raum für Freizeit, faulenzen und ein "Vakuum", aus dem heraus das behinderte Kind selbst Ideen entwickeln könnte. Auch Schularbeiten dauern viel länger. Sie erfordern Geduld von Mutter und Kind und für die dabei auftretende Frustrationen muss ein Ventil gefunden werden.

4. Durch fehlende Gruppenzugehörigkeit
Versuche das behinderte Kind in der verbleibenden Freizeit in eine Gruppe z. B. in Sport, in Musik oder in einer Gemeinde zu integrieren, brauchen als Voraussetzung das Wohlwollen aller Beteiligten. Die Mutter kommt als Bittsteller. Das behinderte Kind wird mit seinen meist schwächeren Fähigkeiten im besten Fall wohlgelitten. Konkurrenz mit den Gleichaltrigen und dadurch ermöglichte Bestätigung, ist ihm selten vergönnt.

5. Durch Reaktionen auf Aktionen des Behinderten
Schwierigkeiten im sprachlichen Ausdruck, das sehr direkte Zeigen von Zu- oder Abneigung oder plötzliche Gefühlsausbrüche verwirren die Menschen im sozialen Umfeld des behinderten Kindes.
Die Mutter, der Vater oder die Geschwister haben hier ständig eine "Dolmetscherfunktion" d. h. der direkte Kontakt ist erschwert oder verändert sich durch die Deutung.
Da die Menschen des weiteren sozialen Umfeldes unsicher im Umgang mit dem behinderten Kind sind und oft Mitleid haben, reagieren sie nicht adäquat bei plötzlichen Umarmungen, Frechheiten oder auch unanständigen Ausdrücken. Hier fehlt dem geistig behinderten Kind das "normale" gesellschaftliche Korrektiv. Es kann nur zum Teil durch Eltern oder Erzieher ersetzt werden.[14] Vor allem in der Pubertät ist dies fast nicht mehr möglich, da dann auch bei den geistig behinderten Jugendlichen ihnen gegenüber eine Abgrenzung stattfindet.

---

[14] Geschwister können schon eher eine solche Funktion übernehmen, wenn die Eltern es zulassen.

6. **Durch enge Bindung an die Mutter**

Entstand in den früheren Generationen die enge Bindung zwischen geistig behindertem Kind und der Mutter durch mangelnde Möglichkeiten in der Förderung und die geringe gesellschaftliche Akzeptanz, sind heute andre Gründe dafür festzustellen: Oft wird durch die engmaschigen Vorsorgeuntersuchungen die geistige Behinderung bzw. die Entwicklungsretardierung schon früh festgestellt. Durch gute Therapien ist eine Förderung möglich und damit wird die Mutter zur Co-Therapeutin. Das bleibt sie auch die ganze Schulzeit bei der Schularbeitenhilfe..

Daneben "dolmetscht" sie, wie schon erwähnt - wenn andere Menschen Aktionen oder Erzählungen nicht verstehen. Sie ist "Mutmacherin" und "Schmusequelle" für das Kind. Lösen sich die nicht behinderten Kinder frühzeitig und altersgemäß aus der Mutter - Kind - Beziehung durch ihre entwicklungsbedingten Fortschritte im Denken, Fühlen und Handeln, tut dies das geistig behinderte Kind oft nur ungern und sehr verspätet.

7. **Durch fehlende Freunde**

Auch in einem sozialen Umfeld, das dem Kind gegenüber positiv eingestellt ist, läuft es sozusagen nur mit.

Spielt es mit Gleichaltrigen zusammen, kann es meist nicht mithalten. Spielt er/sie mit Jüngeren, fällt ihm das Einordnen in diese Gruppe schwer, weil das Kind sieht, daß es körperlich viel größer ist. Der Besuch der Sonderschule unterstützt nicht die Integration vor Ort, da es normal ist, dort zur Schule zu gehen, wo man wohnt.

Gleichaltrige Freunde und Freundinnen sind aber in der Pubertät, die Menschen mit denen der/die Jugendlichen ihre meisten Probleme besprechen. Das eigene gegengeschlechtliche Verhalten wird im Schul- und Freizeitbereich erprobt.

8. **Durch den kontrollierten, strukturierten Alltag**

Ist das geistig behinderte Kind herangewachsen, bewegt es sich in seinem Alltag zwischen behütendem Elternhaus, beaufsichtigender Schule und geplanten Freizeitaktivitäten. Hier auszubrechen ist notwendig, muss aber auch wieder geübt werden, mit Hilfe der Mutter (bisher Stütze, nun Stolperstein). Diese Aufgabe kann der /die geistig behinderte Jugendliche nur lösen, wenn die Mutter bereit ist, ihr Kind loszulassen, d. h. selbständige Aktionen durch Üben anbahnt und danach dem Kind etwas zutraut (auch das es dabei Fehler machen darf).

3 Sexuelle Entwicklung geistig behinderter Menschen

Obwohl "exakte Untersuchungen über die Sexualität, die sexuelle Einstellung und über das Sexualverhalten fehlen"[15], kann man sagen, dass "die körperliche Sexualentwicklung bei Geistigbehinderten noch deutlicher [als bei Nichtbehinderten] vor der psychischen erfolgt."[16] "Diese Diskrepanz zwischen retardiertem Intelligenzalter und altersentsprechender sexueller Reifung, scheint das Zentralproblem der Sexualität Geistigbehinderter zu sein"[17]

Wie bei den Nichtbehinderten beinhaltet die Zeit der Pubertät die Ablösung vom Elternhaus, d. h. auch der geistig behinderte Jugendliche will über sich, seine Freizeit und sein Leben (wie er/sie es sich erträumt) bestimmen. Die körperlichen Veränderungen stoßen die Eltern darauf, dass diese Zeit nun gekommen ist. Das löst bei ihnen Angst und Hilflosigkeit aus.

Von den nicht behinderten Kindern werden Fragen aus dem Sexualkundeunterricht der Schule mit nach Hause gebracht, so dass die Eltern dazu Rede und Antwort stehen können, um dem rein sachlichen Wissen, Werte und Maßstäbe für das partnerschaftliche Miteinander hinzuzufügen. In der Sonderschule fehlt dieser Unterricht oft völlig oder die Kinder können weder das aufgenommene Wissen, noch ihre Fragen so formulieren, dass Eltern adäquat darauf eingehen können. Versuchen sie sich auszudrücken, kommt es dazu, dass "wir, die Nichtbehinderten, diese "Körpersprache" nicht verstehen [...] [und] gern als ungeordnete oder gar aggressive Sexualität [deuten]. [. . .] Geistig behinderten Menschen fällt es häufig schwer, die Gefühle und das Verhalten anderer Personen oder bestimmter Situationen richtig einzuschätzen und zu beurteilen und dann mit einem angemessenen eigenen Verhalten zu beantworten."[18]

"Wer behinderten Menschen helfen will, sich richtig zu verhalten [...] wird ihre persönlichen Bedürfnisse kennen lernen und ihre eigenen Vorstellungen mit berücksichtigen müssen.[19]

---

[15] Heidenreich, R., Kluge, K. J., Stiefkinder der Sexualmedizin, in: Zeitschrift für Sexualmedizin, Heft 1 (1975), S. 20.
[16] Hoyler-Herrmann, A., Walter, J., Arbeitshilfe, S. 27.
[17] Rett, A., Battistisch, P., Zur Sexualität Geistigbehinderter, in: Zeitschrift für Sexualmedizin, Heft 10 (1977), S. 810.
[18] Walter, J. (Hrsg.),Sexualität und geistige Behinderung, Heidelberg [4]1996 (Gesellschaft für Sexualerziehung und Sexualmedizin Baden-Württemberg e. V., Schriftenreihe, Band 1), S. 23.
[19] Ebd., S. 24.

Der große Abstand zwischen der Reifung der Sexualorgane und der altersentsprechenden Intelligenzentwicklung sind also die Grundlage der entstehenden Probleme. Deshalb ist es so notwendig, den heranwachsenden geistig behinderten Menschen nicht mit seinen "ungefragten Fragen" allein zu lassen, sondern einfühlsam und hellhörig einen Weg zu finden, um zur rechten Zeit Hilfestellung zu geben - in Wort und Tat.

4   Sexuelle Aufklärung und ihre Probleme

Wie bei aller Erziehung werden auch auf diesem Gebiet für den geistig behinderten Menschen die Grundlagen zu Hause gelegt. Hat er/sie die Chance mit nichtbehinderten Geschwistern aufzuwachsen, wird dieser "Lernstoff" ganz nebenbei auch an ihn/sie mit herangetragen.
Wichtige Voraussetzung dafür ist, dass Eltern eine positive Einstellung zur Sexualität haben und den Fragen all ihrer Kinder nicht ausweichen. Auch wenn das geistig behinderte Kind nicht selbst fragt - zuhören tut es oft besser als man denkt. Vor allem durch Zusehen lernt es :1. Wie die Eltern in ihrer Ehe miteinander umgehen, ob sie z. B. vor anderen miteinander Zärtlichkeiten austauschen. 2. wie die Geschwister ihren Freund/Freundin mit nach Hause bringen, im Familienkreis z. B. Händchen halten, sich später in ihr Zimmer zurückziehen, das dann für alle anderen tabu ist. Aber auch schon viel früher geht es um Sexualität, nämlich bei der Frage, ob es in dieser Familie erlaubt ist nackt in der Wohnung herumzulaufen, ob das die Eltern auch tun und/oder ob sie mit dem Kind gemeinsam in die Badewanne gehen. Diese wenigen Beispiele sollen verdeutlichen, dass Eltern ihre Kinder in ihrer Sexualität grundlegend unbewusst prägen, bevor sie ihre erwachende Sexualität bewusst wahrnehmen.
Da "geistig behinderte Menschen Beziehungen brauchen, die sie selbst suchen und finden, die ihren eigenen Vorstellungen entsprechen [und] mit denen sie ihre eigenen Erfahrungen machen"[20], muss das Elternhaus dazu den Freiraum schaffen, d. h. beim Anbahnen von Treffen der Behinderten-Paare helfen. Das eigene Zimmer, in das die zwei sich zurückziehen können, ohne kontrolliert zu werden, ist spätestens jetzt notwendig. Dazu gehört auch, dass wir "ihm [dem Behinderten] vermehrt eigene Entscheidungen und Aufgaben zumuten, einen

---

[20] Walter, J. (Hrsg.),Sexualität und geistige Behinderung, Heidelberg 2. erw. Auflage 1986, S. 15.

etwas distanzierteren Stil des Umgangs pflegen - ihn eben [...] als erwachsenen Menschen ansprechen und behandeln.[21]

Das läßt sich auch im Umgang mit dem Fernsehen und der dort dargestellten Sexualität einüben. Lebenspraktisch ist es die Filme gemeinsam zu sehen und darüber zu sprechen. Damit helfen wir dem Heranwachsenden zwischen Verhaltensweisen, die mit Sexualität und Liebe zu tun haben, zu differenzieren

Geistig behinderte Menschen können zwischen Gut und Böse unterscheiden, Sie haben die Verhaltensmuster und Normen mit denen sie aufgewachsen sind in sich aufgenommen. Sie werden sich möglicherweise mehr daran orientieren, als ihre nichtbehinderten Geschwister. Wir müssen es ihnen zutrauen und ihnen dafür Raum geben, d. h. uns zurücknehmen.

4.1 Elternprobleme

Die Sexualität geistig behinderter Menschen ist abhängig von der Toleranz der Erziehenden.[22]Das Fehlen dieser Toleranz "wirk[t] wie eine zusätzliche soziale Behinderung bzw. wie ein "sekundäres Handicap", das auf das psychosoziale Wohlbefinden der behinderten Menschen weit mehr einwirkt als die geistige Behinderung."[23] Wurden die Eltern bei der Geburt des behinderten Kindes oder in den ersten Lebensjahren mit dem Tabu der geistigen Behinderung konfrontiert, kommt nun durch die Sexualität des Heranwachsenden ein zweites Tabuthema auf sie zu. "Wie bewältigt man zwei Tabus, die miteinander in Beziehung stehen?"[24]

Eine Reaktion ist die Verdrängung des Problems. "In der falschen Vorstellung, dass das pubertierende geistig behinderte Kind diese Veränderungen vielleicht gar nicht wahrnehmen werde, drücken sich die betreuenden Erwachsenen vielfach um eine begleitende Beratung und Sexualerziehung, die gerade hier besonders wichtig wäre."[25] Und "wir trauen dem Behinderten den Umgang mit der Geschlechtlichkeit nicht zu. Wir trauen ihm nicht zu, dass er die individuelle Intimität bewahren, die Schranke der Scham beachten könnte."[26]

---

[21] Ebd., S. 16.
[22] Vgl. Bundesvereinigung Lebenshilfe für geistig Behinderte e. V. (Hrsg.), Sexualpädagogische Materialien, Weinheim 1995, S. 17.
[23] Ebd.
[24] Walter, J., Sexualität, ⁴1996, S. 179.
[25] Ebd, S. 174.
[26] Ebd., S. 182.

Aber noch ein Grund scheint mir erwähnenswert. [27] Die Entstehung dieses geistig behinderten Kindes hat mit der Sexualität der Eltern zu tun. Durch die Geburt des geistig behinderten Kindes ist ihr Glaube an das Weitergeben unbeschädigten Lebens für sie zerbrochen. Die Frage nach der Schuld oder auch nach einer eventuellen Vererbung haben die Eltern beschäftigt. Sorgen um eine erneute Schwangerschaft bestimmte ihr Sexualleben. Nun, nachdem sie darüber zur Ruhe gekommen sind, kommt das geistig behinderte Kind in die Pubertät und bringt erneut Sexualität und Behinderung in einen Zusammenhang. Nur durch Arbeit an sich selbst, können nun die Eltern soweit kommen, dass sie ihrem Kind, die ihm eigene Sexualität zugestehen. Aber auch wenn Eltern dieses Problem angehen wollen, sind sie häufig auf sich allein gestellt.

4.2   Probleme der Behinderten

Die Veränderungen, die langsam an ihrem Körper geschehen, registrieren viele geistig behinderte Jugendliche, aber warum und wofür das geschieht, muss ihnen erklärt werden. Auch wenn wir es tun, haben sie oft einen "Informationsmangel (sie verstehen nicht, was sie hören und sehen)"[28] Zum zweiten brauchen viele Hilfe bei ihrer Intimpflege d. h. eine Distanz wird hier von uns für Hilfsmaßnahmen überschritten, dadurch kann der /die Behinderte noch weniger lernen sich selbst abzugrenzen. Der dritte Problembereich sind "ihre Schwierigkeiten bei der Partnerwahl (viele Behinderte wissen nicht, wie man sich einem anderen Menschen angemessen und auf sympathische Weise nähert)."[29]
Die Feststellung, "dass der /die Behinderte seine sexuelle Ausdrucksweise selbst nicht als ein Problem erlebt, bevor es von seiner Umwelt nicht zu einem Problem gemacht wurde"[30] ist meiner Erfahrung nach richtig und veranlasst immer wieder Eltern und Erzieher zu korrigierendem Eingreifen.
Da alle Gefühle sehr direkt und ohne Abstufungen gezeigt werden, also auch "auf irgendwelche Aufmerksamkeiten Fremder über reagiert"[31] wird, erlebt der /die Behinderte dieses Eingreifen als Störung seines Eigenlebens und reagiert dann oft abgrenzend und aggressiv.

---

[27] Verweise auf Literatur kann ich nicht geben, da ich einen solchen Ansatz dort nicht gefunden habe.
[28] Achilles, I., "Was macht ihr Sohn denn da?", München 1990, S. 57.
[29] Ebd.
[30] Offenhausen, H. B. F., S. 106.
[31] Ebd., S. 107.

4.2.1 Masturbation

"Masturbation ist die sexuelle Befriedigung, bis zum Orgasmus, durch manuelle Stimulation der Genitalien oder anderer erogener Zonen des Körpers"[32]. Mit der Pubertät wird auch das Thema Selbstbefriedigung (Onanieren oder richtiger Masturbation) für die Eltern unausweichlich sein. Hier versucht die "emanzipatorische" Sexualpädagogik nicht mit Verboten und Verteufelung zu arbeiten, sondern Katz rät "man muss den Geistigbehinderten in der konkreten Situation zeigen" wie und wo man auf sozial annehmbare Weise onaniert"[33] (Also raus aus der Gruppe (Familie, Schulklasse oder Werkgruppe) rein ins eigene Zimmer. Das verlangt vom Behinderten auch sein aktuelles Bedürfnis zu verschieben - wieder ein Lernprozess. "Haben Eltern und Betreuer [....] den Eindruck, dass jemand besonders häufig onaniert [= masturbiert], sollten sie für mehr Ablenkung sorgen, für mehr Freizeitaktivitäten zum Beispiel. Selbstbefriedigung mehrmals täglich ist meiner Meinung nach ein Symptom für Mangelerscheinungen, ein deutliches Zeichen dafür, dass der geistig behinderte Mensch zu sehr sich selbst überlassen ist. "[34] "Jede andere Art der Masturbation ist unschädlich und freudegebend" meint dazu Offenhausen.[35]

4.2.2 Kinderwunsch

"Mit Sexualität und Partnerschaft verbindet sich die Frage nach dem Kinderwunsch"[36] "Auch Menschen mit geistiger Behinderung haben Anspruch auf ein Leben als Mann und Frau in einer Partnerschaft, wie sie sich diese wünschen[...] Von außen darf kein richtender und wertender Maßstab angelegt werden, denn behinderte Menschen sollen so normal wie möglich leben."[37] Es verbiete sich grundsätzlich in die Entwicklung einer Partnerbeziehung von außen fördernd oder hindernd einzugreifen.[38] Stimme ich dem ersten Teil der Aussage zu, so

---

[32] Ebd., S. 49.

[33] Huber, N., Katz, G., Geschlechtserziehung bei geistig Behinderten, Freiburg 1975, S. 50.

[34] Achilles, I., Sohn, S. 50.

[35] Offenhausen, H. B. F., Behinderung, S. 50.

[36] Bundesvereinigung Lebenshilfe für geistig Behinderte e. V. (Hrsg.), Heiraten nicht ausgeschlossen?, Marburg 1993, S. 76.

[37] Ebd., S. 78.

[38] Vgl. ebd.

halte ich den letzten Satz für praxisfern. Soll eine Paarbeziehung geistig behinderter Menschen gelingen, sind viele "Begleitmaßnahmen" durch Eltern oder Betreuer nötig. Und dabei fördert oder hindert man die Entwicklung dieser Paarbeziehung. Pädagogische Maßnahmen ohne Folgen gibt es nun einmal nicht. Würde man nun diese Aussage: "Es verbietet sich grundsätzlich in die Entwicklung einer Partnerbeziehung von außen fördernd oder hindernd einzugreifen"[39] auch auf den Kinderwunsch in der Paarbeziehung anwenden, hieße das, dass die beiden die Realisierung, sprich das Aufziehen des Kindes völlig allein bewerkstelligen müssten. So wird es aber nicht sein können, denn die meisten geistig behinderten Menschen brauchen schon für sich selbst in vielen Situationen die Hilfe anderer. Wie soll dann der Alltag mit einem eigenen Kind von ihnen gemanagt werden, ohne das nicht ständig eingegriffen, gestützt, bevormundet oder kontrolliert wird.

Bis vor kurzem waren sich nahezu alle Autoren im deutschen Sprachraum darin einig: "Eine Selbstbestimmung hinsichtlich Nachkommenschaft wird abgelehnt". Für die ablehnende Haltung gegenüber einer Elternschaft führt Mühl folgende Gründe an: "Ein Kind muss ausreichend gepflegt und versorgt, erzogen und angeregt werden, dies können Personen mit geistiger Behinderung in der Regel nicht leisten, d. h. das Sorgerecht würde den Eltern entzogen, das Kind vielleicht einer Pflegefamilie oder einem Heim übergeben werden."[40] So wäre es "eine psychisch unzumutbare Belastung, [ihnen] das Kind direkt nach der Geburt oder im Laufe des ersten Lebensjahres wegzunehmen."[41] Der gleiche Verfasser führt an, dass durch ein aufsehenerregendes Urteil vom August 1988 die deutschsprachige Fachdiskussion neuen Zündstoff bekam, denn aus "Artikel 6 des Grundgesetzes ("Ehe und Familie stehen unter besonderem Schutz des Staates") folgerte das Landgericht, dass ein Kind grundsätzlich zu seinen leiblichen Eltern gehöre. "Die bloße Erwägung, dass minder begabte Eltern ihren Kindern nicht dieselben Entwicklungsmöglichkeiten bieten können wie normal begabte Eltern, lässt eine Ausnahme von diesem, den Naturgegebenheiten Rechnung tragenden Grundsatz nicht zu." Die Richter begründeten ihre Entscheidung mit der Überlegung, es wäre die Würde des Menschen angetastet, wenn geistigbehinderte Mütter und Väter von vornherein vom Zusammenleben

---

[39] Ebd.
[40] Hoyler-Herrmann, A., Walter, J.(Hrsg.), Arbeitshilfe, S. 33.
[41] Walter, J., Sexualität, [4]1996, S. 293.

mit ihren Kindern ausgeschlossen würden" (Frankfurter Rundschau, v. 23. 81988).[42]

Diese Grundsatzentscheidung kann man aus juristischer Sicht verstehen und akzeptieren. Sie hat aber nichts mit der praktischen Umsetzung des Kinderwunsches geistigbehinderter Paare zu tun. Deshalb gebe ich zu bedenken, ob nicht der Kinderwunsch deshalb abzulehnen ist, weil er uns Eltern und Betreuer geradezu dazu auffordert, in die neu erlernte Eigenständigkeit dieser beiden Menschen ständig einzugreifen. Eine Loslösung von den Elternhäusern - ein Erwachsen werden wird durch ein eigenes Kind dem Paar unnötig erschwert.
Und "wer denkt an das Kind? Wächst es nicht mit einem unzumutbaren Handicap auf?"[43]
Um dieses Thema mit den geistig behinderten Menschen bearbeiten zu können, müssen wir in zwei Richtungen tätig werden. Zum einen ist die sexuelle Aufklärung über die Verhütung einer Schwangerschaft notwendig. Zum anderen geht es nun noch einmal um die Akzeptanz der Behinderung, durch den Behinderten selbst. Dazu sagt Walter: "Die Erfüllung des Kinderwunsches kann Bestätigung der eigenen Normalität bedeuten und damit die abgelehnte Behinderung kompensieren helfen.[...] Es hängt deshalb sehr viel vom pädagogischen Geschick der Eltern und Betreuer ab, behinderte Menschen behutsam im Prozess der Akzeptanz der eigenen Behinderung zu unterstützen."[44] "Ohne diese vorangehende Identitätsklärung wird es nur sehr schwer möglich sein, den nächsten Entwicklungsschritt zu bewältigen und die Lebensperspektive eines Erwachsenen ohne Elternschaft bejahen zu lernen."[45]
Hier zeigt sich wieder einmal, wie abhängig die Entwicklungsfortschritte unserer behinderten Kinder in vielem davon sind, wieweit wir Eltern an uns gearbeitet haben, um zur vollen Akzeptanz dieses, unsres behinderten Kindes zu kommen.. Deshalb sagt J. WALTER an anderer Stelle des gleichen Buches: "Ihr Erwachsenwerden setzt unser Erwachsensein voraus.

---

[42] Ebd., S. 294.
[43] Achilles, I., Sohn, S. 84.
[44] Walter, J., Sexualität, [4]1996, S. 295; dazu auch mein Leserbrief "Man kam gar nicht drum rum" Lebenshilfe Zeitung vom Dez. 1996, S. 2.
[45] Walter, J., Sexualität, [4]1996, S. 295.

4.2.3 Sterilisation

Aus der verständlichen Angst vieler Eltern vor einem Missbrauch ihrer geistig behinderten Töchter und dem Glauben, dass man so auch die Diskussion um den Wunsch nach einem eigenen Kind verhindern könnte, wird das Thema Sterilisation schnell im Elternkreis zu Sprache gebracht, wenn es um die Sexualität unserer Kinder geht.

Bevor man aber mit einer Sterilisation dem Problem zu begegnen sucht, sollte man bedenken, dass "dies z. Zt. noch ein unwiderruflicher Eingriff in die Persönlichkeit ist. [...] Vor allem kann die Sterilisation kein Ersatz für unsere notwendigen pädagogischen Bemühungen sein oder anstelle von Normen und Regeln treten, die wir versäumt haben zu vermitteln."[46]

Außerdem ist " nach dem Betreuungs- und Vormundschaftsrecht die Sterilisation minderjähriger behinderter Menschen grundsätzlich verboten"[47]. Bei Volljährigen brauchen wir ihre Einwilligung, denn "die fremdbestimmte Sterilisation behinderter Erwachsener (ist) nur bei Einwilligungsunfähigkeit des betroffenen Menschen möglich.

4.2.4 Sexueller Missbrauch

Auch zu diesem Thema gibt es, auf geistig behinderte Menschen bezogen, im deutschen Sprachraum kaum Veröffentlichungen.[48] Ist daraus nun zu schließen, dass es sexuellen Missbrauch geistig behinderter Menschen nicht gibt? Das wäre ein Trugschluss. Selbst wenn bei der Polizei "selten sexuelle Übergriffe gegen behinderte und besonders geistigbehinderte Menschen bekannt werden"[49] So sieht Walter den Grund dafür darin, dass die Kommunikationsbarrieren dieser Menschen um ein vielfaches höher sind als bei nicht behinderten Menschen. "Die zaghaften Signale behinderter Menschen [werden] oft [...] missgedeutet. Sie zeigen [die Folgen ihrer psychischen Verletzung] u. a. durch Schreien, Davonlaufen, aggressive Äußerungen oder auch plötzliches Verstummen Doch

---

[46] Walter, J., Sexualität, ²1986, S. 17.
[47] Lebenshilfe, Materialien, S. 17.
[48] Vgl. Walter, J., Sexualität, ⁴1996, S. 414.
[49] Ebd., S. 415.

aufgrund des erschreckten Nicht - Wahrhaben - Wollens gehen viele Betreuer/innen den deutlichen Signalen behinderter Menschen nicht nach."[50]

Wird bei sexuellem Missbrauch allgemein sofort an Vergewaltigung gedacht, wird in einem Auszug aus einer Diplomarbeit sexueller Missbrauch in verschiedene Formen sexueller Gewalt aufgegliedert.[51] Ich übernehme die Aufgliederung, weil sie mir zur Differenzierung des Themas, angewendet auf geistig behinderte Menschen wichtig erscheint.

Formen sexueller Gewalt sind danach:

– Sexuelles Pflegeverhalten,
– Sexistische Sprache,
– Negieren sexueller Bedürfnisse,
– Verletzung der Intimsphäre,
– Vorführen von Sexszenen,
– Exhibitionismus,
– Prostitution für Geschenke,
– Medizinische Zwangseingriffe.

"Die Unterscheidung zwischen einvernehmlicher Handlung. und andererseits einem oktroyierten Fremdwillen, bei dem man ein unangenehmes Gefühl hat, fällt vielen geistig behinderten Menschen schwer[...] Sie sind gewohnt, das zu tun oder zu lassen, was andere von ihnen fordern"[52] d. h. wir geben ihnen kaum Raum zum selbstbestimmten Nein-Sagen. Die strukturellen Rahmenbedingungen des Alltags "erleichtern sexuelle Gewalt durch sog. Wohlmeinende Autoritäten, zu denen Eltern, Lehrer, Erzieher, Betreuer, ja auch nichtbehinderte Brüder und Nachbarsbuben gehören."[53]

"Aus dem ersten amerikanischen Projekt in Seattle (Seattle Rape Relief Developmental Disabilities Project) läßt sich verdeutlichen, dass bei behinderten Menschen sexuelle Übergriffe durch nahestehende Bezugspersonen prozentual häufiger vorkommen als bei nichtbehinderten."[54] Aber "sexuellen Missbrauch in der Familie hält fast jeder Mensch für so unwahrscheinlich, dass ein Sprechen darüber, selbst im vertrauten Kreis oder auch nur mit einer vertrauten Person,

---

[50] Lebenshilfe, Materialien, S. 120.
[51] Noack, C., Schmid, H., Befragung zum Thema Sexuelle Gewalt und Geistige Behinderung, Diplomarbeit, FHS Esslingen 1993, zitiert in: WALTER, J., Sexualität, [4]1996, S. 448.
[52] Walter, J., Sexualität, [4]1996, S.415.
[53] Ebd., S. 416.
[54] Ebd.

unmöglich ist. Eine ganze Reihe von Vorurteilen tragen dazu bei, dass das Tabu, über sexuellen Missbrauch zu sprechen, eingehalten wird."[55]
Nach all diesen Ausführungen, fragt sich was zu tun ist.
Als präventive Maßnahmen sind sexuelle Aufklärung und pädagogische Bestrebungen notwendig, die den behinderten Menschen zum Nein-Sagen verhelfen.

4.3 Kindergarten und Schule

Für diesen Bereich der sexuellen Aufklärung geistig behinderter Menschen fand ich in der Literatur keine speziellen Angaben. Es ist anzunehmen, dass sexualpädagogische Maßnahmen auf diesem Gebiet so neu sind, dass Konzepte für Kindergarten und Schule noch fehlen. Was an Konzepten entwickelt wurde, ist reaktiv entstanden, d. h. durch die Frage der Aids-Prävention auch für diese Menschen kam die sexuelle Aufklärung erst als Thema in den Behindertenbereich. Das vorliegende Material wendet sich ausdrücklich an erwachsene geistig behinderte Menschen im Werkstatt -, Wohngruppen und Heimbereich.
So ist es mir für den Kindergarten und Schulbereich nur möglich Material zu erwähnen, das auch zur allgemeinen Aufklärung von Kindern benutzt wird und das ich zur Ansicht hatte.

Bücher für Kindergarten und Schule:

Doney, M. und M., Vater, Mutter und ich, Gießen
Dieses Buch ist für Kinder von etwa 5 - 8 Jahren geschrieben worden. Leicht verständlich und offen werden wichtige Fragen über die Entstehung menschlichen Lebens angesprochen und mit fröhlichen Zeichnungen illustriert. Gerade in unserer technisierten Welt ist es ganz wichtig, dass die Fragen der menschlichen Sexualität nicht isoliert betrachtet, sondern innerhalb der liebevollen Beziehung einer Ehe und Familie erklärt wird."[56]
Beurteilung:
Der Text ist groß geschrieben, in kurzen Sätzen, realistisch und mit christlicher Ethik, die gut eingebunden ist. Die Zeichnungen sind klar, groß und lustig.

---

[55] Diebel, B., Die einsamen kleinen Mädchen. Ein Bericht zum Thema: Sexueller Kindesmissbrauch, in: Flensburger Hefte, Heft 20, S. 49-60, S. 50.
[56] Doney, M. und M., Vater, Mutter und ich, Gießen Jahresangabe fehlt, Vorwort.

Puzzelteile neben den Zeichnungen von Mann und Frau verdeutlichen ihr "Ineinander- Passen" (für geistig behinderte Kinder eine ihnen bekannte Metapher aus ihrem Spielumfeld). Die Größenverhältnisse der menschlichen Frucht werden mit Gemüse- bzw. Obstsorten in Bezug gesetzt (sehr anschaulich elementarisiert). Die Reihenfolge: erst Hochzeit dann Beischlaf entspricht der Ethik der Autoren und kann nach meiner Auffassung in den Kinderjahren auch erstmal als Norm vermittelt werden.

Der letzte Abschnitt: "Aber auch Gott hat dich gewollt. Er hat die Mütter und Väter und alle Kinder geschaffen. Jeden anders. Und mit jedem hat er etwas vor" kann problematisch werden, wenn Eltern dies nicht bejahen können; andererseits ist er ein guter Anknüpfungspunkt für Diskussionen.

Fagerström, G., Hansson, H., Peter, Ida und Minimum, Ravensburg 1979

Ihr Lernziel bringen die Autoren wie folgt im Vorwort zur Sprache: "vor allem wollen wir mit diesem Buch erreichen, dass Kinder und Erwachsene begreifen, dass die Sexualität ein natürlicher und positiver Teil unseres Lebens ist."[57] Wichtig ist es ihnen vor allem: "dass das Buch zuerst zusammen mit einem Erwachsenen gelesen wird."[58] Das Buch ist zugelassen für dem Unterricht der 3. Jahrgangsstufe in den Grundschulen des Landes Bremen.

Beurteilung:

Von der Aufmachung her ist es eher einem Komikheft ähnlich. Mit kindgerechten Zeichnungen wird Peter und Ida die Entstehung ihres Geschwisterchens erklärt. Sie erleben die Schwangerschaft mit allen Hochs und Tiefs mit. Von der Geburt im Krankenhaus wird ihnen erzählt. Andere Familienmodelle kommen auch vor. Das sexualpädagogische Wissen ist in eine kindgemäße Erzählung eingebaut und die Informationen, die Peter und Ida durch die Eltern erhalten, werden am Ende einiger Kapitel nochmals durch Spiele und Fragen aufgegriffen.

Brauer, J., Regel, G., Tanja und Fabian, Gütersloh [3]1992

Auch dieses Aufklärungsbuch ist für 4 - 8 jährige. Es enthält sehr klare aussagekräftige Fotos zu dem verschiedenen Themen: Geschlechtsunterschiede, Geschlechtsverkehr, Geburt, Verhütung und Doktorspiele. Die Texte sind kurz

---

[57] Fagerström, G., Hansson, G., Peter, Ida und Minimum, Ravensburg 1979, Vorwort.
[58] Ebd.
[59] Bundesvereinigung Lebenshilfe für geistig Behinderte e. V. (Hrsg.), Sexualpädagogische Materialien, Weinheim 1995

und prägnant. Die Schrift ist groß; auch für leseschwache Menschen gut verstehbar.

Von den drei vorgestellten Büchern, ist dies meiner Meinung nach, vor allem dann gut zu gebrauchen, wenn man sexuelle Aufklärung bei älteren geistig behinderten Kindern durchführt.. denn durch die Fotos wird dem Kinderbuch etwas von seiner Kindlichkeit genommen. Der geistig behinderte Mensch kann sich je nach eigenem Alter mit dem entsprechenden Personen identifizieren.

Das Beiheft für Eltern und Erzieher wünschte ich mir früh in die Hände derjenigen, damit sie die Scheu vor dem Thema Sexualität verlieren. Damit sie merken, dass auch dies ein Gebiet ist, auf dem die Heranwachsenden angelernt werden müssen.

Beurteilung:

Das Buch umfasst alle Themenbereiche die angesprochen werden sollten. Es kann als Leitfaden demjenigen dienen, der in diesem Bereich arbeitet oder sich als Elternteil informieren möchte. Es muss für die intensive Arbeit aber durch anderes Material ergänzt werden. Es ist kein Buch, das die geistig behinderten Menschen allein verstehen können.

Literaturliste

Achilles Ilse, "Was macht ihr Sohn denn da?", München, 1990.

Brauer, Joachim, Regel, Gerhard, Tanja und Fabian, Gütersloh 1992

Brockmann, Astrid, Cischinsky, Norbert, Abschlußbericht des Projektes "AIDS-Prävention mit Behinderten im Rahmen der betrieblichen Gesundheitsförderung", Bremen 1992.

Bundesvereinigung Lebenshilfe für geistig Behinderte e. V. (Hrsg.), Sexualpädagogische Materialien, Weinheim 1995.

Ders. (Hrsg.), Heiraten nicht ausgeschlossen?, Marburg 1993.

Diebel, Birgit, Die einsamen kleinen Mädchen. Ein Bericht zum Thema: Sexueller Kindesmissbrauch, in: Flensburger Hefte. Mit den Mitteilungen anthroposophischer Einrichtungen und Initiativen, Heft 20, Sexualität, Aids Prostitution, Flensburg 1989.

Doney, M. und M., Vater, Mutter und ich, Gießen.

Esch, Ulrike, Paargruppe: Selbsterfahrung und Begleitung in der Paargruppe, in: Lebensgemeinschaft Höhenberg Vereinigung von Freunden behinderter Menschen (Hrsg.), Rundbrief 1993, S. 16-20.

Fagerström, Grethe, Hansson, Gunilla, Peter, Ida und Minimum, Ravensburg 1979.

Heidenreich, R., Kluge, K. J., Stiefkinder der Sexualmedizin, in: Zeitschrift für Sexualmedizin, 1 (1975).

Hoyler-Herrmann, Annerose, Walter, Joachim (Hrsg.), Sexualpädagogische Arbeitshilfe für geistig behinderte Erwachsene, Heidelberg, 1987.

Niedersächsisches Kultusministerium (Hrsg.), Rahmenrichtlinien für die Hauptschule. Niedersachsen, Hannover, 1993.

Noack, C., Schmid, H., Befragung zum Thema Sexuelle Gewalt und Geistige Behinderung, Diplomarbeit, FHS Esslingen 1993, zitiert in: Walter, Joachim, Sexualität, 1996

Offenhausen, Herrmann B. F., Behinderung und Sexualität, Bonn 1981.

Rett, A., Battistisch, P., Zur Sexualität Geistigbehinderter, in: Zeitschrift für Sexualmedizin, 10, 1977

Schröder, S., "Das tut man nicht!", in: Zeitschrift für Heilerziehung und Rehabilitationshilfen 2, 1977

Thimm, Walter, Mit Behinderten leben, Heidelberg, 1977.

Thimm, Walter, Leben in Nachbarschaften, Freiburg i. Brsg. 1994.

Verordnung nach dem § 47 des Bundessozialhilfegesetzes (Eingliederungs-Verordnung) vom 27. Mai 1964 - Neufassung vom 1. Februar 1975 - BGBl. S. 434 ff.

Walter, Joachim (Hrsg.),Sexualität und Behinderung, Heidelberg 2. erweiterte Auflage 1986.

Walter, Joachim (Hrsg.), Sexualität und Behinderung, Heidelberg 1996.

Weirauch, Wolfgang, Der geteilte Vorhang. Interview mit Wolfgang Gädeke, in: Flensburger Hefte. Mit den Mitteilungen anthroposophischer Einrichtungen und Initiativen, Heft 20, Sexualität, AIDS, Prostitution, Flensburg 1989.

Sprachentwicklung bei Williams-Beuren-Syndrom

Julia Siegmüller, Universität Potsdam

Juni 2000

1 Einführung

Mitte der 80er Jahre erschienen die ersten Studien über Besonderheiten der Sprachproduktion bei Erwachsenen mit Williams-Beuren-Syndrom in der psychologischen Fachliteratur (Bellugi et al. 1988). Bis zu diesem Zeitpunkt gab es nur sehr spärliche Untersuchungen über einzelne genetische Syndrome aus anderen Wissenschaften als der Medizin, abgetrennt von der großen Gruppe der Patienten mit geistiger Behinderung wurde kognitionswissenschaftlich meistens nur das Down Syndrom untersucht (Rondal & Edwards 1997). Das Interesse am Down Syndrom war und ist dabei vorwiegend theoretischer Natur. Inzwischen wurde vielfach beschrieben, dass sprachliche und nicht-sprachliche kognitive Fähigkeiten bei Kindern mit Down Syndrom stark dissoziieren, sich also unterschiedlich schnell und weit entwickeln (z.B. Fowler et al. 1994,Chapman 1995). Dabei bleiben die sprachlichen Fähigkeiten in den allermeisten Fällen hinter den nicht-sprachlichen Leistungen der Kinder zurück, wobei die grammatische Entwicklung eine besondere Schwierigkeit für Kinder mit Down Syndrom darzustellen scheint (Fowler 1990,Chapman 1995). In der wissenschaftlichen Diskussion argumentierten Sprachwissenschaftler anhand der Daten der Down Syndrom-Forschung dahingehend, dass eine solche Diskrepanz der verschiedenen Entwicklungsstränge nur dann zustande kommen kann, wenn einzelne Entwicklungsbereiche sich (relativ) unabhängig voneinander entwickeln.

Die Gruppe um Ursula Bellugi berichtete als eine der ersten über drei Jugendliche mit Williams-Beuren-Syndrom (Bellugi et al. 1988). Allein schon in dieser Hinsicht muss dem Artikel von Bellugi und Mitarbeitern Beachtung geschenkt werden, da sie zum ersten Mal ein anderes genetisches Syndrom in den Aufmerksamkeitsbereich der Kognitionswissenschaften lenkten (Rondal 1999). Das große Interesse, das Bellugis Studie erregte, läßt sich jedoch vor allem so erklären, dass sie eine Gruppe von geistig behinderten Menschen gefunden zu haben schien, bei denen sich im Vergleich zwischen sprachlichen und nicht-sprachlichen Leistungen genau das umgekehrte Leistungsmuster zeigen ließ wie beim Down Syndrom: die sprachlichen Leistungen von Erwachsenen mit Williams-Beuren-Syndrom sind in den meisten Fällen besser als deren nichtsprachliche Leistungen. Bellugi et al. sprachen sogar von ungestörten sprachlichen Leistungen (Bellugi et al. 1988).

Diese sogenannte „doppelte Dissoziation", so man sie denn beweisen könnte, würde den empirischen Beweis erbringen, dass sich sprachliche und nichtsprachliche Bereiche der kognitiven Entwicklung unabhängig voneinander entwickeln können (Mogford & Bishop 1988). Das heißt mit anderen Worten: eine geistige Behinderung verursacht demnach nicht zwangsläufig auch eine Sprach(-entwicklungs)-störung.

Aufgrund dieser Beobachtungen von Bellugi und Mitarbeitern trat das Williams-Beuren-Syndrom in den Fokus kognitionswissenschaftlichen Interesses, wobei die aktuelle Befundlage sich tatsächlich weitestgehend immer noch mit der Frage beschäftigt, ob sich Sprache im Rahmen des Williams-Beuren-Syndroms tatsächlich ungestört oder fast ungestört entwickeln kann (z.B. dazu Karmiloff-Smith et al. 1997, Mervis et al. 1999).

Von einer tatsächlich ungestörten Sprachentwicklung, die zu einer vollständig entwickelten Sprache im Erwachsenenalter führt, wird inzwischen nicht mehr ausgegangen. Sicher voraussagbare Vorteile bei sprachlichen Anforderungen zeigen erwachsene Probanden mit Williams-Beuren-Syndrom lediglich im Vergleich zu Probanden mit Down Syndrom oder mit anderen geistigen Behinderungen (Wang & Bellugi 1993, Gosch et al. 1994, Wang & Bellugi 1994). Bei dem Vergleich mit altersgleichen Normalsprechern fallen die Probanden mit Williams-Beuren-Syndrom zurück (vgl. z.B. Clahsen & Almazan-Hamilton 1998). Das sprachliche Entwicklungsalter wird in der Regel als signifikant (=statistisch bedeutsam) besser als das nicht-sprachliche mentale Entwicklungsalter beschrieben, zeigt sich aber im Vergleich zum chronologischen Alter zurückgeblieben (z.B. Bellugi et al. 1990, Rondal & Edwards 1997). Die Ergebnisse verschiedener Autoren variieren nur dahingehend, dass manche Studien das sprachliche Entwicklungsalter als nicht signifikant besser als das nicht-sprachliche mentale Entwicklungsalter beschreiben (z.B. Karmiloff-Smith et al. 1997, Singer Harris et al. 1997). In diesen Studien entsprechen die sprachlichen Leistungen der Kinder in ihrem Entwicklungsalter den visuell-motorischen Fähigkeiten und denen anderer Entwicklungsbereiche der Kognition.

Verschiedene Studien, vor allem von Karmiloff-Smith und Mitarbeitern konnten Stärken und Schwächen bei Erwachsenen mit Williams-Beuren-Syndrom beschreiben. Demnach zeigen viele Betroffene z. B. Schwierigkeiten beim Einsetzen des Geschlechts von Nomen (Genus) oder bei der bewussten Verarbeitung von Sätzen mit grammatischen Fehlern (Karmiloff-Smith et al. 1997, Karmiloff-Smith et al. 1998).

Als weitere Störungspunkte wird von Clahsen und Almazan Hamilton (1998) die Beachtung von Unregelmäßigkeiten oder Ausnahmen von sprachlichen Regeln beschrieben. Jugendliche mit Williams-Beuren-Syndrom machen demnach mehr Fehler bei unregelmäßigen Verben oder Pluralendungen. Sie können sich schlecht die Dinge merken, die sie nicht über eine sprachliche Regel erwerben können (z.B. ist das Geschlecht eines Nomens in den meisten Fällen völlig willkürlich, wie der Vergleich zwischen Französisch und Deutsch zeigt: das Wort *Mond* bekommt im deutschen einen männlichen Genus und im Französischen einen weiblichen. Bei *Sonne* ist es umgekehrt.). Daraus folgt, dass Kinder und Jugendliche mit Williams-Beuren-Syndrom für sprachliche Regeln sensibel sein sollten, da solche Anforderungen ihnen weniger Schwierigkeiten machen. Die in der Vergangenheit immer wieder aufgestellte These, dass sich die Grammatik der Erwachsenen mit Williams-Beuren-Syndrom besser entwickelt als der Wortschatz und die damit verbundene Wortbedeutung, scheint dies zu bestätigen (Bellugi et al. 1988, Bellugi et al. 1990, Cromer 1994, Clahsen & Almazan-Hamilton 1998).

Die Sprache von Erwachsenen mit Williams-Beuren-Syndrom wird zusammenfassend häufig als „sinnleer, gestelzt oder seltsam" beschrieben (Cromer 1994, Sarimski 1997). Sprachliche Defizite beschränken sich auf kleine Einzelbereiche. Als Besonderheit beim Williams-Beuren-Syndrom bleibt festzuhalten, dass die Wahrscheinlichkeit für eine sich recht gut entwickelnde Sprache im Vergleich zu anderen genetischen Syndromen hoch ist. Eine Garantie gibt es dafür allerdings nicht. In Gruppenstudien sind regelmäßig auch Patienten mit schlechteren Leistungen, so dass im Einzelfall jederzeit mit größeren sprachlichen Defiziten gerechnet werden muss. Im folgenden soll nun die „typische" Sprachentwicklung bei Williams-Beuren-Syndrom beschrieben werden, soweit der Stand der Forschung dies zulässt.

2 Die Sprachentwicklung bei Williams-Beuren-Syndrom

Die Vergleichsdimension für gestörte Sprachentwicklung ist die Sprachentwicklung von sich ungestört entwickelnden Kindern. Auch ungestörte Kinder durchlaufen auf dem Weg zur endgültigen Zielsprache sogenannte „Zwischengrammatiken", die im Vergleich zu erwachsener Sprache noch mit Fehlern behaftet sind. Gestörte Sprachentwicklung kann sich generell sowohl in einer zeitlichen Verzögerung ausdrücken, wenn ein Kind bestimmte Prozesse des Spracherwerbs im Vergleich zu gleichaltrigen Kindern zu spät lernt oder in abweichendem Verhalten. Dies sind sprachliche Auffälligkeiten, die bei Kindern mit ungestörter Sprachentwicklung in keinem Stadium der Sprachentwicklung in gleicher Form zu finden sind (vgl. z.B. für prosodische Störungen, d. h. Störungen der Wortbetonung siehe Fikkert & Penner 1998).

Die Beschreibung der sprachlichen Entwicklung von Kindern mit Williams-Beuren-Syndrom orientiert sich ebenfalls an der ungestörten Sprachentwicklung. Jegliche Vergleiche, (so nicht anders gekennzeichnet) beziehen sich also auf gleichaltrige, ungestört sprechen lernende Kinder.

Beginn des Spracherwerbs und Lerntempo

Bevor die Sprachentwicklung „von außen" sichtbar wird, durchläuft das Kind bereits sehr wichtige Entwicklungsstufen im Verstehen von Sprache (= Sprachrezeption). Inwieweit sich Kinder mit Williams-Beuren-Syndrom in diesen sehr grundlegenden Phasen von in der Sprachentwicklung ungestörten Kindern unterscheiden, ist bisher völlig unerforscht. Da aber zumindest einzelne Kinder mit Williams-Beuren-Syndrom im chronologisch gleichen Alter (zwischen 14 bis 16 Monate) die ersten Wörter äußern, kann man vermuten, dass die ersten Phasen der Sprachentwicklung relativ zeitgleich abgeschlossen werden. Natürlich könnte sich auch diese frühe Entwicklungsstufe als sehr heterogen erweisen, was sich dann später in der zeitlichen Verzögerung niederschlagen könnte, mit der die ersten Wörter im aktiven Wortschatz der Kinder auftreten (s.u.).

Die produktive Entwicklung der frühesten Phasen des Spracherwerbs geht von den ersten Schreien bis zu den einzelnen Stufen des Lallens (oder Babbeln), wo sowohl Betonungsmuster als auch die Laute der Muttersprache geübt werden. Nach unseren anamnestischen Erhebungen durchlaufen Kinder mit Williams-

Beuren-Syndrom diese Stufen relativ regelmäßig, wenn auch zum Teil verlängert.

Der Beginn der expressiven Sprachentwicklung, also das Auftreten der ersten Wörter findet bei Kindern mit Williams-Beuren-Syndrom mit starken zeitlichen Unterschieden statt. Unsere eigenen anamnestische Daten lassen Unterschiede von ca. 3 Jahren vermuten, die ersten Wörter treten demnach in einem Zeitraum zwischen dem 1. und 4. Lebensjahr auf (vgl. auch Lopez-Rangel et al. 1992). Ähnlich heterogen sieht auch Sarimski (1997) den Einstieg in den Spracherwerb in den von ihm beschriebenen Einzelfällen. Diese ersten Wörter sind, analog zum ungestörten Spracherwerb, noch nicht sehr gut zu verstehen. Wichtiger als die Aussprachequalität ist in dieser Phase aber der Schritt, dass ein Wortschatz aufgebaut wird mit dem das Kind Sprache erproben kann. Sprachlich gestörte wie auch die ungestörten Kinder benutzen nun sog. Einwortsätze, bei denen ein Wort in der Bedeutung einem ganzen Satz oder sogar Satzgefüge entspricht. Diese Entwicklungsphase geht dann allmählich in den Gebrauch von Wortkombinationen über.
Viele Kinder mit Williams-Beuren-Syndrom verlängern die Einwortphase. Teilweise treten die ersten Wortkombinationen erst kurz vor den Schulalter auf. Das Erreichen der Wortkombinationen kann therapeutisch unterstützt werden (vgl. Abschnitt 4). Anzumerken bleibt noch dazu, dass sich das Lerntempo der Kinder über die Vorschulzeit ändern kann: Fälle, in denen die Kinder nicht oder kaum verzögert die ersten Wörter zu äußern beginnen, lassen nicht auf einen zügig stattfindenden Spracherwerb schließen. Genauso muss ein verspätetes Erscheinen der ersten Wörter nicht auf ein allgemein verlangsamtes Lernen von Sprache hinweisen.

Obwohl einige Gruppenstudien davon sprechen, dass bereits in diesem Alter das „typische" Profil des Williams-Beuren-Syndroms erkennbar sei (die Kinder also besser sprachliche als nicht-sprachliche Aufgaben bewältigen, vgl. z.B. Mervis et al. 1999), kommen andere Autoren bei Kindern in dieser Phase des Spracherwerbs zu gegenteiligen Ergebnissen. So berichten Wang et al. (1994), dass sich die Kinder mit Williams-Beuren-Syndrom in den von ihnen durchgeführten Experimenten wie die Vergleichskinder mit Down Syndrom verhalten. Beide Gruppen dieser Untersuchung zeigen als vorherrschendes Symptom den sogenannten Telegrammstil, d. h. das Auslassen von Funktionswörtern, wie Artikeln oder Präpositionen. Die Sätze sind kurz und grammatisch unzureichend. Die Forschungslage dazu ist unklar und heterogen. Die Entwicklung des einzelnen Kindes wird von individuellen Schwankungen im Lerntempo und im Lernstil geprägt, die einen Vergleich der Kinder kaum zulassen. Auch die Einordnung eines Einzelfalls in eine Strukturierung des Spracherwerbs wird nicht immer 1:1 möglich sein. Eine Aussage, vergleichbar der von Mervis und Mitarbeitern (s.o.) kann daher nie die gesamte Gruppe der Vorschulkinder mit Williams-Beuren-Syndrom gerecht beschreiben (vgl. z.B. auch die Einzelfälle von Capirci et al. 1996). Prognosen sind in diesem Alter kaum möglich.

In einer der wenigen bereits veröffentlichten Einzelfallstudien beschreiben Thal et al. (1989), dass sich die beiden beobachteten Fälle, obwohl im chronologischen Alter 4;5 Jahre (1;11 Jahre versus 5;6 Jahre) unterschiedlich, sprachlich kaum unterscheiden: beide befinden sich bei schwach entwickeltem Wortschatz in der Einwortphase. Dabei beschreiben sie bei *Becky*, dem älteren Kind, vor allem eine starke Verzögerung in der Grammatikentwicklung.
Ein Anhaltspunkt, der *Beckys* Entwicklungsstand zunächst zu bestätigen scheint, kommt von Böhning (1999), die das Mädchen *Lina* in einer Einzelfallstudie beschreibt. Zum Zeitpunkt der ersten Untersuchung ist *Lina* 3;6 Jahre alt und befindet sich ebenfalls in der Einwortphase (Böhning 1999: 31). Im weiteren Verlauf der Untersuchung konnte Böhning einen Anstieg in der Äußerungslänge feststellen. Auch in der weitergeführten Beobachtung *Linas* von Starke (in Vorbereitung) ließ sich ein zunehmendes Anwachsen von Satzlänge und ein signifikanter Anstieg des Verblexikons beobachten. *Lina* weicht damit von *Becky* ab, da sie mit 5;2 Jahren, in dem Alter, in dem *Becky* untersucht wurde, die Einwortphase bereits überwunden hat. Diese wenigen bisher verfügbaren Daten weisen auf eine starke individuelle Unterschiede im Lerntempo hin, die momentan nicht vorher gesagt werden können. Außerdem zeigen Fälle wie *Becky*, dass es auch bei Kindern mit Williams-Beuren-Syndrom zu „Plateaubildungen" in der Sprachentwicklung kommen kann, in denen die Entwicklung stagniert. Diese Entwicklungsplateaus sind bisher nur für das Down Syndrom beschrieben worden (Fowler et al. 1994), könnten aber eine mögliche Erklärung für das verminderte Lerntempo der Williams-Beuren-Syndrom-Kinder im Vorschulalter sein.

In ihrer Untersuchung konnte Böhning Anhaltspunkte dafür finden, dass *Lina* wie jedes ungestörte Kind des gleichen Alters, in Sprachlernexperimenten Lernfunktionen benutzen kann (Böhning 1999: 83f.). Anders als sprachungestörte Kinder scheint sie diese Mechanismen spontan aber nicht optimal genug anzuwenden, um den Spracherwerb in der normalen Zeitspanne zu durchlaufen.

Überblick über einzelne Aspekte des Spracherwerbs:

Ausspracheentwicklung

Die Aussprache junger Kinder mit Williams-Beuren-Syndrom wird im Englischen teilweise als schwer verstehbar beschrieben (z.B.: Thal et al. 1989). Dagegen sprechen die einzigen bisher verfügbaren Ergebnisse von deutschen Williams-Beuren-Syndrom-Kindern dafür, dass ihre Aussprache überraschend gut ist (Gosch & Pankau 1995). Allerdings kommen auch Udwin & Yule (1990) zu dem Ergebnis, dass 84% ihrer Probanden im Kindesalter gute Aussprachefähigkeiten haben. Es stellt sich die Frage, ob diese Unterschiede sich auf das heterogene Entwicklungsmuster der Kinder mit Williams-Beuren-Syndrom beziehen, oder ob sich hier vielmehr Unterschiede zwischen zwei Sprachen zeigen. Sprachvergleichende Studien, die diese Frage näher beleuchten könnten, stehen auch für den ungestörten Erwerb von Sprache und Sprechen zum großen Teil noch aus (vgl. dazu auch Siegmüller et al. 1999).

Lexikon & Grammatik (Syntax)

Quantitative Aussagen über die Größe und Entwicklung des Wortschatzes liegen vereinzelt vor. Die Aussagen sind widersprüchlich, Mervis et al. (1999) finden bereits in Vorschulalter bessere lexikalische und syntaktische Leistungen als in nicht-sprachlichen Anforderungen. Andere Forschergruppen bezweifeln in dieser Phase eine Wortschatzgröße im Normalmaß (verglichen mit dem nicht-sprachlichen Entwicklungsalter) (z.B. Wang & Bellugi 1994). Die Einzelfallstudie von Böhning (1999) lässt vermuten, dass die lexikalischen Lernmechanismen bei Kindern mit Williams-Beuren-Syndrom zur Verfügung stehen.

Im ungestörten Spracherwerb bildet die sog. Wortschatzexplosion (um den 20. Lebensmonat herum) einen wichtigen Punkt in der Entwicklung des Wortschatzes. Kinder in dieser Phase erwerben ca. 10 Wörter am Tag (vgl. Rothweiler & Meibauer 1999). Ob Kinder mit Williams-Beuren-Syndrom diese Phase in ungestörter Form durchlaufen, ist unwahrscheinlich. Zum Zeitpunkt der ungestörten Entwicklung haben viele von ihnen noch nicht die ersten Wörter entwickelt, ein späteres Auftreten dieser wichtigen Phase ist bisher noch nicht beschrieben worden. Anzunehmen ist jedoch, dass viele Kinder mit Williams-Beuren-Syndrom die Wortschatzexplosion später durchlaufen, wenn ihre sprachlichen Vorbedingungen sich weit genug entwickelt haben.

Wortkombinationen, die einen expressiven Einstieg in den Grammatikerwerb markieren, sind maßgeblich von einem Mindestmaß an Wortschatz abhängig. Bei einer verlängerten Einwortphase ist natürlich auch der Einstieg in Satzbildung betroffen. Anamnestische Daten von Einzelfällen berichten jedoch von Kindern im 5. Lebensjahr, die bereits Sätze mit 3 oder mehr Wörtern bilden.

So scheint sich lediglich erneut zu bestätigen, dass dieser Lernschritt dem individuellen Entwicklungstempo des einzelnen Kindes entsprechend vollzogen wird. Eine Sprachtherapie, die den Aufbau eines Wortschatzes mit verschiedenen Wortarten fördert und evtl. auch anbahnt, kann hier unterstützend wirken.

Der weitere Spracherwerb

Spätestens nach der Pubertät bestätigen alle Gruppenstudien, dass Probanden mit Williams-Beuren-Syndrom in nicht-sprachlichen Bereichen (und zwar vor allem im visuo-motorischen Bereich) schlechter abschneiden als bei verbalen Anforderungen (z.B. Jarrold et al. 1998, Klein & Mervis 1999, Mervis et al. 1999). Daraus folgend muss eine, im Vergleich zum ungestörten Spracherwerb sehr späte Phase des „Aufholens" bei Kindern mit Williams-Beuren-Syndrom angenommen werden, die es ihnen möglich macht, trotz des langsamen Beginns im Vorschulalter Sprache in dieser Form noch zu erwerben. Langzeitstudien, die dazu beitragen könnten, diese Aufholphase zu verstehen, stehen noch aus. Einzelne Studien kommen zu Interpretationen, was sich in dieser Entwicklungszeit abspielen könnte: ein Wechsel der Lernart wird von Thal et al. (1989) angenommen, während andere Autoren eine Erhöhung des Lerntempos bis hin zum „Lernen im Zeitraffer" annehmen (Mac Donald & Roy 1988, Jarrold et al. 1998). Inwieweit diese Entwicklungsphase regelmäßig auftritt und damit zu einem symptomspezifischen Merkmal wird, ist noch unbekannt.

3 Sprachentwicklungsdiagnostik bei Williams-Beuren-Syndrom: Was kann man tun, was sollte man wissen?

Mundschlussprobleme, eine vorverlagerte Zunge, Schluckmusterstörungen (Störungen um Ablauf des Schluckvorgangs) und Sigmatismus (Lispeln) sind häufige Symptome der orofazialen Muskulatur bei Williams-Beuren-Syndrom. Bei einer Untersuchung der Sprachentwicklung sollten diese eigentlich sprechmotorischen Phänomene unbedingt Teil der Diagnostik sein.

Daneben sollte das Sprachsystem sowohl auf Laut-, Wort- als auch auf Satzebene untersucht werden (d.h. eine Überprüfung der sprachlichen Ebenen Phonologie, Wortschatz und Grammatik). Der expressiven Überprüfung sollte unbedingt eine Überprüfung des Wortverständnisses und des Satzverständnisses folgen, dies ist umso wichtiger, desto schlechter die produktiven Fähigkeiten des Kindes sind. Normalerweise geht das Verstehen im Spracherwerb der Produktion voraus, so dass eine rein produktive Untersuchung nicht ausreicht, um sichere Aussagen über den Zustand des Sprachsystems des Kindes machen zu können. Differentialdiagnostisch sollte der Unterschied zwischen einem rezeptiv entwickeltem Sprachsystem und produktiven Auffälligkeiten oder einem nur rudimentär entwickeltem Sprachsystem getroffen werden.

Bei der Auswahl der Untersuchungsmethoden sollten folgende Dinge beachtet werden:

Die visuellen Ansprüche des Bildmaterials sollten so einfach wie möglich sein. Sowohl sehr abstrakte Bilder, als auch sehr volle Bilder oder Bilder mit verfremdeten Darstellungen (auch dreidimensionale Zeichnungen oder Silhouetten) sollten nicht in die Untersuchung genommen werden. Ebenfalls möglichst einfach sollten die verwendeten Methoden sein. Wort-Bild-Zuordnungen, wie Wortverständnistests meistens konzipiert sind, stellen normalerweise keine zu hohe Anforderung an die Kinder. Wortdefinitionen, wie sie in einigen produktive Wortschatztests verwendet werden, überfordern sowohl das Weltwissen als auch die kognitive Kapazität der Kinder. Das Ergebnis der Untersuchung wird so verzerrt und die Fehlerquelle der schlechten Leistungen nicht bestimmbar.

Bei der Einführung in die einzelnen Untersuchungsteile sollten verbale Erklärungen möglichst vermieden werden. Kann auf sie nicht verzichtet werden, sollten sie kurz sein und nur das beinhalten, was das Kind für die Handhabung des Materials unbedingt wissen muss. Auch eine Erklärung in Arbeitsschritten, parallel zur Handlung ist denkbar. Dem vorzuziehen ist aber in jedem Fall die Einübung der Testhandlung anhand von Übungsdurchläufen. Dazu wird ein Beispiel von der Therapeutin vorgemacht und das gleiche Wort vom Kind wiederholt. Durch die Nachahmung wird der Handlungsablauf dem Kind klar und die einzige verbale Erklärung liegt nun noch in der Präsentation der jeweiligen Testwörter oder Satzstrukturen.

Überfordern die genannten Punkte das Kind mit Williams-Beuren-Syndrom kann man in der Auswertung die sprachlichen Fehler nicht mehr sicher von nichtsprachlichen Einflüssen differenzieren. Die Diagnose wird dann in der Regel schlechter sein als die tatsächlichen sprachlichen Fähigkeiten des Kindes.

Eltern sollten mit Williams-Beuren-Syndrom nicht vertraute Therapeuten unbedingt über diese Punkte aufklären. Auch sollte dem Therapeuten auf jeden Fall die Aufmerksamkeitsspanne des Kindes mitgeteilt werden, um die Länge der Untersuchung zu bestimmen.

4 Sprachtherapie bei Williams-Beuren-Syndrom – einige Anhaltspunkte

Studien über erfolgreiche Sprachtherapien mit Kindern mit Williams-Beuren-Syndrom sind zur Zeit nicht bekannt. Auch von anderen Störungsbildern mit Sprachentwicklungsstörungen sind keine oder wenig Therapiestudien veröffentlicht worden. Nach den bisherigen Ergebnissen der Grundlagenforschung ist nicht zu erwarten, dass Kinder mit Williams-Beuren-Syndrom eine vom ungestörten Spracherwerbsverlauf qualitativ abweichende Form des Spracherwerbs durchlaufen. Sie sind langsamer als ungestörte Kinder und bleiben zeitweise stecken. Die einzelnen Erwerbsschritte entsprechen sich aber in ihrer Abfolge. Das vorausgesetzt, sollten jegliche Therapiemethoden, die bei spezifischen Sprachentwicklungsstörungen greifen, ebenfalls auch bei Kindern mit Williams-Beuren-Syndrom angewandt werden können (ein Therapiekonzept für kindliche Sprachentwicklungsstörungen findet sich z.B. bei Kauschke & Siegmüller 2000).

Gedächtniskapazität und Lerntempo

Geistige Behinderungen können sich unkontrolliert auf das Lerntempo der einzelnen Kinder auswirken, gleichzeitig ist mit einer eng begrenzten Aufmerk-

samkeitskapazität zu rechnen. Beim Williams-Beuren-Syndrom gilt das Langzeitgedächtnis als ein Störungsschwerpunkt (Barisnikov et al. 1996), der sich in
der Sprachtherapie auswirken wird. Eine häufige Wiederholung von bereits
geübten oder scheinbar erworbenen Entwicklungen ist somit notwendig.

Beim Down Syndrom beschreiben Fowler et al. (1994) sog. Plateaubildungen
auf den einzelnen sprachlichen Ebenen. Demzufolge wäre bei Kindern mit Down
Syndrom ein Entwicklungsstillstand in einzelnen sprachlichen Ent-
wicklungsbereichen zu erwarten (bspw. der Wortschatz), wenn andere Bereiche
einen Entwicklungsschritt vollziehen (z.B. die Grammatik). Für Kinder mit
Williams-Beuren-Syndrom ist ähnliches bisher nicht bekannt.
Eine Hypothese mit Konsequenzen für die klinische Arbeit wäre, dass Ent-
wicklungsplateaus dieser Art durch eine begrenzte Aufmerksamkeits- und
Lernkapazität entstehen, die durch die geistige Behinderung bedingt sind. Da
Kinder mit Down Syndrom und Kinder mit Williams-Beuren-Syndrom vom
Grad ihrer nicht-sprachlichen Intelligenz vergleichbar sind, könnten ähnliche
Pausen in der Entwicklung auch bei ihnen auftreten.

Inhalte der Sprachtherapie

Sprachtherapie im Vorschulalter für Kinder mit Williams-Beuren-Syndrom ist
unbedingt zu empfehlen. Dabei ist neben den orofazialen Auffälligkeiten (Störungen der Mundmotorik, siehe auch oben Abschnitt 3) und die häufig auftretenden Artikulationsstörungen vor allem das Sprachsystem Therapiegegenstand.
Die Sprachtherapie sollte das Erreichen einer Mehrwortebene fördern, die viele
Kinder mit Williams-Beuren-Syndrom erst im frühen Grundschulalter erreichen.
Ein besonderer Fokus liegt auf dem Aufbau des Verblexikons, das eine
Schnittstelle zwischen Wortschatz und Grammatik darstellt. Am Verb sind
wichtige syntaktische Informationen für das Kind erkennbar, die den Einstieg in
eine (zunächst natürlich nur rudimentäre) Satzstruktur eröffnen (vgl. zu den
Besonderheiten der Verben im Spracherwerb z.B. Behrens 1999).
Als Vorbereitung auf den in der Schulzeit anstehenden Schriftspracherwerb
sollte ein besonderer Fokus auf den Aufbau eines Wortschatzes, verbunden mit
der abgesicherten Speicherung der Wortbedeutung in der Semantik gelegt
werden. Sobald das Kind beginnt, Wörter in einfachen Strukturen zu kombinie-
ren, sollte die grammatische Entwicklung der Sprache in den Vordergrund

rücken. Die Reduzierung der Therapie auf Lautbildung und Aufbau orofazialer Muskulatur verschenkt wertvolle Zeit und Kapazität in der Entwicklung der Kinder. Trotzdem darf dieser Bereich, der im wesentlichen die Verständlichkeit der Kinder sicherstellt, nicht vernachlässigt werden, sondern sollte zeitgleich mit dem Aufbau eines Wortschatzes oder in abgetrennten Arbeitsabschnitten in die Therapie integriert werden.

Immer wieder wird von Eltern berichtet, dass die Umstellung der Kinder auf feste Nahrung Schwierigkeiten macht. Ursachen dafür können mangelnde Entwicklung der orofazialen Muskulatur sein, die das Kind zum Kauen und Zerbeißen der Nahrung braucht. Außerdem können funktionale Schwierigkeiten der Muskelkoordination motorische Abläufe wie z.B. den Schluckvorgang erschweren. In solchen Fällen verschluckt sich das Kind häufig, das Essen dauert sehr lange, trotzdem nimmt das Kind nur wenig Nahrung zu sich. Störungen dieser Art sollten möglichst früh diagnostiziert und therapiert werden. Frühdiagnostik in sozial-pädiatrischen Zentren (in einigen Bundesländern auch „Kinderzentren" genannt) sollten Störungen dieser Art erfassen und an Therapeuten überweisen. Mildere Formen von orofazialen Störungen sind fehlender Mundschluss, eine vorverlagerte sichtbare Zunge oder eine zurückgezogene Oberlippe.
Bei Kindern mit Williams-Beuren-Syndrom kommt häufig eine Zahn- und Kieferfehlstellung und asynchrone Entwicklung der beiden Kiefer dazu. Die Behandlung der Fehlstellungen durch Zahnspangen sollte durch manuelle Therapie bei einer Sprachtherapeutin vorbereitet und begleitet werden.

5 Lesen und Schreiben bei Kindern mit Williams-Beuren-Syndrom

Viele Kinder mit Williams-Beuren-Syndrom lernen Lesen und Schreiben. Je nach Schulart zieht sich der Schriftspracherwerb über mehrere Jahre oder beschränkt sich zunächst nur auf Lesen oder Schreiben.
Studien über den Lese- und Schreiberwerb von Jugendlichen mit Williams-Beuren-Syndrom liegen noch nicht vor. Die in diesem Abschnitt beschriebenen Daten entstammen noch unveröffentlichtem Material.

Im Gegensatz zum Lautspracherwerb ist der Erwerb der Schriftsprache nicht an eine beschreibbare unabänderliche Entwicklungsreihenfolge gebunden. Global gesehen existieren verschiedene Schriftsysteme (Alphabet- Silben- und Wortschriften, z.B. etwa der Vergleich unserer Schrift und den chinesischen Schriftzeichen). Die Schreibrichtung ist ebenfalls unterschiedlich, sowohl von rechts nach links, rechts nach links (z.B. hebräisch, arabisch) und auch von oben nach unten (chinesische Schriften). Schrift ist damit sehr viel mehr von der Kultur abhängig, in der sie situiert ist, als Lautsprache. Sprachen unterscheiden sich zwar durch die verwendeten Laute (z.B. das französische /n/ im Vergleich zum deutschen /n/), Wortformen und grammatischer Regeln, sind aber durchweg in Wörtern und Sätzen strukturiert. Dazu kommt, dass sich Lautsprache beim Menschen auf jeden Fall entwickelt, wenn organische und kognitive Voraussetzungen vorhanden sind. Der Erwerb ist unbewusst und findet zu einer bestimmten Zeit im Leben des Kindes statt.

Schriftsprache entwickelt sich nicht „automatisch" sondern unterliegt in jedem Fall einem bewußten Lernprozess. Auch die Zeitspanne, in der Schrift erworben werden kann, ist zeitlich nicht so begrenzt wie für den lautsprachlichen Erwerb.

Diese Tatsache haben Auswirkungen auf den Erwerb und Lehre der Schriftsprache. In der Vergangenheit gab es immer wieder neue Lehrprogramme, die sich mehr oder weniger gut etablierten.

Eine der momentan häufigsten Arten des Schriftspracherwerbs ist die Synthese von Wörtern über die Laut-Buchstaben-Zuordnung. Dabei wird beim Lesen oder Schreiben jedem Laut ein Buchstabe zugeordnet und das Wort so „zusammenbuchstabiert". In Grundschulen werden dafür häufig Symbolkarten benutzt, wo bestimmte Objekte für bestimmte Buchstaben stehen und den Kindern als Erinnerungsstütze dienen (z.B. Affe für A, Lampe für L, etc.). Da das Deutsche bei der Zuweisung von Lauten zu Buchstaben eine relativ regelmäßige Sprache ist, lässt sich vor allem der Leseerwerb recht gut mit dieser Strategie bewältigen. Beim Schreiben müssen allerdings schon recht früh Ausnahmen und Regeln (wie z.B. die Doppelkonsonanz oder das Dehnungs-h) erlernt werden (siehe Beispiele).

> Ein Kind, dass sich allein dieser Strategie bedient, kann z.B. folgende Wörter korrekt schreiben:

Baum, Auto, Zitrone, Schaf, Wal, Ei

aber u.a. können diese Wörter nicht korrekt geschrieben werden (die Ausnahmen sind unterstrichen):
Ku<u>h</u>, Han<u>d</u>, Wal<u>d</u>, H<u>ai</u>, Schu<u>h</u>, <u>St</u>u<u>hl</u>

Wenn ein Kind sich lediglich auf diese Strategie beim Lesen stützt, ist damit das „sinnentnehmende Lesen" nicht gewährleistet. Das sinnentnehmende Lesen ist eine zweite Strategie, die zusätzlich erworben werden muss und fällt gerade den Kindern oft schwer, die sich zu sehr auf die oben erwähnte Strategie verlassen. Beim sinnentnehmenden Lesen muss die jeweilige Wortform der Bedeutung der Wörter zugeordnet werden. Die Anwendung dieser Strategie ist erst dann möglich, wenn das Kind die Erfassung der Wortform ganzheitlich gelingt, d.h. das Wort als Wortbild erkannt werden kann (vgl. Temple 1997 zu einer fundierten Beschreibung dieses theoretischen Ansatzes). Diese Strategie kann auch als Einstieg in den Schriftspracherwerb genutzt werden (Lesen lernen über *Sichtwortschatz*).

Abbildung 1: Vereinfachte Darstellung eines Leseverarbeitungsmodells zum sinnentnehmenden Lesen

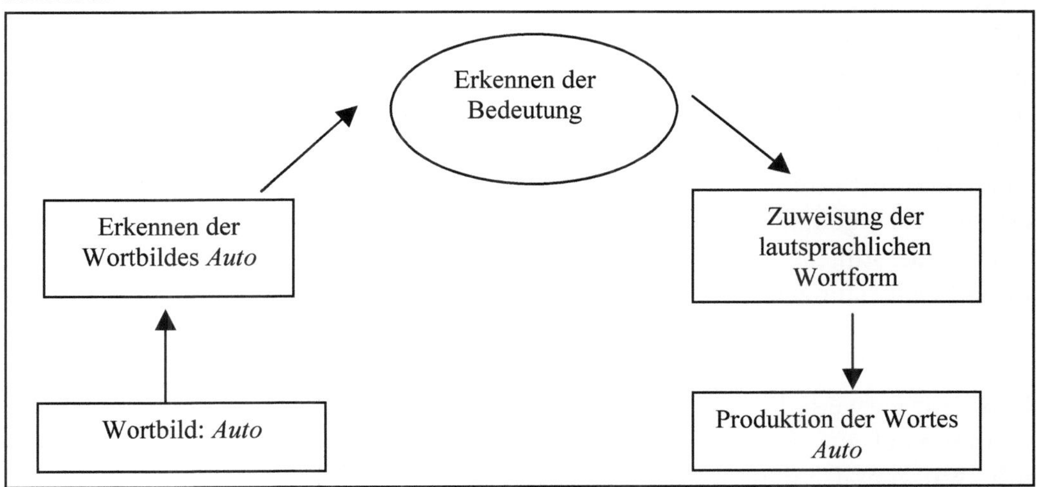

In den meisten Grundschulen in Deutschland wird in jüngerer Zeit der Einstieg in den Schriftspracherwerb über die Strategie der Laut-Buchstaben-Zuweisung

unterrichtet, da dieser Ansatz den Kindern sehr früh erlaubt, sich Wörter selbständig zu erschließen („erlesen").

Fallbeschreibung 1: Lisa

Lisa ist ein 10-jähriges Mädchen mit Williams-Beuren-Syndrom. Ihre sprachlichen Leistungen liegen nahe dem Normalbereich. Die Grammatikentwicklung ist abgeschlossen. Als einzige sprachliche Auffälligkeit ist eine leichte Störung in der Semantik (Erwerb der Bedeutung von Wörtern) vorhanden.
Lisa geht auf eine Schule für geistig Behinderte. Sie lernt dort Lesen, durchläuft aber noch keine Schreiblehrgang. Trotzdem kann sie *phonologisch* korrekt schreiben, d.h. sie wendet strikt die Strategie der Laut-Buchstaben-Zuweisung an. Auch zum Lesen benutzt Lisa nahezu ausschließlich diese Strategie. Sie liest buchstabierend, langsam und kann den Sinn eines Wortes erst dann entnehmen, wenn sie das Wort nach dem ersten Erlesen noch einmal insgesamt wiederholt. Dabei fallen ihr kurze Wörter leichter als lange, die Vertrautheit mit den Wörtern spielt zum Erlesen eine untergeordnete Rolle. Nur sehr vereinzelt wird ein Wortbild ganzheitlich wahrgenommen (bspw. ihr Name oder sehr häufig vorkommende Wörter). Lisa kann sowohl existierende Wörter als auch Nicht-Wörter lesen (wie bspw. „Nelf").
Lisas Leseerwerb stützt sich demnach stark auf eine der drei Strategien und wird in der Schule auch noch nicht ausgeweitet. Das sinnentnehmende Lesen wird erst langsam eingeführt.
Lisa kann mit ihrer Lesestrategie ein Großteil der Wörter in langsamem Tempo erlesen. Unregelmäßige Wörter, wie bspw. „Jeans", wo den Buchstaben andere Laute zugeordnet werden müssen kann sie so nicht erlesen. Die Sinnentnahme ihrer Leseleistungen ist ebenfalls gewährleistet. Lesen kann von Lisa deshalb noch nicht als Hilfe im Alltag, bspw. bei der Orientierung, eingesetzt werden.

Lisas Leseerwerb begann nach der Einschulung. Er war im Tempo und der Komplexität auf sie abgestimmt und ist ein schönes Beispiel, wie weit Kinder mit Williams-Beuren-Syndrom bereits im Alter von 10 Jahren im Schriftspracherwerb fortgeschritten sein können. Grundlage dieses Erwerbs war eine schon gut entwickelte Sprache, die man im Vergleich mit anderen Williams-Beuren-Syndrom-Kindern im Einschulungsalter als sehr gut entwickelt bezeichnen kann.

Fallbeschreibung 2: Tanja

Tanja ist 22 Jahre alt und hat den Schriftspracherwerb laut Abschlusszeugnis vollständig und erfolgreich durchlaufen. Sie kann sowohl lesen als auch schreiben.

Dabei verfolgt sie für diese beiden Leistungen unterschiedliche Strategien: Während sie beim Lesen auch buchstabierend die Wörter zusammensetzt und, wie Lisa, Schwierigkeiten mit der Sinnentnahme hat, kann sie diese Strategie beim Schreiben nicht anwenden. Sie schreibt über einen Sichtwortschatz, d.h. sie kann nur diejenigen Wörter schreiben, deren Wortbild sie kennt. Das Erarbeiten neuer Wörter beim Schreiben dauert sehr viel länger als bei Lisa und ist mit vielen Fehlern verbunden. Tanja kann dementsprechend nur sehr schlecht Nicht-Wörter oder ihr unbekannte Wörter lesen. Allerdings beschleunigt der ganzheitliche Abruf der Wörter aus dem Lexikon das Tempo des Schreibens und reduziert die Fehler in bekannten Wörtern erheblich.

Tanja benutzt Lesen als eine selbstverständliche Hilfe und Beschäftigung im Alltag. Sie liest Zeitschriften, hat einen eigenen Computer, an dem sie vorwiegend Lernspiele mit Schrift „spielt". Schreiben dagegen umgeht sie gern. Es fällt ihr sehr viel schwerer als Lesen. Tanjas Leselehrgang läßt sich nicht mehr vollständig nachvollziehen. Sie wurde teilweise einzeln beschult, wobei die Lehrer sich dann sehr individuell auf ihre Möglichkeiten einstellen konnten.

Bewertung der Einzelfälle

Tanja hat im strengen Sinne den Schriftspracherwerb nicht beendet, bzw. nur unvollständig bewältigt. Trotzdem kann sie gerade das Lesen als Verbesserung ihrer Lebensqualität wahrnehmen. Gerade dieser Fall spricht dafür, Kinder mit Williams-Beuren-Syndrom an den Schriftspracherwerb heranzuführen. Die Strategie der Laut-Buchstaben-Zuweisung, die den Kindern frühzeitig die Möglichkeit gibt, Wörter selbständig zu erlesen, kann die Lust am Lesen wecken und fördern. Bei Lisa wurde in der Schule zunächst auf den Erwerb des Schreibens verzichtet. So können die begrenzten Kapazitäten der Kinder auf einen Erwerbsstrang konzentriert werden. Die Gefahr, dass die Kinder überfordert werden, kann so reduziert werden.

Für die Entscheidung, wann das Kind mit Williams-Beuren-Syndrom Lesen und Schreiben lernen soll, ist die Betrachtung des Sprachentwicklungsstandes ein wichtiger Faktor. Eine noch sehr unzureichend entwickelte Sprache wird sich auf die Möglichkeit der schriftsprachlichen Entwicklung negativ auswirken. In einem solchen Fall sollte der Einstieg in die Schriftsprache um ein bis zwei Jahre verschoben werden und die Förderung der Sprache in dieser Zeit weiter im Aufmerksamkeitsfokus stehen.

6 Ausblick

Eigentlich wirft die Zusammenstellung eines Artikels wie dieser nur immer neue Frage auf. Die Antworten sind noch sehr gering. Eine wichtige Richtung dieser Fragen geht in die Arbeit mit Einzelfällen oder kleineren Gruppen von Williams-Beuren-Syndrom Kindern und Erwachsenen, die einerseits der starken Heterogenität des Syndroms gerecht werden, andererseits auch die Möglichkeit lassen, in den Untersuchungen in die Tiefe zu gehen und neue Ergebnisse zu bekommen. Die Möglichkeiten der großen Gruppenstudien sind weitgehend erschöpft und müssen nun mit anderen Methoden kombiniert werden. Die klinische Forschung muss weiter in den Vordergrund rücken und neben der theoretischen Grundlagenforschung weiter in die Gebiete der Diagnostik und der Therapie vordringen. Dazu ist Aufklärungsarbeit notwendig, die die Eltern davon entlastet sowohl Ärzte als auch Therapeuten jeglicher Fachrichtung zunächst über das Williams-Beuren-Syndrom aufzuklären, bevor eine Behandlung möglich ist.

7 Literatur

Barisnikov, K., Van der Linden, M. & Poncelet, M. (1996). Acquisition of new words and phonological working memory in Williams syndrome: a case study. *Neurocase* (2): 395-404.

Behrens, H. (1999). Was macht Verben zu einer besonderen Kategorie im Spracherwerb? In: J. Meibauer & M. Rothweiler (eds.). Das Lexikon im Spracherwerb. München, Fancke (UTB): 32-50.

Bellugi, U., Bihrle, A., Jernigan, T., Trauner, D. & Doherty, S. (1990). Neuropsychological, neurological and neuroanatomical profile of Wiliams syndrome. *American Journal of Medical Genetics Supplement* (6): 764-768.

Bellugi, U., Marks, S., Bihrle, A. & Sabo, H. (1988). Dissociation between language and cognitive functions in Williams syndrome. In: D. Bishop & K. Mogford (eds.). Language development in exceptional circumstances. Edinburgh, LEA: 132-149.

Böhning, M. (1999). *Spracherwerb bei Williams-Beuren-Syndrom: Eine Einzelfallstudie zum frühen Lexikon- und Syntaxerwerb.* Universität Potsdam: unv. Diplomarbeit

Capirci, O., Sabbadini, L. & Volterra, V. (1996). Language development in Williams syndrome: a case study. *Cognitive Neuropsychology* (**13**): 1017-1039.

Chapman, R. S. (1995). Language development in children and adolescents with Down syndrome. In: P. Fletcher & B. Mac Whinney (eds.). The handbook of child language. Oxford, Psychology Press: 641-663.

Clahsen, H. & Almazan-Hamilton, X. (1998). Syntax and morphology in Williams syndrome. *Cognition* (**68**): 167-198.

Cromer, R. (1994). A case study of dissociations between language and cognition. In: H. e. Tager-Flusberg (eds.). Constraints on language acquisition. Hillsdale, Lawrence Erlbaum Ass.: 141-154.

Fikkert, P. & Penner, Z. (1998). Das Comeback der Prosodie. *L.O.G.O.S. Interdisziplinär.*

Fowler, A. E. (1990). Language abilities in children with Down Syndrome: evidence for a specific syntactic delay. In: D. Cicchetti & M. Beeghly (eds.). Children with Down Syndrome. A developmental perspective. Cambridge, MA, University Press: 302-328.

Fowler, A. E., Gelman, R. & Gleitman, L. R. (1994). The course of language learning in children with Down Syndrome. In: H. Tager-Flusberg (eds.). Constraints on language acquisition. Studies of atypical children. Hillsdale, Lawrence Erlbaum Ass.: 91-140.

Gosch, A. & Pankau, R. (1995). Entwicklungsdiagnostische Ergebnisse bei Kindern mit Williams-Beuren-Syndrom. *Kindheit und Entwicklung* (**4**): 143-148.

Gosch, A., Städing, G. & Pankau, R. (1994). Linguistic abilities in children with Williams-Beuren-Syndrome. *American Journal of Medical Genetics* (**52**): 291-296.

Jarrold, C., Baddeley, A. D. & Hewes, A. K. (1998). Verbal and nonverbal abilities in the Williams syndrome phenotype: evidence for diverging developmental trajectories. *Journal of Child Psychology and Psychiatry* (**39**): 511-523.

Karmiloff-Smith, A., Klima, E., Bellugi, U., Grant, J. & Baron-Cohen, S. (1997). Language and Williams syndrome: how intact is intact? *Child Development* (**68**): 246-262.

Karmiloff-Smith, A., Tyler, K. T., Voice, K., Sims, K., Udwin, O., Howlin, P. & Davies, M. (1998). Linguistic dissociations in Williams syndrome: evaluating receptive syntax in on-line and off-line tasks. *Neuropsychologia* (**36**): 343-351.

Kauschke, C. & Siegmüller, J. (2000). *Spezifische Sprachentwicklungsstörungen aus patholinguistischer Sicht.* Potsdam, Publikationsstelle der Universität Potsdam.

Klein, B. P. & Mervis, C. B. (1999). Contrasting patterns of cognitive abilities of 9- and 10-year-olds with Williams syndrome or Down syndrome. *Developmental Neuropychology* (**16**): 177-196.

Lopez-Rangel, E., Maurice, B., McGillivray, B. & Friedman, J. (1992). Williams syndrome in adults. *American Journal of Medical Genetics* (**44**): 720-729.

Mac Donald, G. W. & Roy, D. L. (1988). Williams syndrome: a neuropsychological profile. *Journal of clinical and experimental Neuropsychology* **(10)**: 125-131.

Mervis, C., Morris, C. A., Bertrand, J. & Robinson, B. F. (1999). Williams syndrome: findings from an integrated program of research. In: H. Tager-Flusberg (eds.). Neurodevelopmental disorders: contributions to a new framework from cognitive neuroscience. Cambridge, MIT Press: 65-110.

Mogford, K. & Bishop, D. (1988). Language development in unexceptional circumstances. In: D. Bishop & K. Mogford (eds.). Language development in exceptional circumstances. Hillsdale, Lawrence Erlabaum Ass.: 1-9.

Rondal, J. A. & Edwards, S. (1997). *Language in mental retardation*. London, Whurr Publishers.

Rothweiler, M. & Meibauer, J. (1999). Das Lexikon im Spracherwerb - ein Überblick. In: J. Meibauer & M. Rothweiler (eds.). Das Lexikon im Spracherwerb. München, Francke (UTB): 9-31.

Sarimski, K. (1997). *Entwicklungspsychologie genetischer Syndrome*. Göttingen, Hogrefe.

Siegmüller, J., Weissenborn, J. & Böhning, M. (1999). Theorie und Praxis: Spracherwerb bei Williams-Beuren-Syndrom. *Williams-Beuren-Syndrom Umschau* .

Singer Harris, N. G., Bellugi, U., Bates, E., Jones, W. & Rossen, M. (1997). Contrasting profiles of language development in children with Williams and Down syndromes. *Developmental Neuropychology* **(13)**: 345-370.

Starke, F. (i.V.). *Lexikalische Entwicklung bei Williams-Beuren-Syndrom. Eine Einzelfallstudie.* Univerität Potsdam: unv. Diplomarbeit

Temple, C. (1997). *Developmental cognitive neuropsychology*. Hove, Psychology Press.

Thal, D., Bates, E. & Bellugi, U. (1989). Language and cognition in two children with Williams syndrome. *Journal of Speech and Hearing Research* **(32)**: 489-500.

Udwin, O. & Yule, W. (1990). Expressive language of children with Williams syndrome. *American Journal of Medical Genetics Supplement* **(6)**: 108-114.

Wang, P. P. & Bellugi, U. (1993). Williams syndrome, Down syndrome, and cognitive neuroscience. *American Journal of Disabled Children* **(147)**: 1246-1251.

Wang, P. P. & Bellugi, U. (1994). Evidence from two genetic syndromes for a dissociation between verbal and visual-spatial short-term memory. *Journal of clinical and experimental Neuropsychology* **(16)**: 317-322.

Auswertung des Fragebogens zu WBS in Kirchheim 1999

Rücklauf: 41 Fragebögen

1. Alter des betroffenen Kindes: Anzahl Kinder

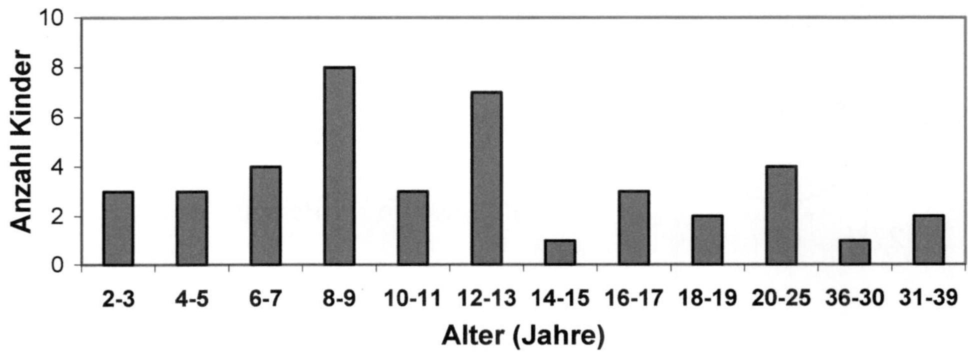

Von den Befragten waren 18 Kinder (2-9 Jahre), 14 Jugendliche (10 -17 Jahre) und 9 Erwachsene (18-39 Jahre).

2. Alter der Geschwisterkinder:

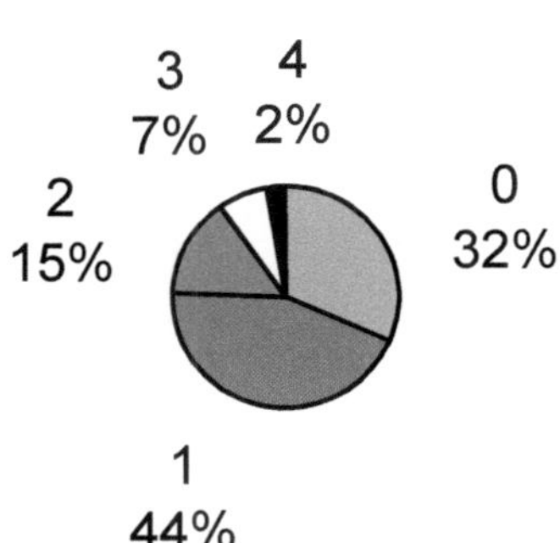

12 Geschwisterkinder sind zwischen 0-9 Jahre alt, acht zwischen 14-18 Jahren und 16 Geschwister zwischen 20-39 Jahre.

13 Familien haben keine weiteren Kinder, 18 Betroffene haben noch 1 Geschwister, 6 zwei Geschwister, 3 je drei Geschwister und 1 hat insgesamt 4 Geschwister

3. Hat Ihr Kind einen Herzfehler?

Die Mehrzahl der Befragten (30 von 41; 73%) weist einen Herzfehler auf.

4. Welche Pflegestufe hat Ihr Kind?

Verteilung auf die Pflegestufen

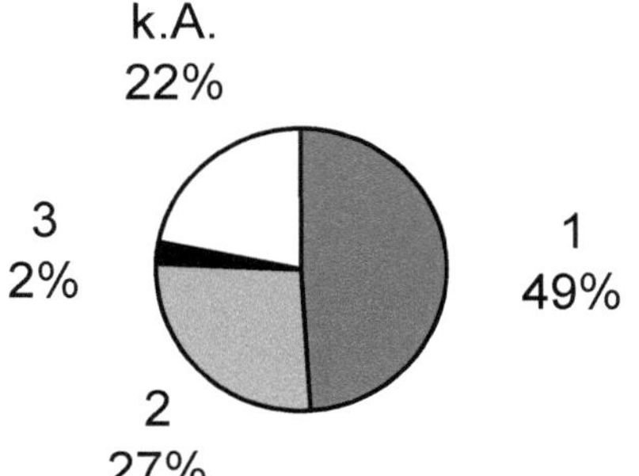

Pflegestufe 1 erhalten insgesamt. 20 Betroffene,

Pflegestufe 2 erhalten 11 und

Pflegestufe 3 1 Person

5. Welcher Grad der Behinderung wurde anerkannt?

Grad der Behinderung in %

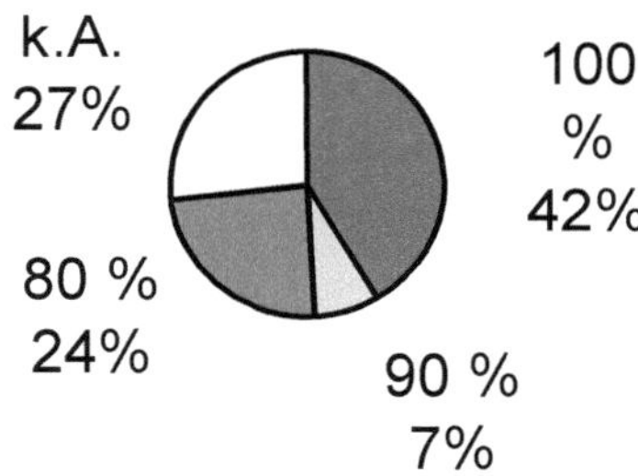

Grad der Behinderung:
100 % : 17
90 % : 3
80 % : 10
keine Angabe: 11

6. Welche Einrichtung hat Ihr Kind besucht und welche wird es noch besuchen?

Die Mehrzahl der betroffenen Kinder(15) besucht Sonderkindergärten bzw. heilpädagogische Einrichtungen); 12 besuchen einen Regelkindergarten, 10 einen Integrationskindergarten und je 2 eine Montessori- bzw. Waldorf-Einrichtung.

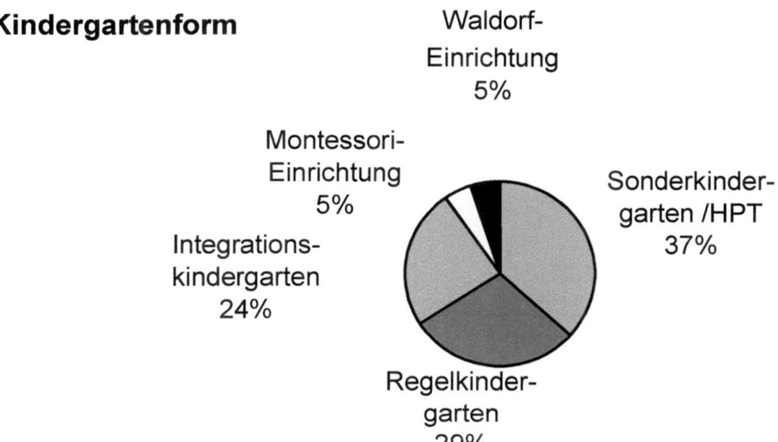

Bei den Schulen überwiegen deutlich die Schulen zur individuellen Lebensbewältigung (14) und Schule zur individuellen Lernförderung (10); Regelschule mit Einzelintegration bzw. Integrationsschulen wurden von je 3 Kindern besucht.

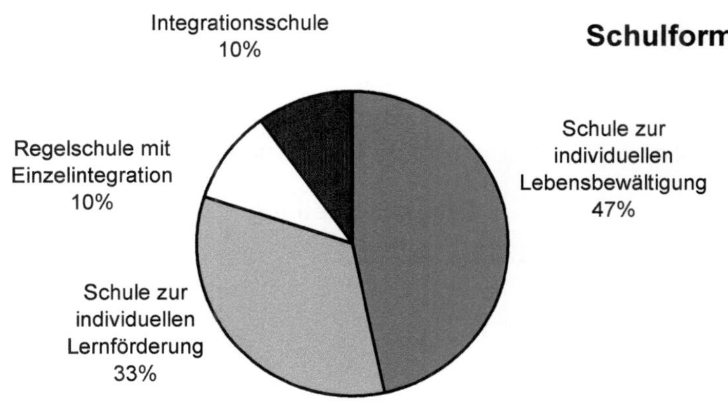

7. Wie alt ist Ihr Kind gewesen, als die Diagnose WBS gestellt wurde?

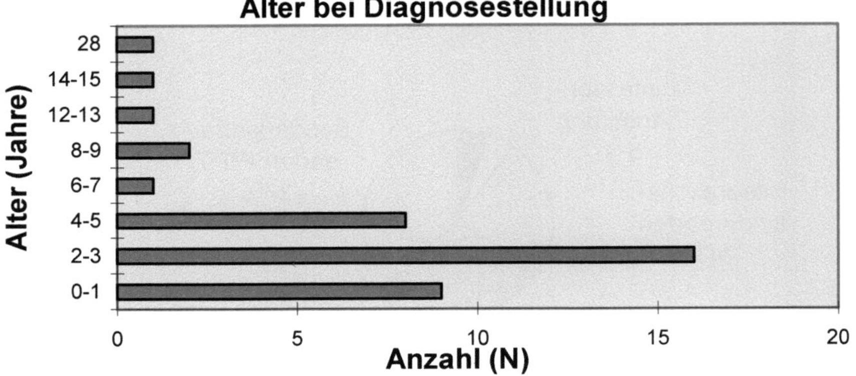

Zum Zeitpunkt der Diagnosenstellung waren 9 Kinder unter 1 Jahr alt, 16 Kinder zwischen 2 - 3 Jahre alt sowie 8 Kinder zwischen 4 - 5 Jahre alt, ein Betroffener wurde erst mit 28 Jahren diagnostiziert. Die Mehrzahl der Befragten (30) weisen einen Herzfehler auf.

8. Wer hat die Diagnose zuerst gestellt?

In 17 Fällen wurde die Diagnose von einer Kinderklinik und in 9 Fällen von einer genetischen Beratungsstelle gestellt; 4 weitere Kinder wurden in Sozial-pädiatrischen Zentren und 3. vom niedergelassenen Kinderarzt diagnostiziert, bei 2 Kinder wurde von der Mutter der Verdacht auf WBS geäußert; einige der Kinder wurden von Kardiologen bzw. Kinderneurologen diagnostiziert.

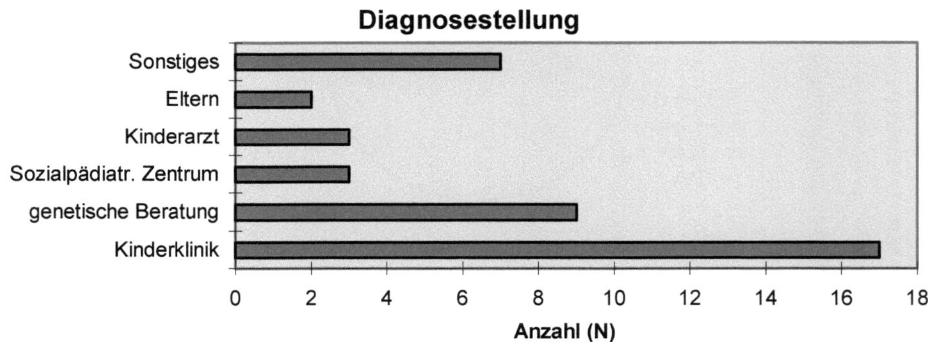

9. Welche Informationen erhielten Sie, als Ihnen die Diagnose mitgeteilt wurde?

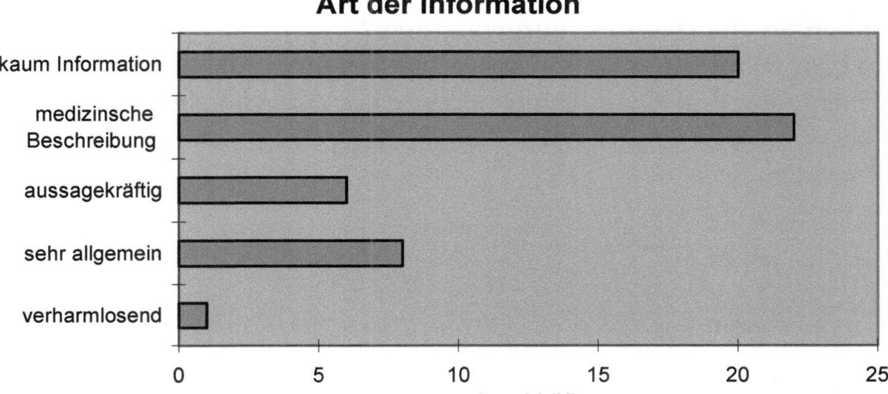

Bei der Mitteilung der Diagnose wurde überwiegend die medizinische Beschreibung des Syndroms (22) in den Mittelpunkt gestellt, die von den Eltern als sehr allgemein (8) empfunden wurden. Lediglich 6 Eltern erlebten die Beratung als aussagekräftig, dem gegenüber stehen von 20 Eltern die Angabe, dass sie wenig bzw. keine Informationen erhalten haben. (Doppelnennungen waren möglich)

10. Wie haben Sie das Informations- und Beratungsgespräch empfunden? (positiv/vermisst)

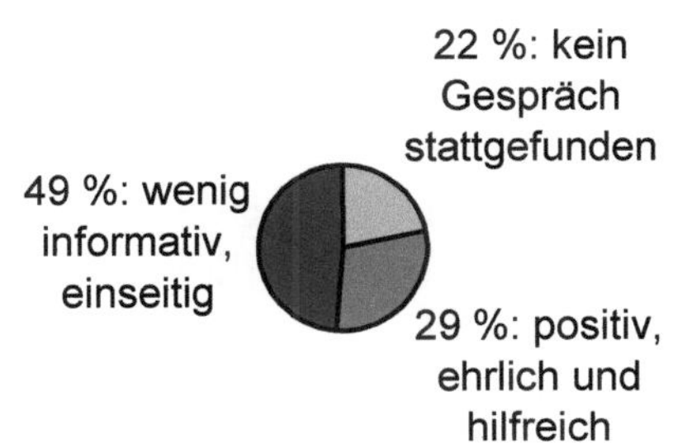

Insgesamt wurde die Gespräche von 12 Familien als positiv, ehrlich bzw. unterstützend erlebt.

20 Familien beklagten, dass die Informationsgespräche wenig informativ, verwirrend, einseitig auf Herzfehler bezogen, oberflächlich bzw. auf die Vermeidung weiterer Schwangerschaften ausgerichtet waren. 9 Eltern gaben an, dass sie überhaupt kein Gespräch hatten.

Die negativen Beratungserfahrungen lassen sich nicht eindeutig auf einzelne Einrichtungen, die die Diagnose gestellt haben, beziehen.

11. Wie haben Sie die Diagnose aufgenommen?

Von 4 Familien wurde angegeben, dass die Verarbeitungsdauer zwischen 1 und mehreren Jahren lag. Ein Zusammenhang zwischen der Aufnahme der Diagnose zur oben beschriebenen Qualität des Beratungsgespräches kann nicht eindeutig hergestellt werden.

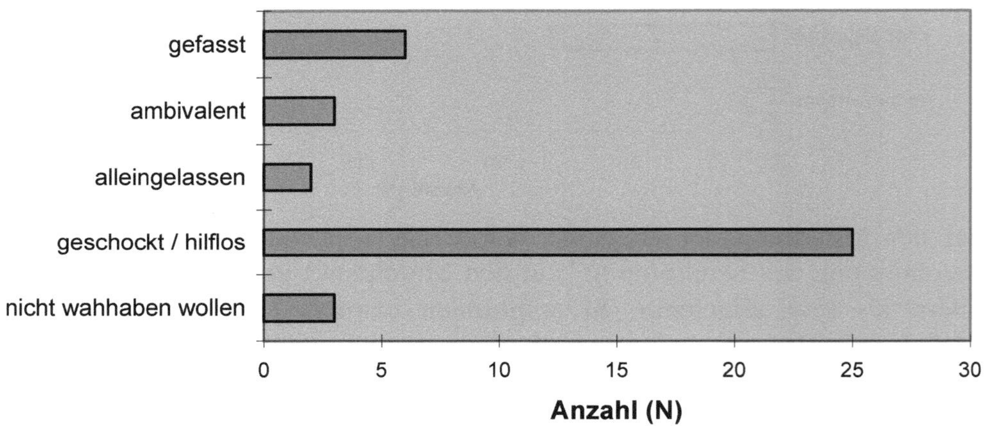

12. Wann und wie wurden
a) die Geschwisterkinder und
b) die Verwandtschaft über die Behinderung informiert?

Zu a) Geschwisterkinder

In allen Familien wurden die Informationen über die Behinderung an die Geschwister weitergegeben. Bei der Mehrzahl wurde Art und Umfang der Information situations- und altersentsprechend thematisiert. In 9 Familien wurden die Geschwister erst später geboren, so dass Gespräche mit Geschwistern zum Zeitpunkt der Diagnosenstellung nicht aktuell waren.

In 23 Fällen wurden Informationen über die Behinderung kurz nach der Diagnosestellung an Verwandte weiter gegeben, weitere 9 Familien gaben sie nach dem jeweiligen Stand weiter und 5 Familien erst nach und .nach

Zu b) Verwandtschaft
In 23 Fällen wurden Informationen über die Behinderung kurz nach der Diagnosenstellung an Verwandte weiter gegeben, weitere 9 Familien gaben sie nach dem jeweiligen Stand weiter und 5 Familien erst nach und nach.

13. Wie bewältigen die Geschwisterkinder die Situation?
Das Verantwortungsbewusstsein der Geschwisterkinder ist teilweise so ausgeprägt, dass sie (nach Angaben der Eltern) ihre eigenen Bedürfnisse zurückstellen.

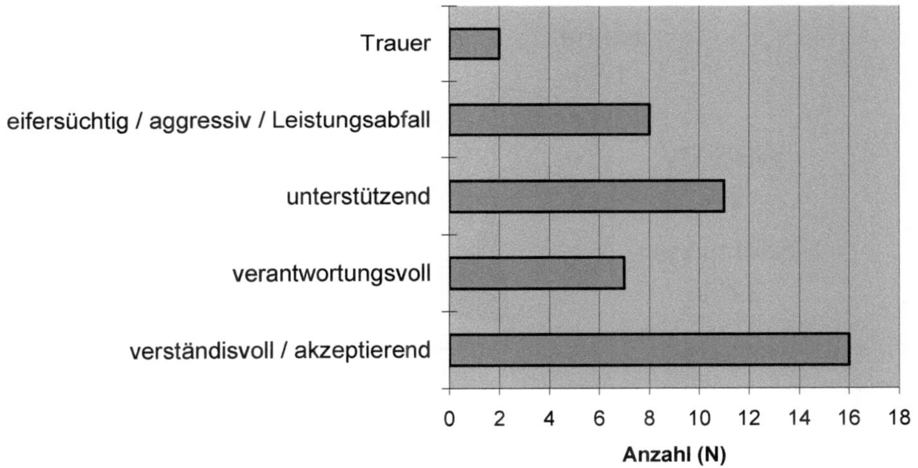

14. Was veränderte sich durch die Diagnose in Ihrem Leben?
(Pläne, Partnerschaft, Beziehungen zu Freunden und Verwandten etc.)
Die Veränderungen im eigenen Leben umfassen die ganze Bandbreite von keine Veränderungen (N=4) bis alles ist anders (N=1).

Zitate:

- Sorglosigkeit schwindet,
- Abkehr / Mitleid von Verwandten,
- positivere Lebenseinstellung,
- eigene Empfindlichkeit
- Belastung in der Partnerschaft (N=6) bis hin zur Trennung (N=4)
- Festigung der Beziehung (N=5)
- positive Reaktion der Freunde (N=6)
- Rückzug von Freunden (N=4)

15. Wer unterstützte Sie in der ersten Zeit besonders?

Unterstützung

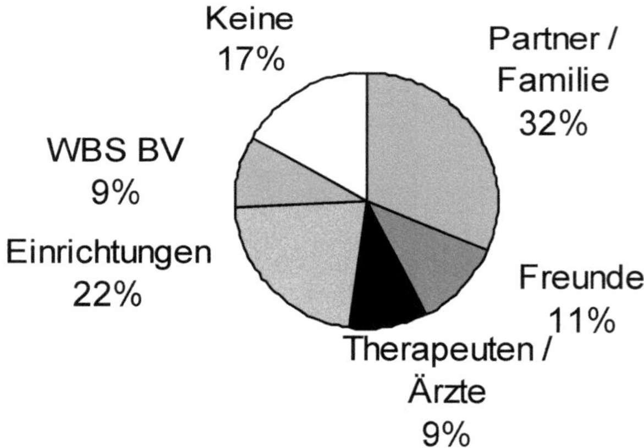

Mehrfachnennungen (N= 54)

148

16. Durch wen sind Sie auf Hilfen, Förderungen hingewiesen worden?

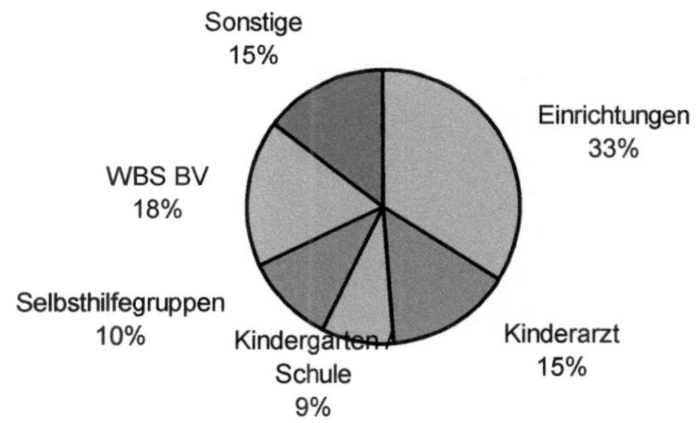

Mehrfachnennungen (N= 68)

17. Was haben Sie besonders vermisst (Beratung, Unterstützung etc.)
Das Zitat „eine starke Schulter zum anlehnen" beschreibt vermutlich hier das
Gefühl vieler.
Überwiegend wurde Beratung in einer zentralen / übergreifenden
Anlaufstelle (N=17) sowie ein menschlicher und kompetenter
Gesprächspartner (N=11) vermisst. Wohnortnahe Unterstützung als auch
Begleitung im Alltag fehlten (N=14) . Interesse und Verständnis durch
Dritte wurde wenig erlebt (N=5).

**18. Worauf würden Sie heute besonders achten, wenn Sie erneut in dieser
   Situation wären?**
- optimale Förderung des Kindes (N=12)
- Erfahrungsaustausch mit anderen Eltern /Informationen einholen (N=11)
- Rasche Diagnose (N=6)
- unnötige Untersuchungen vermeiden (N=6)
- abwarten, Gelassenheit (N=4)
- mehrere Meinungen einholen (N=3)
- konsequente Erziehung (N=2)
  (Mehrfachnennungen)

Weiterhin interessiert es uns, wie es den Jugendlichen und Erwachsenen geht. Ab hier werden insgesamt nur 19 Fragebögen einbezogen.

19. Wie sieht der berufliche Werdegang bzw. die berufliche Zukunftsperspektive aus?
- Werkstatt für Behinderte (WfB) (N=8)
- beschützende Einrichtung (N=2)
- Förderlehrgang im Berufsbildungswerk (BBW) (N=1)
- anthroposophische Einrichtung (N=1)
- Arbeit im Altenheim (N=1)
- Tagesheimstätte (N=1)
- Berufsvorbereitende Schule für Mädchen (N=1)
- Rentnerin (N=1)
- bisher unklar (N=3)

20. Wie sieht das Wohnumfeld aus?

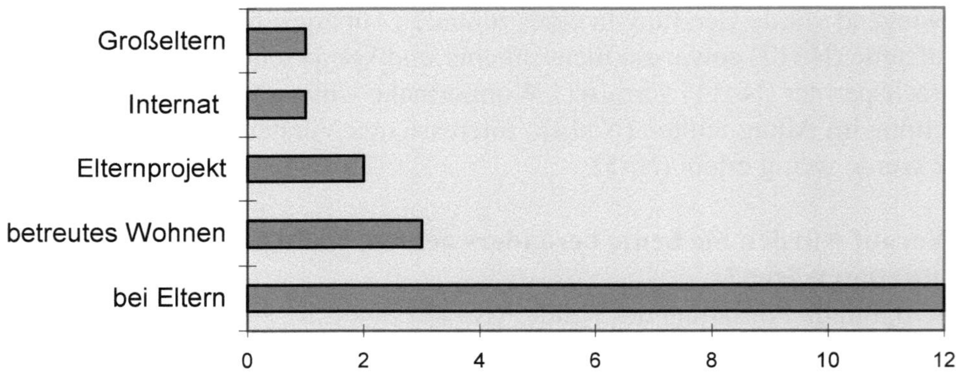

21. Wurde ein Betreuer benannt?
- kein Betreuer (N=14)
- Vater (N=2)
- Mutter (N=2)
- Großmutter (N=1)

150

22. Wie sieht es mit der Selbstständigkeit aus?

- Unselbstständig (N=6)
- Selbstständig in häuslicher Umgebung (N=2)
- Selbstständig mit Unterstützung (N=8)
- relativ gut (N=3)

23. Wie gestalten sich Freundschaften / Beziehungen?

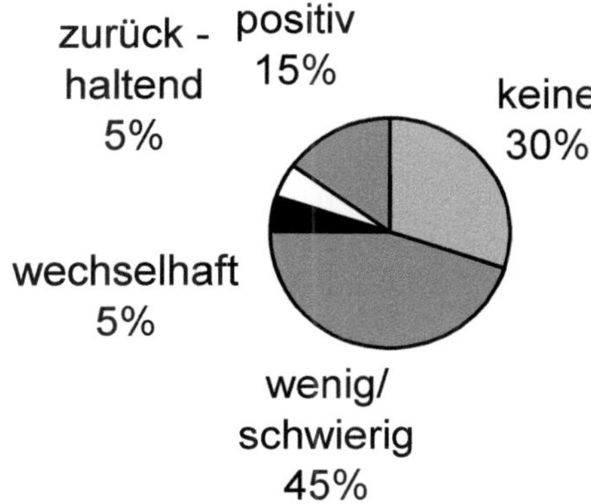

Überwiegend wurde von den älteren Befragten der Kontakt zu Verwandten bzw, zu Erwachsenen gesucht, jedoch nicht zu Gleichaltrigen.

24. Treten im Alter besondere gesundheitliche Probleme auf?

- Nein (N=9)
- Herz-/Kreislauf (N=2)
- Knochenbau (N=2)
- Polyurie (N=1)
- Übergewicht (N=1)
- Traurigkeit (N=1)
- keine Angaben (N=3)

25. Was prägt den Alltag der Erwachsenen besonders?
- Geregelter Ablauf zur Sicherung von Erfolgserlebnissen (N=3)
- ritualisierter Tagesablauf (N=2)
- Hobbys (N=2)
- Sammeln von Prospekten (N=1)
- Familie / Bekannte (N=1)
- Präsenz der Eltern (N=2)
- keine Angaben (N=8)

Bundesverband Williams-Beuren-Syndrom e.V.
Tätigkeitsbericht für den Zeitraum
1. Januar 2002 – 31. Dezember 2004

Der Bundesverband Williams-Beuren-Syndrom e.V. (BV WBS) wurde 1989 als Selbsthilfegruppe Betroffener und ihrer Familien gegründet, er wird ehrenamtlich von betroffenen Familien geleitet. Im Berichtszeitraum war der BV WBS beim Amtgericht Bad Segeberg unter der Nr. 680 im Vereinsgericht eingetragen und von dem Finanzamt Bad Segeberg unter dem Az. Gl-Nr.342 als mildtätig anerkannt.

Die Geschäftsstelle war bei dem Vorsitzenden Herrn Wandschneider, Bornkamp 5a in 23795 Fahrenkrug angesiedelt.

In Juni 2002 waren im Verband 378 Familien Mitglied und 164 Förderer. Auf Landesebene existieren 12 Landesverbände bzw. Regionalgruppen, die einen wohnortnahen Erfahrungs- und Informationsaustausch ermöglichen. Der Bundesverband WBS (www.w-b-s.de) und die bayerischen Regionalgruppen (www.wbs-bayern.de und www.wbskind.de) sind im Internet präsent. Für Familien mit Internetzugang wird eine Emailliste angeboten. In unregelmäßigen Abständen wird eine Verbandszeitung, die UMSCHAU herausgegeben.

Der Verband ist Mitglied in:
- Kindernetzwerk e.V. für kranke und behinderte Kinder und Jugendliche in der Gesellschaft, 63739 Aschaffenburg,
- „Hilfe für Behinderte" in Bayern e.V. (LAGH) 81667München,
- „Aktion Grundgesetz" der Initiative Aktion Mensch (früher: Sorgenkind), 53129 Bonn.

Alle 3 Jahre wird ein Bundesverbandstreffen organisiert, im Berichtszeitraum fand es im Juni 2002 statt. Unabhängig hiervon veranstalteten viele Landesverbände oder Regionalgruppen regionale Treffen, einige jährlich wie z.B. Schleswig-Holstein, Niedersachsen und Bayern–Nord, oder halbjährlich wie z.B. Bayern-Süd.

Die Ziele des WBS Bundesverbandes und seiner Regionalgruppen sind:
- Vermittlung von Kontakten zwischen Mitgliedsfamilien, Beratung,
- Förderung von Erfahrungsaustausch und gegenseitiger Unterstützung
- Erforschung des WBS durch den wissenschaftlichen Beirat und Weitergabe der Informationen an die Familien und Fachleute (z.B. an Ärzte, Therapeuten und Pädagogen).
- Sozialrechtlicher und psychologischer Beistand in Konfliktsituationen
- Steigerung des Bekanntheitsgrades des Syndroms

- Entwicklung von Zukunftsperspektiven für Erwachsene mit WBS.

Das Williams-Beuren-Syndrom (WBS) ist eine relativ seltene, genetisch bedingte Behinderung, seine Inzidenz wird in der Literatur auf rund 1:20.000 geschätzt. In Deutschland sind ca. 4.000 bis 10.000 Menschen betroffen. WBS wurde in der medizinischen Literatur zum ersten Mal Anfang der 60er Jahre durch die beiden Kardiologen Williams und Beuren beschrieben. Seit 1993 ist bekannt, dass es spontan bei der Bildung der Keimzellen durch den Verlust von **mehreren benachbarten Genen in dem Chromosomenabschnitt 7q11.23 des Chromosom 7** entsteht. Es wird geschätzt, dass diese sogenannte hemizygote Deletion mit einem Verlust von etwa 23 Genen einhergeht, der Auswirkung auf die Steuerung und Aktivität anderer Gene hat. Bisher konnte nur das Elastin-Gen mit seinen Auswirkungen auf das Erscheinungsbild (hier: Gefäßveränderungen) eindeutig zugeordnet werden.

Charakteristische Merkmale sind u.a.:
- Gefäßverengungen und -veränderungen, insbesondere in Herznähe (supravalvuläre Aortenstenose und periphere Pulmonalstenosen)
- leichte bis mittelschwere geistige Behinderung
- Entwicklungsverzögerung
- charakteristische Gesichtszüge
- typisches Persönlichkeitsprofil
- Ess- und Trinkschwierigkeiten im Säuglings- und Kindesalter
- **leichter Minderwuchs** und unzureichende Gewichtszunahme (entlang der 3. Perzentile)
- niedriger Muskeltonus,
- Neigung zu Skoliosis
- Geräuschempfindlichkeit
- hohe sprachliche und soziale Kompetenz
- musikalische Begabung

Eine Therapie kann derzeit nur symptomatisch erfolgen. Mit Fördermaßnahmen wurden sehr positive Erfahrungen gesammelt, sie können die Selbstständigkeit der Betroffenen wesentlich steigern und das Erlernen der Kulturtechniken positiv begleiten.

Häufig suchen die betroffenen Familien längere Zeit nach der richtigen Diagnose für ihr Kind. Ist dieser Schritt gemacht, fehlt es an spezialisierten Behandlungszentren und wirksamen Therapien. In der Regel ist die Eigeninitiative der Familien gefordert. Wenn bei einer Familie erstmalig der Verdacht geäußert wird, dass der Nachwuchs eventuell das Williams-Beuren-Syndrom hat, bringt dies große Veränderungen für diese Familie mit sich. Durch die in der Regel Defizit-orientierte Diagnose realisieren die Eltern, dass sie von ihrer Lebensplanung mit einem Wunschkind Abstand gewinnen müssen und für die Zukunft mit ihrem Kind eine neue Lebensplanung entwerfen müssen. Wesentlich hierbei ist, dass sie ihr Kind, so wie es ist, annehmen können und den Mut und die Zuversicht aufbringen, den neuen Weg zu wagen.

Hier beginnt die Bedeutung und die Aufgabe des Bundesverbandes WBS, indem er die Familien in der Phase nach der Diagnose begleitet, hinsichtlich der medizinischen Aspekte, der Förderungsmöglichkeiten und Hilfsangebote syndromspezifisch berät und Kontakte zu anderen betroffenen Familien vermittelt.

Diese Aufgabe wird von der Geschäftstelle des Bundesverbandes und auch von den Landesverbänden und Regionalgruppen wahr genommen. Der dabei anfallende Schriftverkehr ist umfangreich und zeitaufwendig und seit Jahren anwachsend. Er betrug 2002 insgesamt über 1000 Briefe. Hinzu kommen etwa 150 Faxe im Jahr und die Anzahl an E-Mails ist kontinuierlich ansteigend. Vom Bundesverband werden tendenziell eher allgemeine Informationen zu dem Syndrom erteilt und die Familien mit den bisher erstellten Informationsbroschüren unterstützt. Die Ansprechpartner in den Ländern suchen hingegen eher den direkten Kontakt mit den betroffenen Familien, tauschen sich über bisher gewonnene Erfahrungen aus und vermitteln nach Möglichkeit Kontakte zwischen Familien mit gleichaltrigen Kindern. Da die Ausgestaltung des Sozialen und des Schulwesens Ländersache ist, ist hier eine regionale Betreuung der des Bundes überlegen. Auch ist für die Familien die Kenntnis über regional vorhandenen Ressourcen auf medizinischer Ebene, an Frühförderung, Integrationskindergärten und schulischen Angeboten sehr wichtig.

Da das Williams-Beuren-Syndrom eine sehr seltene Behinderung ist, kennen es nur wenige Fachleute in einer zufriedenstellenden Tiefe. Bisher gehört es nicht zum Ausbildungsplan für Kinderärzte. Von daher ist es wichtig, die Familien möglichst früh umfangreich über das Syndrom zu informieren, damit sie die Kinder optimal fördern können, alle wesentlichen gesundheitsrelevanten Symptome rechtzeitig abklären lassen und regelmäßige Nachuntersuchungen bzw. Kontrollen wahrnehmen. Mit der Zeit werden die Eltern zu „Fachleuten für das Syndrom". Auf Bundesebene gibt es an Literatur für die Familien neben den bisherigen Verbandszeitungen eine Elternbroschüre, eine Orientierungshilfe für Pädagogen, ein Kinderbuch und einen Leitfaden für Erwachsene.

Bei den alle drei Jahre stattfindenden Bundesverbandstreffen informiert der wissenschaftliche Beirat über den aktuellen Stand der Forschung. Außerdem können sich die Mitglieder in themenbezogenen Arbeitsgruppen über aktuelle Problemlagen austauschen. Die Mitglieder des Wissenschaftlichen Beirates stehen während des Bundesverbandstages für Einzelgespräche zur Verfügung.

Bei dem Bundesverbandstag vom 7. bis 10. Juni 2002 ist die Beteiligung an Fachleuten wieder sehr groß und deckt einen breiten Themenbereich ab, der in dem separaten Bericht über den Bundesverbandstag ausführlich dargestellt wird. Zu diesem Verbandstag waren rund 600 Familien eingeladen worden und über 65 Familien sind hierzu aus der gesamten Bundesrepublik angereist. Es haben sogar Familien aus Österreich, der Schweiz und Frankreich teilgenommen.

Zeitlich abgestimmt zu dem Bundesverbandstag konnte ein 30 minütiger Film über den Alltag von drei Jugendlichen von Frau Hackenbroch und Herrn Knopf fertiggestellt werden. Der Film wurde bei dem Bundesverbandstag 2002 erstmalig einer größeren Öffentlichkeit vorgestellt und von den Familien mit großer positiver Resonanz aufgenommen. Im Herbst 2002 bestand dann Gelegenheit, den Film zuerst auf SAT1 und einige Wochen später im Rahmen der Sendung der „Arbeitsgemeinschaft Behinderter in den Medien" im DSF auszustrahlen.

Der wissenschaftliche Beirat nutzt den Bundesverbandstag für die Durchführung einer Studie und nimmt von vielen Eltern auf freiwilliger Basis eine Blutprobe. Aufgrund aktueller genetischer Publikationen ist es wahrscheinlich, dass bei einigen Eltern von Kindern mit WBS eine Inversion auf Chromosom im Bereich 7q11.23 vorliegt. Bisherige Daten lassen vermuten, dass diese Inversion bei betroffenen Familien häufiger vorkommt als in der Normalbevölkerung. Die These lautet also, dass diese Inversion bei einigen Eltern für das WBS verantwortlich sein kann und insofern ein erhöhtes Risiko bedeuten kann. Es ist nicht genau bekannt, wie häufig diese Inversion in den beiden o.g. Gruppen auftritt Bisher liegen nur vorläufige Ergebnisse vor, die Untersuchung ist teuer und aufwendig. Es ist geplant, die Blutproben an der Uni Kiel in der Genetik analysieren (sequenzieren) zu lassen.

Bei der Mitgliederversammlung am 7.Juni 2002 im Rahmen des 6. Bundesverbandstages in Kirchheim wird der bisherige Vorstand (1. Vorsitzender: Werner Wandschneider, 2. Vorsitzender: Heinz Porta, Schriftführer: Brigitte Mintenbeck, Kassenwart: Ralf Rothmann) in seinem Amt bestätigt und für weitere 6 Jahre gewählt.

Der Mitgliedsbeitrag wird von 26 € auf 30 € je Mitgliedsfamilie und je fördernder Mitgliedsfamilie / Einzelmitglied erhöht.

Der Bundesverband WBS beschließt den Beitritt in die Federation of European Williams Syndrome Associations (FEWS) und wählt Herrn Romm als bevollmächtigten Vertreter.

Im Januar 2003 überweist der Bundesverband einen Betrag von € 500,-- an die Deutsche Botschaft in San Salvador als Spende für Beatriz Christina Artige (WBS). Um Frau Artige kümmert sich der Bundesverband schon seit einigen Jahren in Form einer Patenschaft und hat auch in den Vorjahren eine medizinische Betreuung mit Informationen und Medikamenten durchgeführt

In 2003 wird erkennbar, dass aufgrund des gesundheitlichen Zustandes von Herrn Wandschneider das Erscheinen der Verbandszeitung, die er seit Jahren alleine redigiert, auf unbestimmte Zeit beeinträchtig ist.

Im April 2003 wird von der Regionalgruppe Bayern-Süd eine Übersetzung des ersten Bandes der Ratgebers „Fullfilling dreams" der amerikanischen Selbsthilfegruppe bei BoD herausgegeben, das als Buch mit dem Titel „Träume verwirklichen" im Buchhandel zu beziehen ist. Der Ratgeber enthält sehr viele syndromspezifische Anregungen zu Interventionen und richtet sich insbesondere an junge Familien.

Bei der Tagung der FEWS 2002 in Lund, Schweden besteht erstmalig Gelegenheit, den Bundesverband den anderen 8 europäischen WBS Selbsthilfegruppen vorzustellen und bei der Erarbeitung der Satzung und dem Aktionsprogramm aktiv mitzuwirken.

Die Tagung der FEWS 2003 in Paris wird mit der Teilnahme an der Konferenz „rare Paris 2003" verbunden. Der Schwerpunkt der Tagung liegt auf den Besonderheiten der seltenen Syndrome und wurde von der „European Organisation for rare Diseases„ (Eurordis) veranstaltet. Eurordis wurde 1997 gegründet und ist ein Bündnis von Patienten-Vereinigungen, die sich der Verbesserung der Lebensqualität aller Menschen in Europa widmet, die an seltenen Krankheiten leiden. Auf der anschließenden FEWS Sitzung werden die Statuten der FEWS unterzeichnet und dann in Brüssel eingereicht. Die Annerkennung der FEWS als mildtätige Organisation erfolgt durch die EU in 2004.

Die nächste Sitzung der FEWS erfolgt im November 2004 in Verbindung mit der im Rom stattfindenden „Europäischen Konferenz zu Williams Syndrome". Auf dieser Sitzung fasst die FEWS den Beschluss, im Juli 2005 in Sommeroya in Norwegen ein internationales Sommerlager im Rahmen des EU-Projektes „Jugend für Europa" durchzuführen. Es ist geplant, dass aus allen europäischen Mitgliedstaaten jeweils ein Team mit zwei Jugendlichen mit WBS (Alter: 15-25 + Jahre) gemeinsam mit einem Betreuer teilnimmt. Mit der Bildung der Teams wird in Deutschland im Dezember 2004 erfolgreich begonnen.

Im Juli 2004 wird angesichts der großen Nachfrage von der Elternbroschüre „Einführung in das Williams-Beuren-Syndrom" die dritte, überarbeitete Auflage mit finanzieller Unterstützung durch Bayerische Stiftung für Kriegopfer und Behinderte nachgedruckt

Angesicht des gesundheitlichen Zustandes von Herrn Wandschneider ist unklar, wie lange er noch die Aufgaben des ersten Bundesvorsitzenden wahrnehmen kann. Aufgrund seines langjährigen und sehr motivierten Engagements als Vorsitzender wird durch den Vorsitzenden des wissenschaftlichen Beirates, Herrn Prof. Dr. med. Pankau 2004 bei der Regierung von Schleswig-Holstein der Vorschlag eingereicht, das ehrenamtliche Engagement von Herrn Wandscheider zu würdigen. Bei dieser Aktion wurde der Wiss. Beirat von den Landesverbänden unterstützt.

Die Sozialrechtsberatung für Mitglieder des Bundesverbands Williams-Beuren-Syndrom erstreckt sich auf folgende Themenschwerpunkte:
- Gewährung von Leistungen der Pflegeversicherung / Einstufung in die Pflegestufen
- Schwerbehindertenrecht: Feststellung des Grads der Behinderung, Zuerkennung von Merkzeichen
- Erbrechtliche Fragenstellungen (Behinderten-Testament)
- Sonstiges, z.B. Anspruch auf Kindergartenplatz, Einschulung etc.

Die Beratung der Mitglieder erfolgt überwiegend telefonisch. Wenn erforderlich wird weitere anwaltliche Betreuung angeboten und für die betroffenen Familien durchgeführt.

In den Jahren 2002 bis 2004 haben sich jährlich ca. 20 – 30 Familien mit sozialrechtlichen Fragen an den Verband gewandt.

In einem ähnlichen Umfang wurde auch die Beratung durch die Psychologin und der psychologischer Beistand in Konfliktsituationen in Anspruch genommen. Thematisch war Beratungsbedarf gegeben von Umgang mit der Diagnose und dem nicht bekommenen Wunschkind, Rat zu Erziehungsfragen in Kindergarten und Schule, aus der Belastung im Alltag resultierende Beziehungskonflikte, bis hin zur Trauerarbeit bei einem plötzlichen Todesfall.

Auf Landesebene (z.B. NRW, BW, Bremen) hat der Bundesverband die Initiative zur Bildung von Wohngruppen für Erwachsenen mit WBS im Berichtszeitraum begleitet.

Die Internetpräsenz des Bundesverbandes wird von den Familien mit erkennbarer positiver Resonanz aufgenommen. Auch sind erkennbar viele Fachleute aus dem Universitären Umfeld unter den Lesern. Im Oktober 2003 ist der 15.000. Besucher auf der Internetseite der Regionalgruppe Bayern-Süd, im September 2004 ist der 40.000. Besucher auf der Internetseite des Bundesverbandes.

Auf der Email-Liste des Bundesverbandes haben sich 2004 bereits rund 100 Familien zum Erfahrungsaustausch eingefunden.

Der wissenschaftliche Beirat betreibt derzeit mehrere Studien zum Williams-Beuren Syndrom.

An der medizinischen Fakultät der Universität Kiel werden von Prof. Dr. med. Pankau zwei Promotionsarbeiten betreut:

1. Vergleichende Untersuchung zum Schweregrad des WBS im männlichen und weiblichen Geschlecht
2. Untersuchungen zum Hörvermögen beim WBS.

An der o.g. Universität betreut auch Herr PD Dr. med. Partsch eine Arbeit zur Fertilität bei erwachsenen Männern mit WBS.

Im Mai 2003 hat der Bundesverband die Arbeit der Kieler Uniklinik mit med. Gerät für rund 635,-€ unterstützt.

Herr Prof Dr. med. Pankau war bis zum Sommer 2004 als Leiter einer Kinderklinik in Perleberg und anschließend in dieser Funktion Stralsund tätig. Eine spezielle Beratungsstelle oder Spezialambulanz für Erwachsene mit WBS existiert in Deutschland nicht. Deshalb wurde versucht, diese Personengruppe nebenbei zu betreuen. Gemeinsam mit Frau Dr. psych. A. Gosch hat Herr Prof. Dr. med. Pankau für betroffene Familien eine spezielle Beratung und Diagnostik bei bekannten Syndrom angeboten und durchgeführt. Hierbei ging es um eine Bestandsaufnahme zum Schweregrad der Erkrankung und eine Beratung hinsichtlich der entsprechenden Fördermaßnahmen. Die Eltern wollten in der Regel auch wissen, wo ihr Kind im Vergleich zu anderen Kindern mit WBS steht. Häufig wurden diese Untersuchungen auch mit einer Begutachtung des Kindes verbunden. Mehrere Familien sind wiederholt zur Untersuchung gekommen. Dabei ging es immer um eine Beurteilung des Verlaufes und ob die eingeschlagenen Fördermaßnahmen den gewünschten Erfolg zeigen. Besprochen wurden auch immer aktuelle Themen wie z.B. (vorzeitige) Pubertät, Einschulung, Unterbringung in einem Heim usw.

Der Bundesverband hat für die Ausstattung des Elternzimmers in Stralsund einen Zuschuss in Höhe von 1.100 € zum Inventar geleistet

Der wissenschaftliche Beirat hat im Berichtszeitraum begonnen, eine Übersichtbuch zum WBS mit dem Titel „Das Williams-Beuren-Syndrom, Genetik, Partogenese, Morphologie und klinischer Verlauf" zu erstellen. Das Buch ist weitgehend fertiggestellt, derzeit wird die Art der Herausgabe geklärt

Ebenfalls hat der wissenschaftliche Beirat mit dem Manuskript für die Leitlinie „Diagnostik und Therapie beim Williams-Beuren-Syndrom (WBS)" begonnen, das in der Monatsschrift Kinderheilkunde erscheinen soll.

Im Berichtszeitraum wurde publiziert:

Partsch, C.-J.; Japing, I.; Siebert, R.; Gosch, A.; Wessel, A.; Sipell, W. G.; Pankau, R. Central precocious puberty in girls with Williams syndrome (WBS) ; J Pediatr, **141**: 441-444 (2002)

Wessel, A.; Gravenhorst, V.; Buchhorn, R.; Gosch, A.; Partsch, C.-J.; Pankau, R. Risk of Sudden Death in the Williams-Beuren Syndrome; Am J Med Genet, **127 A**: 234–237 (2004)

Wessel, A.; Gravenhorst, V.; Gosch, A.; Partsch, C.-J.; Pankau, R. Coronary arteries in children and adolescents with Williams-Beuren Syndrome: Analyses of width, growth and morphology based on angiocardiograms; E Heart J (2003) submitted

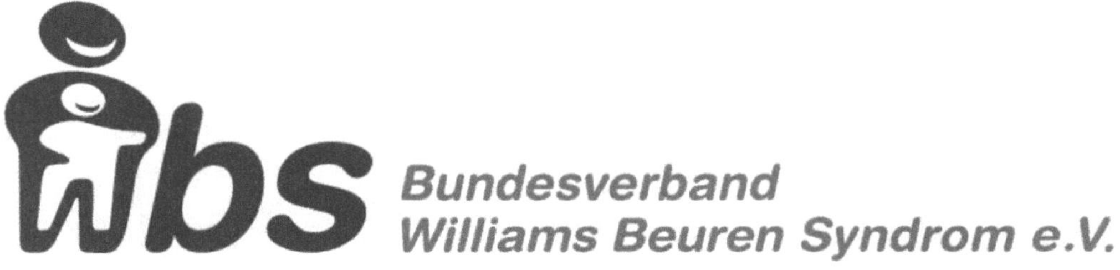

Bundesverband Williams-Beuren-Syndrom e.V.
   1. Vorsitzender: Horst Romm
   2. Vorsitzender: Andreas Busse
       Kassenwart: Ralf Rothmann
       Schriftführer: Brigitte Mintenbeck

Geschäftstelle:
Danziger Str. 2A
85748 Garching
Tel: (089) 32 00 29 86, Fax: (089) 327 33 99 4
Internet: www.w-b-s.de
Email: info@w-b-s.de
Sprechzeiten: Montag und Mittwoch 18.00-20.00 Uhr

Eine Einführung

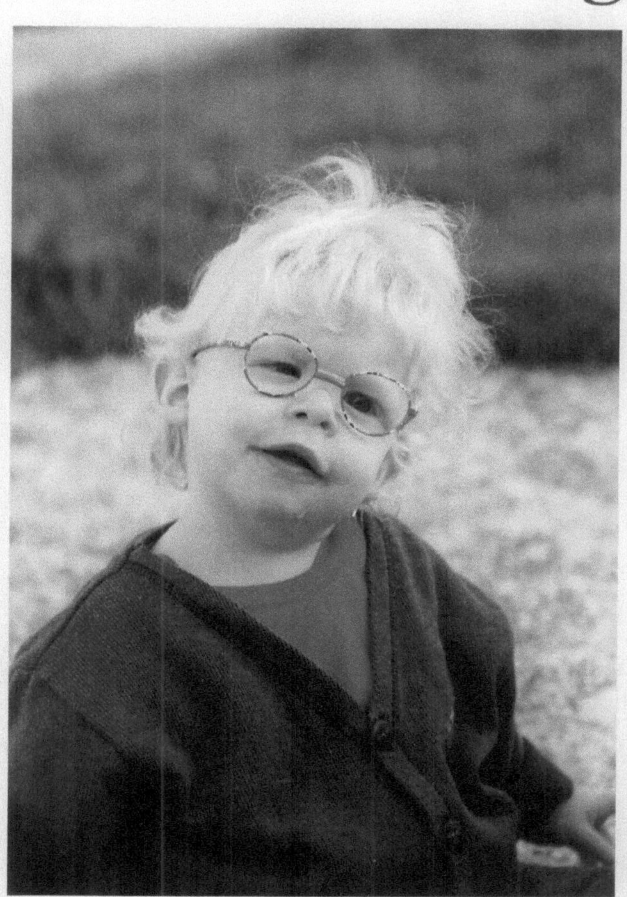

Elternbroschüre

der Regionalgruppe Bayern - Süd

Das Williams-Beuren-Syndrom – Eine Einführung

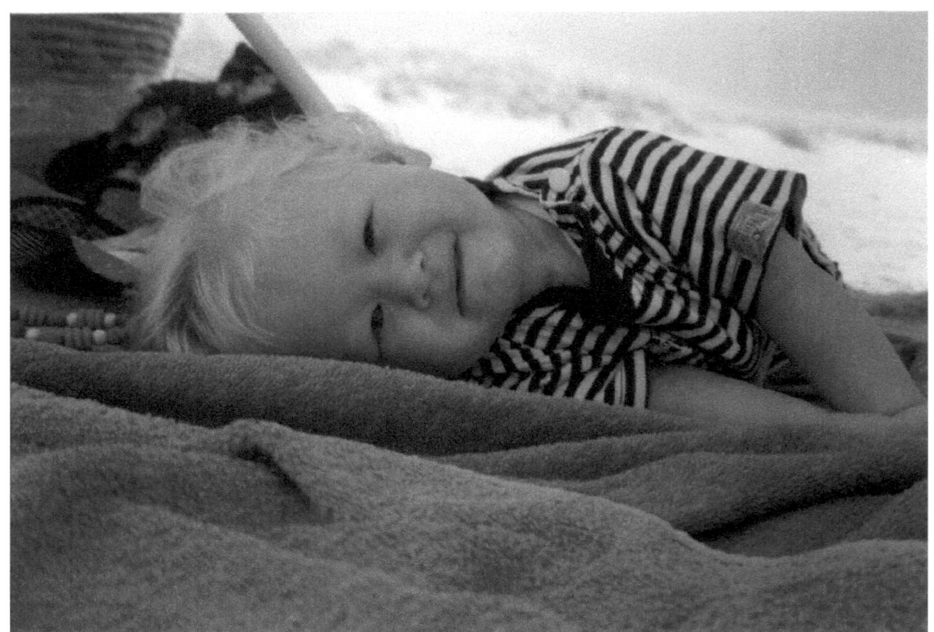

Luise, 2 Jahre

Die Autoren/innen:

Dr. Klaus Sarimski, Dipl. Psychologe am Kinderzentrum München, Mitglied des Wissenschaftlichen Beirats des WBS-Bundesverbandes

Elisabeth und **Peter Haller** (Beamtin / EDV - Organisator), Eltern von drei Töchtern, die jüngste (6 Jahre) weist das WBS auf

Benedita Frericks (Dipl. Sozialarbeiterin) und **Horst Romm** (Dipl. Biologe), Eltern von zwei Töchtern, die jüngere (2,5 Jahre) weist das WBS auf; Ansprechpartner der WBS - Regionalgruppe Bayern-Süd.

Wir danken **Herrn Dr. Rainer Pankau,** Mitglied des Wissenschaftlichen Beirats des WBS - Bundesverbandes, für seine Mitwirkung.

Bedanken möchten wir uns auch bei den Familien, die uns bei der Erstellung dieser Broschüre unterstützt und Fotos der Kinder zur Verfügung gestellt haben

Titelbild: Gesa, 2 Jahre

INHALTSVERZEICHNIS: Seite

1. Diagnose "Williams-Beuren-Syndrom"

Vielleicht haben auch Sie als Eltern eines Kindes mit Williams-Beuren-Syndrom nach der Mitteilung der Diagnose nach einem medizinischen Lehrbuch gegriffen, um nach der Erklärung, die Ihnen Ihr/-e Kinderarzt/-ärztin oder Humangenetiker/-in gegeben hat, noch einmal nachzulesen, worum es sich eigentlich handelt.

Wahrscheinlich haben Sie eine Beschreibung etwa der folgenden Art gefunden: typische Gesichtsdysmorphien ("Elfengesicht"), supravalvuläre Aortenstenose oder Pulmonalstenose, oft infantile Hyperkalzämie in den ersten Lebensjahren, verlangsamtes Körperwachstum, auditive Hypersensibilität, auffällig tiefe und rauhe Stimme, Hypotonie, mentale Entwicklung verlangsamt, in der Regel im Bereich der Lernbehinderung oder geistigen Behinderung.

Die Mitteilung, dass das eigene Kind keine vorübergehende Entwicklungsverzögerung, sondern eine dauerhafte, genetisch bedingte und mit einem Syndromnamen benannte Entwicklungsbesonderheit hat, verändert die Lebensperspektive betroffener Eltern schlagartig und unumkehrbar. Sie löst eine Flut von aufwühlenden Gefühlen aus: Enttäuschung, dass die mit der Freude auf das Kind verbundenen Hoffnungen auf eine unbeschwerte Entwicklung sich nicht erfüllen werden, Trauer, Zorn, warum die Diagnose gerade sie und niemand anderen trifft, Zweifel, ob sie der Herausforderung der Erziehung eines Kindes mit besonderen Bedürfnissen werden gerecht werden können, Sorgen, welche Veränderungen das für die Partnerschaft und die Beziehungen zu Verwandten und Freunden bedeuten wird ...

Je nach eigener Entwicklung und der individuellen Erfahrung, wie sie mit belastenden Situationen im Leben fertig werden, werden Mütter und Väter, die mit dieser Situation konfrontiert sind, sich in ihren Reaktionen auf diese Gefühle unterscheiden. Der eine wird zunächst Zeit und Raum brauchen, um alle diese übermächtigen Emotionen zulassen zu können, der andere wird sich dem Partner oder Freunden anvertrauen können, der dritte wird rasch nach Wegen suchen, wie er die Entwicklung des Kindes fördern und damit die gemeinsame Zukunft wieder "in die eigene Hand nehmen" kann. Jede dieser Reaktionen kann für den einen oder anderen ganz passend sein - es gibt keinen "richtigen" Weg, eine Situation zu bewältigen, die so vieles in der eigenen Lebensperspektive verändert. Wichtig ist, dass Sie beide voneinander wissen, was im anderen vorgeht, und respektieren können, dass Sie in dieser besonderen Situationen unterschiedliche Wege zum gleichen Ziel gehen können - wieder ein Gleichgewicht für sich und Ihre Familie zu finden, das Sie mit Ihrer Lebenssituation zufrieden sein lässt.

Ein Schritt der Auseinandersetzung mit der Realität der Diagnose ist es, ein realistisches Bild über die Entwicklungsbesonderheiten des Kindes zu gewinnen und um die Möglichkeiten zu wissen, wie Eltern ihr Kind auf dem Weg zu seiner individuellen Persönlichkeit mit Stärken und Schwächen und harmonischen sozialen Beziehungen unterstützen können. Als Grundlage für diesen Prozess möchten wir einige Erfahrungen über die Besonderheiten der Entwicklung von Kindern und Jugendlichen mit Williams-Beuren-Syndrom zusammenstellen, die Eltern dabei helfen können, die besonderen Bedürfnisse ihres Kindes zu verstehen.

Das Wissen um die Gemeinsamkeiten von Kindern mit "Williams-Beuren-Syndrom" kann somit für Eltern wichtig sein. Es darf und soll aber nicht den Blick für die individuellen Besonderheiten des jeweils eigenen Kindes verstellen; jedes Kind hat seine eigene Persönlichkeit, die von vielen Einflüssen geprägt wird, unter der die chromosomale Besonderheit, die zum "Williams-Beuren-Syndrom" führt, nur einer ist. Zudem darf und soll es nicht das Zutrauen in die eigenen intuitiven Fähigkeiten beeinträchtigen, das in vielen Situationen den angemessenen Weg - nicht anders als bei Kindern mit sogenannter "normaler genetischer Ausstattung" - weisen wird.

2. Besonderheiten in der Entwicklung

Essen, Schlafen und andere praktische Dinge ...

Viele Eltern von kleinen Kindern mit Williams-Beuren-Syndrom berichten, dass ihre Kinder sehr schwierig zu füttern seien. Es esse oder trinke nicht genug und erbreche häufig die Nahrung. Bei einer Teilgruppe kann diese Phase mit einem erhöhten Kalziumgehalt im Blut (Hyperkalzämie) einhergehen. Wenn eine Blutuntersuchung dies bestätigt, sollte Ihr Kind evtl. für einige Zeit eine kalziumarme Diät halten. Dies und weitere Behandlungsmöglichkeiten sollten Sie mit Ihrem Kinderarzt besprechen. Eine Hyperkalzämie nach dem zweiten Lebensjahr wird kaum beobachtet. Die Ursache der erhöhten Werte im Blut ist unbekannt.

Bei anderen Kindern findet sich keine eindeutige Ursache. Vielleicht ist es dann tröstlich zu wissen, dass die Essprobleme in den allermeisten Fällen mit der Zeit nachlassen. Schwierigkeiten bereitet oft noch der Übergang zum Kauen fester Nahrung. Hier ist oft sehr viel Geduld nötig. Es braucht viele, für das Kind möglichst kaum wahrnehmbare Zwischenschritte, damit es sich an festere Konsistenzen gewöhnen kann. So haben viele Eltern die Hürde überwunden, indem sie in den Brei immer mehr kleine Bröckchen untergemengt haben. Oft kann eine Krankengymnastin oder Logopädin dabei helfen, die Erfahrungen hat mit der Mundtherapie nach Bobath oder Castillo-Morales.

Auf jeden Fall ist es sehr wichtig, nicht durch vermehrten Druck (forciertes Füttern) eine größere Nahrungsaufnahme oder das Schlucken festerer Kost zu erzwingen, denn dadurch kann es zu einer sehr ungünstigen Verkopplung der Essenssituation mit unangenehmen Erfahrungen für das Kind kommen, die das Problem langfristig eher verfestigt als löst.

Bei einigen Kindern führt die heikle Essenssituation in den ersten beiden Lebensjahren und die Schwierigkeit des Übergangs zu fester Nahrung dazu, dass sie auch im späteren Kindesalter sehr wählerisch beim Essen sind und nur wenige Lieblingsgerichte zu sich nehmen. Dies ist ein Problem, das auch viele Eltern anderer Kinder kennen. Ob Sie es verändern möchten, hängt u.a. davon ab, wie viel Gewicht Sie ihm beimessen. Wenn Sie möchten, dass Ihr Kind sich auf eine breitere Auswahl von Gerichten einlässt, bedarf es klarer Absprachen mit ihm und konsequentes Einhalten von Regeln. Wenn Sie darauf bestehen, dass es immer zunächst eine kleine Portion von dem akzeptiert, was es eigentlich ablehnt, bevor es etwas von dem bekommt, was es gern mag, wird es sich allmählich an die anderen Geschmacksrichtungen gewöhnen lernen.

Ähnlich gilt es, konsequent zu sein im Umgang mit Schlafschwierigkeiten. Auch dies ist vielen anderen Eltern ebenso vertraut. Der Anteil der Kinder mit Williams-Beuren-Syndrom, die Ein- und Durchschlafschwierigkeiten haben, scheint jedoch noch etwas größer zu sein als üblich, ohne dass der Grund dafür bisher klar ist. Wie bei anderen Kindern auch, ist zu empfehlen, dass die Eltern einen festen Schlafrhythmus für ihre Kinder festlegen und abendliche Zu-Bett-Geh-Rituale (z.B. eine Geschichte vorzulesen oder ein Lied zu singen) einführen. Wenn dann Zeit zum Schlafen ist, sollten Sie dem Kind dies eindeutig sagen und das Zimmer verlassen. Wenn es danach wieder aus dem Bett zu Ihnen kommt, bringen Sie es strikt und ohne viel Worte zurück in sein Bett und verlassen Sie den Raum sofort wieder.

Wenn es in der Nacht aufwacht und weint oder nach Ihnen ruft, dann vergewissern Sie sich, dass alles in Ordnung ist, sagen ihm dann, dass es weiter schlafen solle und verlassen den Raum wieder. Wenn Sie unsicher sind, wie Sie mit Schlafschwierigkeiten umgehen können, empfiehlt es sich, sich bei Fachleuten zu informieren. Vielleicht finden Sie das kleine Buch "Mein Kind will nicht schlafen" (Douglas & Richman, Fischer, Stuttgart 1989) ebenso nützlich wie viele andere Eltern.

Ess- und Schlafprobleme sind Beispiele dafür, dass die gleichen erzieherischen Vorgehensweisen bei Kindern mit Williams-Beuren-Syndrom wirken, die sich auch bei anderen - behinderten und nicht-behinderten - Kindern bewährt haben. Ihr Kind lernt aus Ihrer Klarheit und Eindeutigkeit, was Sie von ihm möchten. Das gilt auch für viele andere Beispiele der praktischen Erziehung - die Sauberkeitsförderung, das selbständige Essen oder An- und Ausziehen. Jedes dieser Ziele ist zu erreichen, ohne dass es spezialisierter Trainingsprogramme bedarf. Statt dessen braucht es eine Entscheidung, was Ihnen zunächst wichtiger ist und was noch Zeit hat - damit Sie sich nicht mit vielen Anforderungen auf einmal verzetteln und sich und Ihr Kind unter Druck setzen -, systematisches Vorgehen, eine gute Portion Geduld, bis Ihr Kind die entsprechende Fertigkeit beherrschen wird. Wahrscheinlich ist es dann schon ein Stück älter als andere Kinder, entscheidend ist aber, dass es schließlich das gelernt hat, was es selbständig und unabhängig vom Erwachsenen sein lässt - und dass Sie es Ihrem Kind beigebracht haben.

Manchmal kann es gut tun, sich bei einem/r erfahrenen Heilpädagogen/in, Ergotherapeuten/in oder Psychologen/in Rat zu holen, wie eine praktische Fertigkeit am besten geübt werden kann; manchmal können diese auch spezielle Vorschläge zu Übungsmaterialien (z.B. Übungsrahmen zum Knöpfen oder Schleifen binden aus dem Montessori-Material) machen.

Spielen, Lernen und Sprechen

Kinder mit Williams-Beuren-Syndrom sind nicht einfach Kinder mit einem verlangsamten Lern- und Entwicklungstempo. Vielen von ihnen sind spezielle Stärken und Schwächen und Verhaltensbesonderheiten gemeinsam. Um sie im Alltag zu Hause und später in Kindergarten und Schule angemessen fördern zu können, ist es wichtig, um diese Besonderheiten zu wissen. Fachleute nennen das den "Verhaltensphänotyp".

Viele Kinder mit Williams-Beuren-Syndrom sind sehr neugierig und daran interessiert, Dinge auszuprobieren. So können sie sich Spielfähigkeiten und praktische Fähigkeiten oft gut aneignen, haben aber Schwierigkeiten, sich zu konzentrieren und ihre große Aktivität zu steuern. Das hat auch zur Folge, dass ihnen die Organisation von komplexeren Handlungen, bei denen sie einen Schritt nach dem anderen machen müssen, oft schwer fällt. Dazu kommt, dass sie überempfindlich sind für ganz alltägliche Geräusche. So werden sie leicht abgelenkt, z.B. wenn draußen ein Flugzeug vorbei fliegt oder irgendwo ein Telefon klingelt oder ein Staubsauger angestellt wird; dies ist manchmal so irritierend für sie, dass sie in Panik geraten können; auf jeden Fall stört es sie dabei, aufmerksam zuzuhören oder sich auf eine Aufgabe zu konzentrieren.

Für diese Lernschwierigkeiten gibt es keine einfache Lösung. Pädagogen haben gute Erfahrungen damit gemacht, wenn sie Tätigkeiten, die das Kind sich aneignen soll, sehr überschaubar, mit immer dem gleichen Ablauf vormachen; die Umgebung so vorbereiten, dass sich das Kind in einer festen Ordnung zurechtfinden kann; das Kind merkt, dass es dort - aber auch nur dort - die Hilfe des Erwachsenen bekommt, wo es nicht selbst zum Ziel kommt; und es lernt, dass es wichtig ist, begonnene Handlungen auch bis zum eigentlichen Ziel zu Ende zu führen. Es handelt sich dabei um Prinzipien der Montessori - Pädagogik.

Lernpsychologen haben auch gezeigt, dass Kinder lernen können, ihre Konzentrationsfähigkeit durch Selbstinstruktionen zu verbessern. Das heißt, sie lernen am Modell des Erwachsenen, wie er sich selbst "laut denkend" Aufgaben stellt, den nächsten Schritt plant, sich an sorgfältiges Arbeiten erinnert, bis sie dieses Vorgehen dann selbst übernehmen und verinnerlichen können. Diese Strategie ist für Schulkinder gut geeignet, lässt sich aber auch schon bei jüngeren Kindern anbahnen.

Weil es Kindern mit Williams-Beuren-Syndrom offensichtlich schwerer fällt als anderen, sich zu konzentrieren und ihre Überaktivität zu steuern - obwohl sie es möchten -, ist es wichtig, ihre Aufmerksamkeitsspanne nicht zu überfordern und die Anforderung an Stillsitzen, ruhiges Arbeiten etc. in kleinen Schritten zu steigern. Immer wenn es einige Minuten an einer Tätigkeit "gearbeitet" hat, braucht es zum

Ausgleich wieder etwas Zeit für Entspannung oder seine Lieblingsbeschäftigung - und sei es, den Arbeitern auf der Baustelle vor dem Fenster zuzuschauen. Das heißt aber auch, dass Erzieher und Lehrer sich in ihrer pädagogischen Arbeit auf die Besonderheiten von Kindern mit Williams-Beuren-Syndrom einstellen müssen. Das geht oft leichter in kleineren Gruppen, wie sie in integrativen Kindergärten oder Schulklassen gegeben sind.

Natürlich zeigen auch Kinder mit Williams-Beuren-Syndrom ihren Zorn, wenn ihnen etwas nicht gelingt, sie nicht die Aufmerksamkeit finden, die sie im jeweiligen Moment suchen oder ihnen etwas verwehrt wird, was sie sich wünschen. Solche Situationen treten wahrscheinlich nicht öfter und nicht seltener auf als in der Erziehung von Kindern mit sogenannten "normaler genetischer Ausstattung". Sie erfordern auch die gleiche konsequente Reaktion des Erwachsenen. Aggressives Verhalten gegenüber anderen Kindern und Erwachsenen in solchen Situationen zu tolerieren, ist bei Kindern mit Williams-Beuren-Syndrom genauso wenig angebracht wie unangemessene Nachgiebigkeit. Soziale Integration heißt auch, mit solchen Situationen so fertig zu werden lernen, dass kein Anderer in seiner Toleranz überfordert wird. Auch dem Kind mit einer Behinderung muss klar werden, dass der Erwachsene auf seinem "Nein" besteht und es vielleicht aus dem Zimmer weist, bis es sich wieder beruhigt hat. Natürlich ist es wichtig, dass der Erwachsene jeweils herauszufinden versucht, was das Kind so in Aufregung versetzt - vielleicht kann er bei künftigen Gelegenheiten eine Situation anders gestalten oder früher helfend eingreifen, bevor es zu dem zornigen Ausbruch kommt.

Die Gründe für die Überempfindlichkeit für Lärm und Geräusche sind noch nicht restlos aufgeklärt; einige Hinweise sprechen dafür, dass es sich um Besonderheiten der Reizweiterleitung im Gehirn handelt, so dass den Kindern Geräusche sehr unangenehm sein können. Damit die Kinder lernen können, mit den störenden Geräuschen besser fertig zu werden, lassen sich Gewöhnungsprogramme einsetzen. Die Fachleute nennen das "Desensibilisierung". So sind die Geräusche z.B. für das Kind leichter auszuhalten, wenn es die Geräuschquelle kennt und u.U. selbst beeinflussen kann. Die Angst vor dem Staubsauger wird z.B. kleiner, wenn das Kind ihn viele Male selbst an- und ausgeschaltet hat. Ein anderer Weg ist, Geräusche, die das Kind ängstigen, mit einem Kassetten - Recorder aufzunehmen. Es kann dann selbst an- und ausschalten und die Lautstärke des Geräusches kann schrittweise gesteigert werden, bis das Kind sich an diesen Reiz gewöhnt hat.

Bei vielen Kindern mit Williams-Beuren-Syndrom wird mit der Zeit auch ein spezifisches Fähigkeitsprofil sichtbar, das sich von anderen Kindern mit

Entwicklungsverlangsamungen unterscheidet. Sie haben große Schwierigkeiten, sich die räumliche Anordnung von Einzelheiten klarzumachen und etwas nachzubauen oder nachzuzeichnen; dagegen fällt es ihnen leichter, sich Einzelheiten zu merken und Dinge oder Gesichter wiederzuerkennen, die sie einmal gesehen haben. Fachleute sprechen im ersten Fall von visuell - räumlichen Wahrnehmungsschwierigkeiten. Da sie im Schulalter z.B. beim Erlernen des Schreibens ein großes Handicap darstellen, sollte die Förderung dieses Entwicklungsbereiches im Rahmen einer Ergotherapie im Kindergartenalter systematisch beginnen. Der/die Therapeut/-in kann mit ihrem Kind eine Vielzahl von Übungen machen, die seine Vorstellung für räumliche Zusammenhänge und Anordnungen schult; allerdings wird es meist nicht gelingen, diese anlagebedingte Schwäche gänzlich auszugleichen. Im späteren Alter zeigt sich deshalb oft, dass Menschen mit Williams-Beuren-Syndrom oft recht gut lesen können - dies kommt ihrer Fähigkeit zur Erfassung von visuellen Einzelheiten entgegen -, aber große Schwierigkeiten beim selbständigen Schreiben haben.

Ein weiteres Entwicklungsmerkmal stellt eine sich meist gut entwickelnde sprachliche Ausdrucksfähigkeit dar. Kinder mit Williams-Beuren-Syndrom beginnen zwar meist später zu sprechen als andere Kinder. Wenn sie aber die ersten Worte erworben haben, vollziehen sich die weiteren Sprachentwicklungsstufen oft parallel zu dem Entwicklungsverlauf gleichaltriger Kinder. Sie entwickeln häufig einen breiten und differenzierten Wortschatz, können flüssige Sätze bilden und beeindrucken ihre Umgebung oft durch ein besonderes Talent zu farbigem Erzählen von Begebenheiten.

Allerdings zeigt eine genauere Beobachtung des Kindes oft, dass es Ausdrücke und Wendungen benutzt, deren Bedeutung es nicht immer verstanden hat, und dass es ihm schwer fällt, auf Fragen oder Themen des Gesprächspartners angemessen einzugehen. Sie sind sehr am Kontakt und an der Kommunikation mit dem Erwachsenen interessiert, so dass sie unaufhörlich sprechen und Fragen oder Lieblingssätze vielfach wiederholen, ohne dass jedoch wirklich ein Gespräch zustande kommt.

Die Entwicklung der Verständigungs- und Sprachfähigkeit kann von Anfang an unterstützt werden, indem Sie als Eltern darauf achten, jeweils das aufzugreifen und zu benennen, was gerade das Interesse Ihres Kindes weckt. Dabei fällt es ihm leichter, die Bedeutung der Wörter zu verstehen und zu verarbeiten, wenn Sie sich auf wenige und prägnante Wörter konzentrieren statt längere Kommentare zu machen. Auch empfiehlt es sich, das Sprachverständnis immer wieder zu überprüfen und zu üben, indem Sie Ihrem Kind kleine Aufträge geben, die es ausführen soll, und dann langsam zu längeren Instruktionen übergehen. Wenn Ihr Kind in einzelnen Situationen unangemessen reagiert, kann es vielleicht daran liegen, dass es den Sinn Ihrer Äußerung doch nicht ganz verstanden hat; prüfen Sie das, indem Sie sie vereinfachen und verkürzen. Immer wiederkehrende Lieblingsfragen und -themen sollten Sie nicht noch verstärken, indem Sie jeweils auf das Kind eingehen; manchmal kann es besser sein, seine Äußerung zu ignorieren und es dann durch eine Frage oder einen Hinweis auf ein konkretes neues Thema umzulenken.

Um diese Unterschiede zwischen eigenem Formulierungsvermögen und unvollständigem Verständnis bei vielen Kindern mit Williams-Beuren-Syndrom zu wissen, ist auch für Erzieher und Lehrer wichtig. Allzu leicht können sie das Kind überfordern, indem sie ihre Aufgaben an seinem - anscheinend altersgemäßen - sprachlichen Ausdrucksvermögen orientieren.

Soziale Integration - Stärken der Kinder und Risiken

Die Beobachtungen zur Sprachentwicklung zeigen, dass Kinder mit Williams-Beuren-Syndrom sehr kontaktfreudig sind. Sie gehen rasch auf Erwachsene zu und sprechen sie an. Neben der sprachlichen Ausdrucksfähigkeit bringen sie noch andere Stärken für die Entwicklung sozialer Beziehungen mit. So beschreiben viele Eltern ihre Kinder als besonders teilnahmsvoll, sensibel für Stimmungen und hilfsbereit.

Diese sozialen Verhaltensweisen bergen aber auch Risiken und negative Seiten. So kennen viele Kinder mit Williams-Beuren-Syndrom kaum Hemmungen und Distanz und nähern sich auch fremden Personen vertrauensvoll, sprechen sie an, gehen auch unbedenklich mit, wenn sie jemand einlädt. Sie müssen von frühem Kindesalter an soziale Regeln lernen, welche Verhaltensweisen in der jeweiligen Situation angemessen sind. So müssen sie z.B. strikt angehalten werden, im Restaurant oder im Bus nicht fremden Leuten auf den Schoß zu klettern oder sie wahllos anzusprechen. Ein solches ungehemmtes Verhalten kann bei kleinen Kindern niedlich und einladend sein, wird bei einem älteren Schulkind dagegen sehr unangebracht wirken und seine soziale Integration stören. Zudem ist nicht auszuschließen, dass seine Arglosigkeit von einem Erwachsenen missbraucht werden könnte.

Die besondere Sensibilität hat ihr Gegenstück in einer oft übertriebenen Besorgtheit. Viele Eltern beschreiben, dass ihr Kind sich ängstigen lässt durch unbekannte Situationen, Sorgen anderer Leute oder mögliche Unglücke und viel Beruhigung und Trost sucht. So sehr es auch Anspruch hat, in seiner Feinfühligkeit ernstgenommen zu werden, ist es doch wichtig, es unterscheiden lernen zu lassen, wo und wie viel Sorge angebracht ist. Das kann bedeuten, dass der Erwachsene seine Aufmerksamkeit für dieses Verhalten des Kindes kontrollieren muss und ihm auch zumuten muss, dass sein Bedürfnis nach Trost nur begrenzt erfüllt und dann das Thema gewechselt wird.

Kontaktfreude und Besorgtheit sind gute Voraussetzungen für die Entwicklung sozialer Beziehungen. Die dauerhafte Gestaltung einer Freundschaft mit gleichaltrigen Kindern ist jedoch eine sehr komplexe Angelegenheit und für viele Kinder mit Williams-Beuren-Syndrom schwierig. Miteinander zu spielen und Freizeit zu verbringen, will auch gelernt sein. Eltern und ErzieherInnen können schon im Kindergartenalter die sozialen Fähigkeiten des Kindes fördern, z.B. indem sie andere Kinder einladen und gemeinsam Regel- und Brettspiele spielen oder auch mit dem Kind Rollenspielszenen planen. Kinder mit Williams-Beuren-Syndrom brauchen sozusagen innere "Drehbücher" für komplexe Situationen, an denen sie sich orientieren und für die konkrete Situation dann instruieren können, was zu tun ist.

Soziales Lernen gelingt natürlich leichter, wenn das Kind zu Hause mit Geschwisterkindern spielen kann. Darüber hinaus ist es aber von frühem Kindesalter an wichtig, das Kind in soziale Gruppen zu integrieren. An vielen Orten bestehen Spielgruppen für sehr kleine Kinder und integrative Kindergarten-Einrichtungen.

Im Schulalter muss sorgfältig abgewogen werden, wo das Kind die seinen Möglichkeiten und speziellen Lernbedürfnissen angemessene schulische Förderung erhalten kann. Viele Kinder sind zu schulischen Leistungen auf Grundschulniveau fähig, brauchen aber sonderpädagogische Hilfen und Lernziel differenten Unterricht. Andere Kinder sind aber mit integrativem Unterricht überfordert und brauchen mehr sonderpädagogische Hilfen. In welcher Form dies angeboten wird, ist von Bundesland zu Bundesland unterschiedlich. Nicht für jedes Kind kann aber die integrative Beschulung der richtige Weg sein. Entsprechend müssen in diesem Alter alle außerschulischen Möglichkeiten aufgespürt werden, die ein Zusammenspiel behinderter und nicht-behinderter Kinder erlauben; dies können Sportvereine ebenso sein Freizeittreffs und Begegnungsstätten der sog. "offenen Behindertenhilfe". Es ist wichtig zu sehen, dass nicht alle Menschen mit Williams-Beuren-Syndrom Schwierigkeiten haben, Freunde zu gewinnen und Freundschaften aufrechtzuerhalten. Ihre Warmherzigkeit und Kontaktfreude, aber auch spezielle - vor allem musikalische - Talente, über die viele Kinder mit Williams-Beuren-Syndrom verfügen, öffnen ihnen viele Türen.

3. Hilfen und Ansprechpartner

Bundesverband Williams-Beuren-Syndrom e.V.

Der Bundesverband wurde im November 1989 von betroffenen Eltern als überregionale Selbsthilfegruppe gegründet, in der rund 450 Mitglieder eingetragen sind. Ihm ist ein Wissenschaftlicher Beirat angegliedert, dessen Leiter ist Herr PD Dr. med. C. J. Partsch, Klinik für Kinder und Jugendliche, Städtische Kliniken Esslingen, Hirschlandstr. 97, 73730 Esslingen, Tel: 0711/31033501, Email: partsch@w-b-s.de.

In unregelmäßigen Abständen wird die Verbandszeitschrift "Umschau" herausgegeben, in der aktuelle Themen (Pflegeversicherung, Betreuungsgesetz, aktueller Stand der Forschung) und Beiträge der Mitglieder und Regionalgruppen veröffentlicht werden.

Alle drei Jahre findet ein vom Bundesverband organisierter bundesweiter mehrtägiger Verbandstag statt. Die einzelnen Regionalgruppen veranstalten teilweise Jahrestagungen und bieten Kontaktmöglichkeiten für betroffene Familien.

Verbandsmitglieder werden auf Wunsch durch psychologische und sozialrechtliche Beratung unterstützt.

Die Adresse der Geschäftsstelle: Danziger Str. 2A, 85748 Garching
Tel: 089/32002986, Fax: 089/32733994

Pflegeversicherung

Sie können für Ihr Kind einen Antrag auf Leistungen nach dem Pflegeversicherungsgesetz bei der Pflegekasse Ihrer Krankenkasse stellen. Innerhalb des 1. Lebensjahres wird ein Antrag in der Regel mit der Begründung abgelehnt, dass die Versorgung des betreffenden Kindes nicht aufwendiger ist als bei einem nicht behinderten, gleichaltrigen Kind. Bei älteren Kindern ist der Mehraufwand in der Betreuung deutlich erhöht, so dass Anträgen überwiegend entsprochen und die Pflegestufe 1 oder 2 festgesetzt wird.

Während der Begutachtung Ihres Kindes durch eine/n Mitarbeiter/in des Medizinischen Dienstes Ihrer Krankenkasse kann es hilfreich sein, wenn eine außenstehende Person (z.B. Fachkräfte von der Frühförderung) anwesend ist. Sie kann die Probleme Ihres Kindes oft unparteiischer und somit deutlicher darstellen.

Sie können die Leistungen entweder als finanzielle Unterstützung, als Sachleistung (d.h. in Form von Betreuungs- bzw. Pflegeperson) oder als Mischform (anteilig Geld- +

Sachleistung in einem vorher festzulegenden Verhältnis) in Anspruch nehmen. Zusätzlich übernimmt die Pflegeversicherung auf Antrag unter bestimmten Voraussetzungen die Zahlung von Rentenversicherungsbeiträgen. Weiterführende Informationen hierzu erhalten Sie durch Ihre Krankenkasse.

Wird Ihrem Antrag nicht stattgegeben, können Sie innerhalb der gesetzten Frist einen Widerspruch einlegen. Der Bundesverband Williams-Beuren-Syndrom e.V. bietet Rechtsberatung an.

Leistungen nach dem Schwerbehindertengesetz

Die staatliche Förderung erfolgt im Rahmen des Gesetzes zum Nachteilsausgleich für Schwerbehinderte. Alle Leistungen und Erleichterungen werden nur auf Antrag gewährt und sind abhängig vom Grad der Behinderung, der durch das Versorgungsamt festgestellt wird. Einen Antrag auf Feststellung von Behinderungen und des Grades der Behinderung nach dem Schwerbehindertengesetz können Sie beim Amt für Versorgung und Familienförderung (Versorgungsamt) für Ihr Kind stellen.

Grundlagen für die Bewertung sind in der Regel die bereits erstellten Anamnesen und Untersuchungsergebnisse der behandelnden Ärzte. Eine Untersuchung bei einem Arzt mit guter Kenntnis des Syndroms ist empfehlenswert. Abschließend werden Sie mit Ihrem Kind vermutlich zu einer amtsärztlichen Untersuchung ins Gesundheitsamt einbestellt. Da WBS recht selten auftritt und auch in Fachkreisen nur begrenzt bekannt ist, kann es sinnvoll sein, zu dieser Untersuchung Informationsmaterial mitzubringen.

Wird Ihrem Antrag entsprochen, erhält Ihr Kind einen Schwerbehindertenausweis und Sie können in folgenden Bereichen eine entsprechende Berücksichtigung erwarten:
1. Einkommens- und Lohnsteuerermäßigung durch Pauschbeträge und Anerkennung von außergewöhnlichen Belastungen bei der Kinderbetreuung, des Kindertransportes, der Haushaltshilfe oder Heimunterbringung.
2. Kraftfahrzeugsteuerbefreiung für ausschließlich für/durch den Behinderten genutzten Fahrzeuge.
3. Freifahrten im öffentlichen Nahverkehr
4. Preisermäßigung in verschiedenen Einrichtungen (Zoo, Kino etc.).
Die genannten Leistungen können zum Teil rückwirkend bis zum Eintreten der Behinderung (d.h. bei Kindern, die das Williams-Beuren-Syndrom aufweisen, bis zum Geburtsjahr) beantragt werden.

Für Rückfragen und detailliertere Auskünfte wenden Sie sich an die jeweiligen Ämter oder an den Bundesverband für Körper- und Mehrfachbehinderte e.V., Brehmstr. 5 -7, 40239 Düsseldorf, Stichwort Steuermerkblatt, der Ihnen zum Selbstkostenpreis (in Briefmarken beifügen) das „Steuermerkblatt für Eltern mit behinderten Kindern" zuschickt.

Frühförderung

Um gute Förderungsmöglichkeiten für Ihr Kind zu erreichen ist es sinnvoll, sich möglichst früh an eine Frühförderstelle in Ihrem Wohnumfeld oder an das nächstliegende sozialpädiatrische Zentrum zu wenden, da die Wartezeiten zwischen 3 und 6 Monaten betragen können. Die zuständige Stelle erfahren Sie über die betreuende Kinderklinik, den/die Kinderarzt/ärztin, das zuständige Landratsamt, die Wohlfahrtsverbände (Caritas, Diakonie), die Lebenshilfe e.V. oder über den bundesweit geltenden Frühförderstellenführer (kostenlos zu beziehen beim Bundesministerium für Gesundheit, Tel.:030/18441 - 0).

Dort können Krankengymnastik, Heilpädagogik, Ergotherapie und/oder Montessoritherapie sowie Logopädie durchgeführt werden. Die Art der Behandlung, die für Ihr Kind angemessen ist, wird beim Erstbesuch durch das betreuende Team in Zusammenarbeit mit dem/r betreuenden Kinderarzt/ärztin empfohlen. Je nach den speziellen Erfordernissen kann auch an niedergelassene Therapeuten überwiesen werden.
Wenn Ihr Kind schon einen Kindergarten besucht, kann ggfs. dort die Frühförderung durchgeführt werden.

Die Kosten der Frühförderung werden - je nach Maßnahme - von der Krankenkasse bzw. vom Sozialhilfeträger übernommen. Die Kosten für die Behandlung in einem sozialpädiatrischen Zentrum erstattet die Krankenkasse.

Logopädie

Bei vielen Kindern treten Trink- und Essprobleme im Zusammenhang mit Schluckschwierigkeiten auf. Außerdem wird häufig ein leicht geöffneter Mund beobachtet. Durch eine logopädische Behandlung (z.B. Orofaziale - Therapie nach Castillo Morales) kann die Mundmotorik verbessert und die genannten Probleme vermindert bzw. behoben werden.

Die späteren sprachlichen Fähigkeiten werden als relativ gut bezeichnet. Die Sprachentwicklung ist jedoch in der Regel verzögert und kann durch Logopädie positiv beeinflusst werden.
Beziehen Sie auch hier längere Wartezeiten auf einen Behandlungsplatz (je nach Problematik bis zu 1 Jahr) in Ihre Überlegungen und Planungen ein.

Ergotherapie

Ergotherapie ist eine medizinisch - pädagogische Behandlung. Sie kann wirksam eingesetzt werden, um durch spielerische Übungen

- die Grob- und Feinmotorik zu fördern
- die Wahrnehmungs-, Konzentrations- sowie Koordinationsfähigkeit zu schulen
- die zielgerichtete Durchführung von Handlungsabläufen zu trainieren.

Ergotherapie kann ein Bestandteil der Frühförderung sein (abhängig von der personellen Ausstattung der Frühförderstelle). Sie wird aber auch von niedergelassenen Ergotherapeuten/innen durchgeführt. Die Kostenübernahme erfolgt (über Rezept) durch die Krankenkasse.

Montessori - Einzeltherapie

In den vorbereiteten Spielsituationen nach Montessori gelingt es, die kindliche Aufmerksamkeit auf eine bestimmte Tätigkeit zu lenken und gemeinsam mit dem Kind gezielt die verschiedenen Abläufe einer Handlung (Vorbereitung, Durchführung, Aufräumen) in einem überschaubaren Rahmen zu üben. Innerhalb dieser Lernsituation erhält das Kind Orientierung durch bestimmte Ordnungsprinzipien und erfährt Sicherheit durch die Gewissheit, dass es die Hilfe, die es tatsächlich benötigt, durch den Erwachsenen erhält.

Diese Förderung ist insbesondere für unruhige, leicht ablenkbare Kinder geeignet.
Es gibt jedoch nur wenige Montessori - Einzeltherapeuten/innen. Weitere Informationen können Sie über die Montessori - Abteilung im Kinderzentrum München erhalten.
Die Kostenübernahme erfolgt bei niedergelassenen Therapeuten/innen über den Sozialhilfeträger. Hierzu ist jedoch eine besondere Begründung erforderlich.

Musikalische Förderung

Kinder, die WBS aufweisen, sind in der Regel sehr musikalisch und lernen Lieder und Instrumente sehr gut nach Gehör, ohne Noten lesen zu können. Daher bietet es sich an, diese Fähigkeiten möglichst frühzeitig zu fördern, gerade auch unter dem Gesichtspunkt, dass das Musizieren mit anderen die Integration erleichtern kann. Die Musikschulen bieten z.B. den sogenannten „Musikgarten" an, der für Kinder ab 18 Monate gedacht ist. Hier wird das Interesse der Kinder an Musik durch gemeinsames singen und spielen aufgegriffen und gefördert.
Ebenso werden mit der Orff - Musiktherapie, die z.B. in sozialpädiatrischen Zentren angeboten wird, gute Erfolge erzielt.

In Amerika hat man sehr positive Erfahrungen mit der Suzuki - Methode und Karaoke - Tonbändern gemacht.

Es ist ratsam, ein Musikinstrument für das Kind auszuwählen, das vorwiegend als Soloinstrument geeignet ist (z.B. alle Tasteninstrumente).

Familienentlastende Dienste

Für Ihre eigene Entlastung bzw. Erholung und/oder die Ihrer Familie, können Sie unterschiedliche Angebote nutzen:
- Zivildienstleistende (z.B. über Kirchengemeinde), die stundenweise zu Ihnen nach Hause kommen.
- Stundenweise Betreuung in Kleinkindergruppen, die von den Kirchen, Gemeinden und Nachbarschaftshilfen organisiert werden.
- Mutter - Kind - Kuren (falls erforderlich kann hier der Wissenschaftliche Beirat Unterstützung bieten)
- Erholungsaufenthalte für Familien (mit stundenweiser Kinderbetreuung), die auch speziell für Familien mit behinderten Kindern angeboten werden.
- In Bayern führt z.B. die Bildungs- und Erholungsstätte Langau (86989 Steingaden, Tel.: 08862/9102-0, FAX: 08862/9102-28) derartige Freizeiten durch.
- Kurzzeitpflege: Möchten Sie ohne Ihr Kind in Urlaub fahren, wird es dort für die Dauer Ihres Urlaubes betreut. Zur Klärung der etwaigen Übernahme anfallender Kosten setzen Sie sich mit Ihrer Krankenkasse (Pflegekasse) in Verbindung.

Eine Übersicht über familienentlastende Dienste bietet die Bundesvereinigung Lebenshilfe e.V. an (Referat Familie und Fachfragen, Raiffeisenstr. 18, 35043 Marburg Tel.: 06421/491 -186), die auch für weiterführende Fragen zur Verfügung steht.

Kindergarten

Bei der Wahl des Kindergartens sollten Sie u.a. folgende Kriterien berücksichtigen:
- Wohnortnähe (Vermeidung weiter Fahrwege; Förderung der Freundschaften, die im Kindergarten entstehen)
- angemessene Gruppengröße (Integrationsgruppen in Kindergärten sind deutlich kleiner als Regelgruppen, z.B. 15 statt 25 Plätze)
- unterschiedliche Ausrichtungen, z.B. Montessori-, Waldorfpädagogik, heilpädagogische Tagesstätte, schulvorbereitende Einrichtungen

In integrativen Einrichtungen und heilpädagogischen Tagesstätten werden die erforderlichen Therapien in der Regel während der Anwesenheit des Kindes durch die entsprechenden Fachkräfte abgedeckt.
Die Kostenübernahme erfolgt in der Regel durch den Sozialhilfeträger.

Situation der Geschwisterkinder

Die Behinderung Ihres Kindes stellt an Ihre Zeit und Energie (z.B. durch viele Arzt- und Therapietermine) erhöhte Anforderungen. Ihr Kind erhält von Ihnen, auch wenn Sie es nicht beabsichtigen, intensivere Zuwendung. Gleichzeitig sind Sie durch die vermehrten Sorgen oft angespannt. Diese Veränderungen registrieren und spüren Ihre anderen Kinder sehr genau.
Um Ihre Aufmerksamkeit auf sich zu lenken, werden sie - je nach Alter - unterschiedliche Strategien entwickeln, die Sie u.U. als unangemessen und störend empfinden.

Sie können die Belastung der Geschwisterkinder mindern, indem Sie z.B.
- ihnen möglichst frühzeitig kindgerecht einige Besonderheiten der Behinderung erklären,
- mit ihnen besondere Aktivitäten unternehmen, während Ihr behindertes Kind parallel durch eine andere Person betreut wird (s. auch „Familienentlastende Dienste").

Befragte Kinder, deren Geschwister das Williams-Beuren-Syndrom aufweisen, geben an, dass sich für sie eine Belastung ergibt durch
- die Bevorzugung des behinderten Kindes durch Eltern und Großeltern,

- eine zeitlich deutlich längere Phase der Unordnung/Spielstörung als bei nichtbehinderten (jüngeren) Geschwistern,
- die hin und wieder vorkommende Isolation (z.B. durch Hänseln), die durch andere Kinder u. a. am Spielplatz entsteht.

Sie weisen aber auch darauf hin, dass die genannten Negativwirkungen oft durch das liebevolle und einfühlsame Verhalten der Geschwister kompensiert werden.

Die Thematik der Geschwisterkindersituation wird u.a. in dem Buch „`.... und um mich kümmert sich keiner´ - Die Situation der Geschwister behinderter Kinder" von Ilse Achilles aufgegriffen (erschienen in der Serie Piper, 1995).

In den letzten Jahren haben verschiedene Einrichtungen die Problematik erkannt und führen spezielle Veranstaltungen für Geschwisterkinder durch, in denen ihnen Unterstützung angeboten und eine tabufreie Kommunikation über diese Thematik ermöglicht wird (z. B. die Bildungs- und Erholungsstätte Langau in Oberbayern und das Nils-Stensen-Haus in Lilienthal bei Bremen).

4. Das Williams-Beuren-Syndrom

Erforschung des Williams-Beuren-Syndroms

Unabhängig voneinander beschreiben Anfang der 60er Jahre der neuseeländische Kardiologe Dr. Williams und der deutsche Herzspezialist Prof. Beuren ein Syndrom aus supravalvulärer Aortenstenose, mentaler Retardierung und besonderen Gesichtszügen.

Seit 1990 wird international davon ausgegangen, dass das WBS spontan mit einer Häufigkeit von 1:10.000 bis 50.000 auftritt. In Deutschland kann man demnach die Anzahl der Betroffenen auf rund 1600 bis 8200 Personen schätzen. Hiervon sind derzeit etwa 350 - überwiegend Kinder und Jugendliche - im WBS - Bundesverband organisiert. Insgesamt sind verhältnismäßig wenig Erwachsene mit WBS bekannt, was aber nicht heißt, dass es sie nicht gibt. Die Lebenserwartung von Personen mit WBS erscheint derzeit in der Regel als normal. Eine Ursache für die geringe Anzahl an bekannten Erwachsenen mit WBS ist vermutlich, dass sie als Kinder vor 20 und mehr Jahren häufig noch nicht spezifisch diagnostiziert wurden. Bei einer Geburtenrate von jährlich rund 765.000 Kindern in Deutschland kann angenommen werden, dass pro Jahr etwa 15 bis 75 Kinder mit WBS geboren werden.

Angesichts des in den letzten Jahren langsam wachsenden Bekanntheitsgrades durch zunehmende Forschungsaktivitäten werden Neuerkrankungen jetzt besser erkannt. Das Wissen über das Syndrom nimmt seit einigen Jahren deutlich zu, dies zeigt sich auch im der Anzahl aktueller Veröffentlichungen (1966 -1979: 22, 1980 -1989: 97, 1990 - 1996: >160).

Erst seit 1993 ist die genetische Ursache für das WBS bekannt. Zuerst konnte nachgewiesen werden, dass es zwischen der supravalvulären Aortenstenose und dem Elastin-Gen auf dem Chromosom 7 einen Zusammenhang gibt. Dann wurde bei 9 WBS-Patienten der Verlust (Deletion) des Elastin-Gens auf dem Chromosom 7 festgestellt und damit die Entstehung des Syndroms erklärt. Durch mehrere anschließende Studien konnte 1995 nachgewiesen werden, dass es mit einem molekularbiologischen Test in 95 % aller Fälle möglich ist, die klinische Diagnostik zu bestätigen.

Es wird heute davon ausgegangen, dass bei nahezu allen Personen mit WBS auf einem Chromosom 7 genetisches Material verloren gegangen ist. Diese sogenannte Deletion im Bereich des langen Armes von Chromosom 7 (auch als 7q11.23 bezeichnet) entsteht in der Regel spontan während der Meiose bei der Bildung der Keimzellen eines Elternteils (Spermium bzw. Eizelle). Hierauf haben die Eltern in keinster Weise einen

180

Einfluss. Grundlage für den Verlust des Chromosomenmaterials ist ein alter, evolutionär auf Zellebene gewachsener Prozess der Paarung und Neukombination identischer Chromosomen, der hier durch eine ungleiche Neukombination zu dem Verlust mehrerer benachbarter Gene auf dem 7er Chromosom führt. Da diese Spontanmutation sehr selten vorkommt, ist es entsprechend unwahrscheinlich, dass eine Familie 2 Kinder mit WBS hat (Ausnahme: eineiige Zwillinge) oder die Geschwister ebenfalls Kinder mit WBS haben werden. Anders sieht es für die WBS-Person aus, hier beträgt bei einer Nachkommenschaft ein Wiederholungsrisiko von 50%.

Zur Zeit arbeiten mehrere Arbeitsgruppen an der Frage, wie groß die Lücke auf dem Chromosom 7 ist, welche und wie viele Gene betroffen sind und in welchem Maße die Deletion variieren kann. Inzwischen geht man davon aus, dass etwa 15 benachbarte Gene verloren gegangen sind. Viele Anzeichen sprechen dafür, dass das Vorhandensein von nur einer Kopie der Gene in diesem Bereich für eine normale Entwicklung nicht ausreicht. Das Fehlen dieser Gene auf einem Chromosom führt zu dem charakteristischem Aussehen und Verhalten der Kinder mit WBS. Von dem Elastin-Gen wird vermutet, dass es als Bindegewebeprotein bei den Gefäßverengungen und -veränderungen beteiligt ist, und der Mensch anscheinend auf beiden 7er Chromosomen intakte Gene benötigt, um unter anderem Elastin in ausreichender Menge zu bilden.

Von einer Erklärung der anderen typischen Merkmale bei WBS ist man noch weit entfernt. Von drei Genen (LIM-Kinase1, FZD3 und WSCR1) wird angenommen, dass sie im Gehirn aktiv sind und seine Entwicklung und Funktion beeinflussen könnten. Möglicherweise übt ein Enzym (LIM-Kinase1) bei der eingeschränkten Fähigkeit des räumlichen Sehens eine bedeutende Funktion aus. Es wird vermutet, dass der Verlust von einem anderen Gen (STX IA) zu einigen Verhaltensmerkmalen wie Ängstlichkeit und Hyperaktivität beiträgt. Von einigen anderen Genen (wie z.B. RFC2, das für ein Eiweiß kodiert, das bei der Verdoppelung der DNS von Bedeutung ist) ist unklar, in welcher Weise sie zum Syndrom beitragen.

Unabhängig von der erst vor kurzem begonnen genetischen Grundlagenforschung zeigen in den letzten Jahren mehrere Forschungsfachrichtungen Interesse an einer genaueren Analyse der besonderen phänotypischen Merkmale der Individuen mit WBS. Als Beispiel sei auf die Studien zur geistigen Entwicklung dieser Kinder hingewiesen, die immer wieder ein Leistungsprofil mit individuellen Leistungsstärken (z.B. Sprache, Musikalität), aber auch Leistungsschwächen (z.B. Rechnen, Zeichnen) zeigen (in diesem Zusammenhang wird auch von geistiger Asymmetrie gesprochen).

Körperliche Merkmale

Wenn die Diagnose Williams-Beuren-Syndrom gestellt wird, ist es ratsam, die diagnostizierte Person gründlich medizinisch und neurologisch untersuchen zu lassen. Mediziner, die sich um Personen mit WBS kümmern, haben festgestellt, dass bestimmte medizinische Auffälligkeiten erst mit der Zeit erkannt werden können oder sich entwickeln können. Mit anderen Worten WBS ist keine statische Kondition und begleitende Untersuchungen sind erforderlich. Einige wesentliche Merkmale des Syndroms, die aber meistens nicht alle zusammen bei einer Person auftreten müssen, werden hier kurz vorgestellt.

Durch die charakteristischen Gesichtszüge haben Kinder mit Williams-Beuren-Syndrom oft mehr Ähnlichkeiten untereinander als mit ihren Geschwistern: eine längliche Kopfform, ein großer Mund mit vollen Lippen, eine flache Nasenwurzel und im Kindesalter volle Wangen.

Bei blauen Augen sind oft weißliche, radspeicherartige Einschlüsse in der Iris sichtbar. Schielen (Strabismus) und Weitsichtigkeit (Hyperopie) wird relativ häufig in Verbindung mit WBS festgestellt. Eine augenärztliche Untersuchung wird empfohlen.

Die Milchzähne sind in der Regel auffallend klein. Die bleibenden Zähne sind eher normal, aber häufig unregelmäßig angeordnet und kariös. Regelmäßige Zahnarztbesuche mit später oft anschließender kieferorthopädische Behandlung scheinen gängig zu sein.

Bei einigen Kindern können Mittelohrentzündungen (Otitis media) mehrfach auftreten, die dann häufig zur Einlage von Paukenröhrchen führen. Eine Untersuchung des Hörvermögens sollte bei allen WBS-Kindern vorgenommen werden, da neuere Untersuchungen dafür sprechen, dass eine Minderung des Hörvermögens beim WBS häufiger vorkommt.

Die Kinder sind in der Regel kleiner als ihre Geschwister und ihr Wachstum verläuft häufig entlang der 3. Perzentile (s. Wachstumskurve im Kinderuntersuchungsheft). Wenn sie ausgewachsen sind, wird die genetische Endgröße etwa um 10 cm unterschritten. Die Höhe, das Gewicht und der Kopfumfang sollte regelmäßig gemessen werden. Individuelle Veränderungen im Wachstumsverhalten sind nicht typisch für das WBS. Genauso wie bei jedem anderen Kind sollten andere Ursachen ausgeschlossen werden. Jugendliche entwickeln häufig eine seitliche Verbiegung der Wirbelsäule (Skoliose).

Häufig wird die Diagnose durch den typischen Herzfehler der Verengung der Hauptschlagader in unmittelbarer Nähe des Herzen (supravalvuläre Aortenstenose) gestellt, die isoliert oder auch in Kombination mit Gefäßverengungen in den Lungenarterien (peripheren Pulmonalstenosen) oder einem Loch in der Herzscheidewand (Ventrikelseptumdefekt) auftreten kann. Das Williams-Beuren-Syndrom kann aber auch ohne diese Herzfehler vorkommen. Auf jeden Fall sollte eine umfassende kardiologische Grunduntersuchung erfolgen. Der Zustand der Herzgefäße kann sich mit der Zeit verändern. Auch wenn in jungen Jahren die Untersuchung einen eher geringen Befund ergab, kann später eine klinisch bedeutsame Erkrankung erwachsen. Aus diesem Grund sollten regelmäßig Herzuntersuchungen erfolgen. In Einzelfällen kann bei einer Narkose ein erhöhtes Risiko (Hyperthermie, Herzrythmus- und Durchblutungsstörungen) bestehen.

In den ersten Lebensjahren kann möglicherweise eine Hyperkalzämie auftreten. Diese Phase kann mit Erbrechen und/oder Verstopfung einhergehen. Hier ist in Einzelfällen eine Kalzium-arme Diät angezeigt. Es wird empfohlen, den Wert für das Kalzium im Blut bei einer Diagnose bestimmen zu lassen und zusätzlich an einer Urinprobe das Verhältnis von Kalzium zu Kreatin zu ermitteln.

Veränderungen der Gefäße können auch in anderen Organen, wie z.B. der Niere, auftreten. Primäre Nierenveränderungen sind bei diesem Syndrom nicht selten, eine sonografische Untersuchung der Nieren und der ableitenden Harnwege ist bei der initialen Diagnostik anzuraten. Ein arterieller Bluthochdruck ist bei Kindern und Erwachsenen mit WBS häufiger als in der allgemeinen Bevölkerung. Das Risiko für einen Bluthochdruck kann mit dem Alter zunehmen. Der Blutdruck sollte an beiden Armen jährlich kontrolliert werden.

Fakultativ beobachtet man bei Kindern mit WBS eine meist einseitige Verknöcherung der Elle und Speiche in Höhe des Ellenbogengelenkes (Radioulnare Synostose). Eine Drehung des Unterarmes nach außen ist daher nicht möglich. Eine Korrektur dieser knöchernen Veränderung ist nicht sinnvoll.

Bei Mädchen mit WBS werden in der Phase der Pubertät zwei Gruppen beobachtet. Eine mit zeitgerechter Pubertätsentwicklung und eine mit sehr früher oder sogar vorgezogener (vor dem 8. Lebensjahr) Pubertät. Der Pubertätswachstumsschub ist bei allen Jungen und Mädchen mit diesem Syndrom verkürzt. Ursache dieser Verkürzung ist eine Beschleunigung der Knochenreifung (Akzeleration) in dieser Phase. Die frühe bzw. vorgezogene Pubertät wirkt sich meist nicht ungünstig auf die Endgröße aus. Die vorzeitige Entwicklung sekundärer (äußerer) Geschlechtsmerkmale führt zu einer erheblichen psychischen Belastung dieser Mädchen, eine entsprechende hemmende Therapie der Pubertät ist daher immer anzuraten.

5. WBS im Internet

Wer sich über den aktuellen Stand der Forschung näher informieren möchte, muss sich die überwiegend in englischer Sprache erschienenen Veröffentlichungen in den unterschiedlichsten Fachzeitschriften besorgen. Zusammenfassende Bücher zu diesem Thema gibt es bisher noch nicht, sind aber angekündigt. Eine gute Übersicht über die bestehende Fachliteratur (Quellenangabe und meistens auch eine kurze Zusammenfassung) geben medizinische Datenbanken (z.B.: Medline: http://www.healthgate.com oder Online Mendelian Inheritance in Man (OMIM): http://www3.ncbi.nlm.nih.gov). Bei der Literatursuche und -beschaffung bieten einige Büchereien ihre Hilfe an. Falls Sie weitergehende Informationen zur Fachliteratur benötigen, können Sie auf Wunsch von den Verfassern Literaturhinweise zu dieser Broschüre erhalten.

Wenn die Möglichkeit besteht, das Internet zu benutzen, dann empfiehlt sich ein Besuch der amerikanischen Selbsthilfegruppe (WSA: Williams Syndrome Association), die sehr viel aktuelle und praxisorientierte Informationen kostenlos zur Verfügung stellt (http://www.wsf.org und www.williams-syndrome.org). Von hier aus kann man über Verknüpfungen leicht Zugang zu weiteren hilfreichen Organisationen und Verbänden finden.

Der WBS-Bundesverband informiert ebenfalls mit einer eigenen deutschsprachigen Seite (http://www.w-b-s.de).

Inzwischen haben sich weltweit über 400 Familien mit WBS-Kindern zu einem Erfahrungs- und Informationsaustausch zusammengeschlossen. Wenn Sie eine E-Mail Adresse haben und sich an der Kommunikation beteiligen möchten, lassen Sie sich auf der Liste der Eltern aufnehmen.

In deutscher Sprache gibt es für betroffene Familien die E-Mailliste der Regionalgruppe Bayern-Süd, auf der inzwischen über 100 Familien eingetragen sind. Nähere Informationen über diese Liste finden Sie auf der Homepage der Regionalgruppe Bayern-Süd (www.williams-beuren-syndrom.de).

6. Schlusswort

Vielleicht haben diese Gedanken zu den Entwicklungsmöglichkeiten von Kindern mit Williams-Beuren-Syndrom dazu beitragen können, Ihnen etwas klarere Perspektiven für die gemeinsame Zukunft zu vermitteln - Perspektiven, die sich nicht auf das Erreichen schulischer Leistungen und Abschlüsse beschränken, sondern die Persönlichkeit Ihres Kindes und seine soziale Integration als Ganzes im Auge haben. Viele Entwicklungsschritte werden mehr Mühe und Unterstützung von Ihnen brauchen als bei anderen Kindern; das Wissen um seine Besonderheit, Beobachtung seines Verhaltens und Verständnis der Zusammenhänge und Vertrauen auf Ihre intuitiven Fähigkeiten als Eltern werden Ihnen den Weg zum Ziel weisen können.

7. Glossar

Auditive Hypersensibilität:	Geräuschempfindlichkeit
Dysmorphie:	Strukturauffälligkeiten (ohne krankhafte Bedeutung)
Hyperopie:	Weitsichtigkeit
Hypertonie:	Bluthochdruck
Muskelhypotonie:	niedrige Muskelspannung
Pulmonalstenosen:	Gefäßverengungen in den Lungenarterien
Skoliose :	seitliche Verbiegung der Wirbelsäule
Strabismus:	Schielen
supravalvuläre Aortenstenose:	Verengung der Hauptschlagader in unmittelbarer Nähe des Herzen
Ventrikelseptumdefekt:	Loch in der Herzscheidewand (zwischen den beiden Herzkammern, nicht den Vorhöfen)

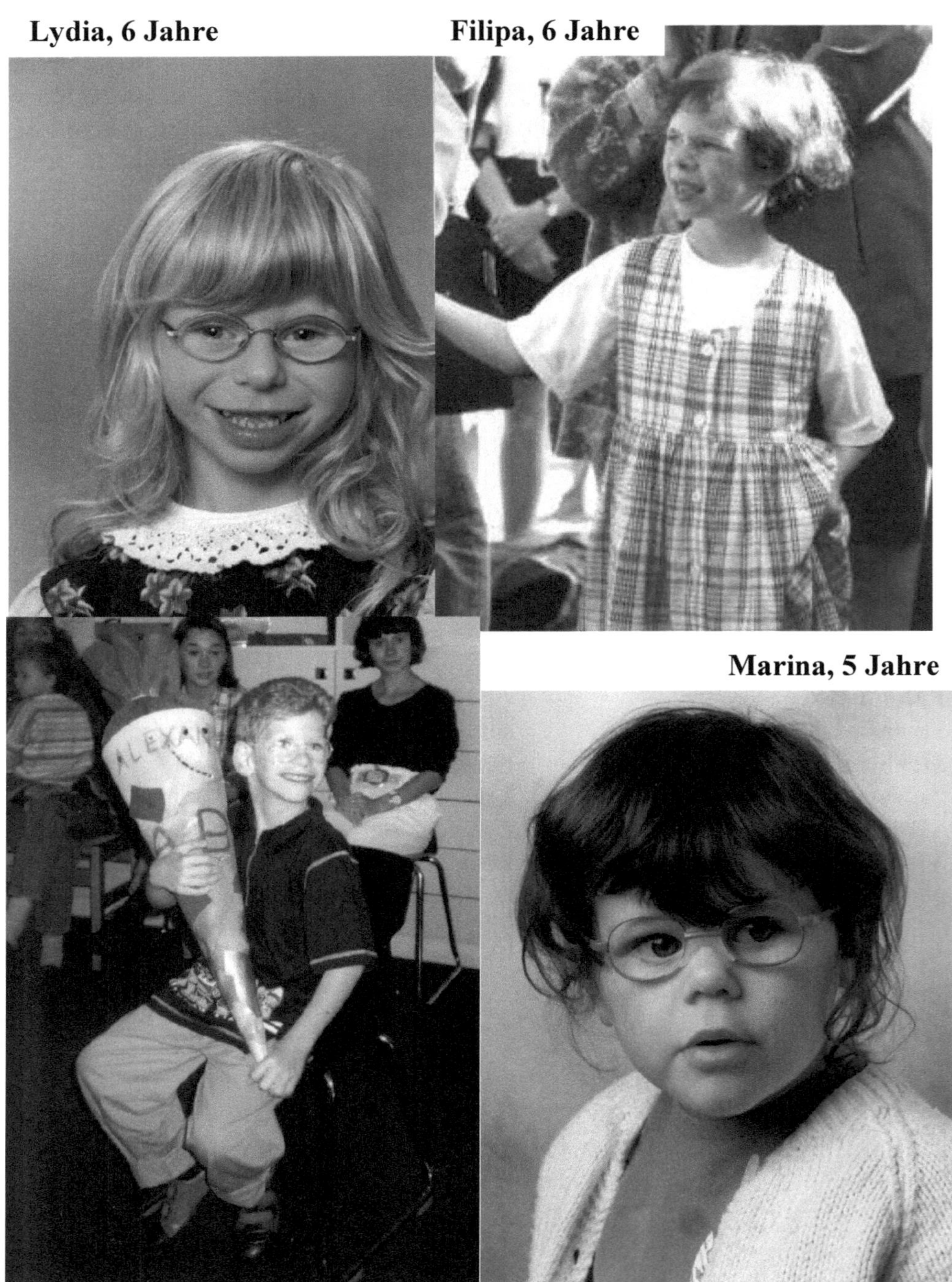

Lydia, 6 Jahre
Filipa, 6 Jahre
Marina, 5 Jahre
Alexander, 7 Jahre

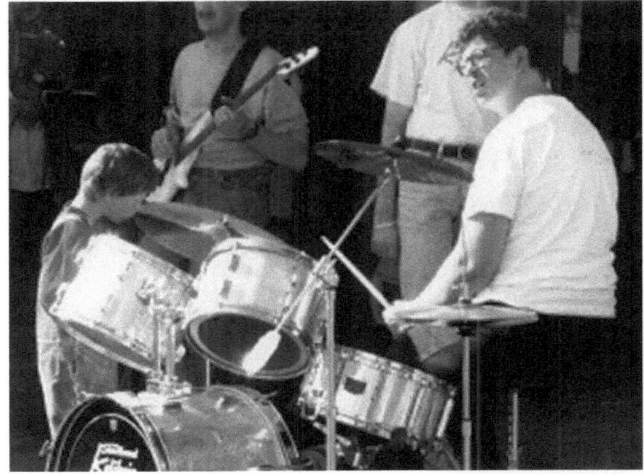

Udo, 24 Jahre

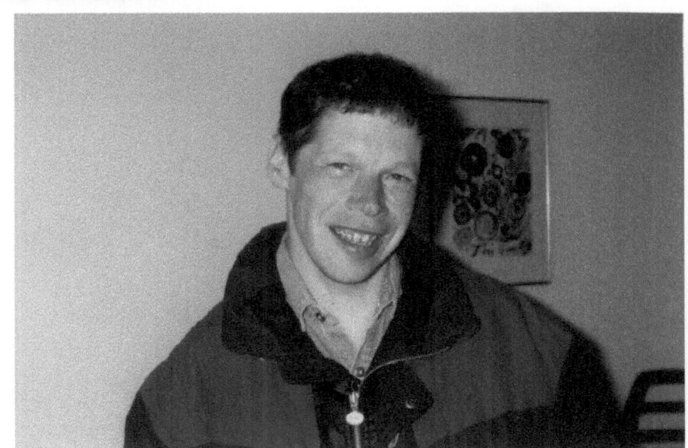

Hans Peter, 37 Jahre

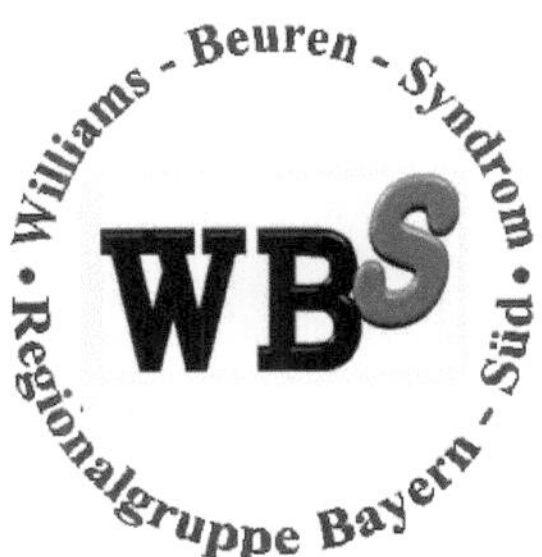

Herausgegeben von der Regionalgruppe Bayern-Süd
im Bundesverband Williams-Beuren-Syndrom e.V.
B. Frericks, H. Romm, Danziger Str. 2A, 85748 Garching, Tel. (089) 32002986
http://www.williams-beuren-syndrom.de

Eine Orientierungshilfe

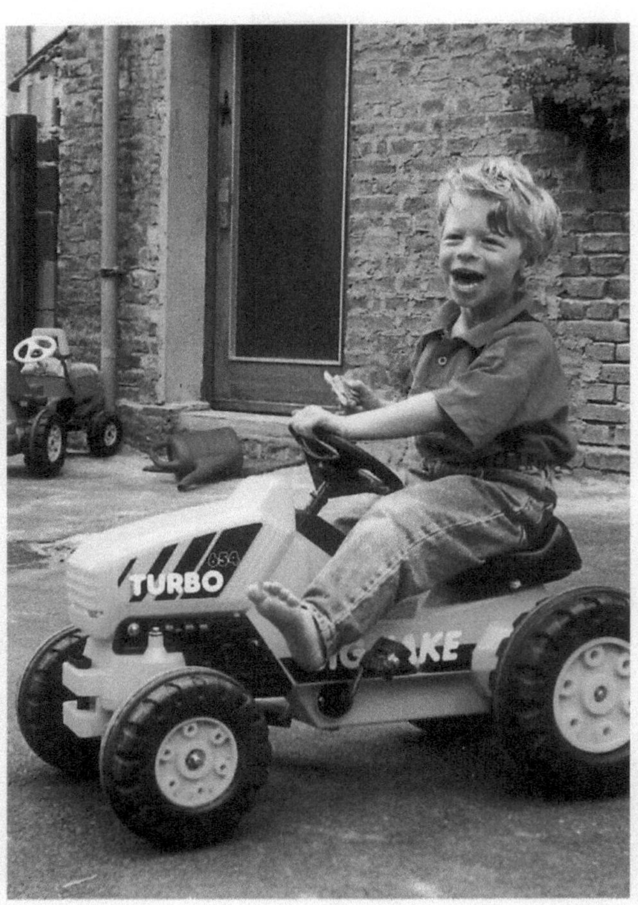

für Pädagogen

Hrsg.: Regionalgruppe Bayern-Süd

Eine Orientierungshilfe

Rebecca, 9 Jahre und Alexander, 8 Jahre

Die Autoren/innen

Lore Anderlik, Montessori-Therapeutin, Leiterin der Montessori-Therapie-Ausbildung, Mitglied im Berufsverband Montessori

Dr. Klaus Sarimski, Dipl. Psychologe am Kinderzentrum München, Mitglied des Wissenschaftlichen Beirats des WBS-Bundesverbandes

Benedita Frericks (Dipl. Sozialarbeiterin) und **Horst Romm** (Dipl. Biologe), Eltern von zwei Töchtern, die jüngere (4,5 Jahre) weist WBS auf; Ansprechpartner der WBS-Regionalgruppe Bayern-Süd.

Wir bedanken uns bei Frau Anita Suu, Montessori-Therapeutin, für ihre Unterstützung..

Bedanken möchten wir uns auch bei den Familien, die uns Fotos ihrer Kinder zur Verfügung gestellt haben. Auf den Bildern sind betroffene Kinder in unterschiedlichen Spielsituationen, zum Teil mit Geschwistern zu sehen.

Das Layout der Broschüre wurde von Myriam Frericks (Köln) gestaltet.

Foto der Titelseite: Lukas, 4 Jahre

INHALT

Vorwort

Als wir mit der Diagnose Williams-Beuren-Syndrom (WBS) bei unserer jüngeren Tochter konfrontiert wurden, wollten wir wissen, welche Konsequenzen sich daraus für uns ergeben würden. Dabei stellten wir fest, dass es kaum Informationsmaterial für betroffene Familien gab. Dies erleichterte uns die neue Situation nicht gerade. Auf der Suche nach weiterführenden Informationen machten wir die Erfahrung, dass die uns betreuenden Fachkräfte oft nichts oder nur recht wenig über das Syndrom wussten. Durch den Austausch mit anderen betroffenen Familien erfuhren wir, dass die meisten Eltern in der ersten Zeit nach der Diagnosestellung auf sich alleine gestellt waren.
Aus dieser Situation heraus entstand die Idee, betroffene Familien (insbesondere nach der neu gestellten Diagnose) mit einer Zusammenfassung wichtiger Informationen über das Syndrom und hilfreichen Adressen in Form einer einführenden Elternbroschüre (sie kann über uns bezogen werden) zu unterstützen.

In den folgenden Monaten erfuhren wir bei Gesprächen mit betroffenen Familien, dass die Elternbroschüre auch häufig an Frühfördereinrichtungen, Kindergärten und Therapeuten/innen weitergegeben wurde. Aus diesem Grund konzipierten wir die hier vorliegende Broschüre, in der Informationen und pädagogische Hilfen am Beispiel der Montessori-Therapie und zur psychologisch-pädagogisch fundierten Förderung der sozialen Integration sowie einige grundsätzliche Überlegungen zur Kooperation von Fachleuten und Eltern zusammengestellt sind.
Auf diesem Weg möchten wir dazu beitragen, die Förderung der betroffenen Kinder zu optimieren und auf einem hohen Niveau zu ermöglichen.

Unser besonderer Dank gilt Frau Lore Anderlik und Herrn Dr. Klaus Sarimski, die durch ihre vielfältigen Erfahrungen und ihr großes Engagement die Entstehung dieser Broschüre erst ermöglicht haben.

Die phänotypischen Merkmale des Williams-Beuren-Syndroms
Horst Romm / Klaus Sarmiski

Unabhängig voneinander beschreiben Anfang der 60er Jahre der neuseeländische Kardiologe Dr. J. C. P. Williams und der deutsche Herzspezialist Prof. A. J. Beuren ein Syndrom mit supravalvulärer Aortenstenose, mentaler Retardierung und besonderen Gesichtszügen.

Seit 1990 wird international davon ausgegangen, dass das WBS spontan mit einer Häufigkeit von 1:10.000 bis 50.000 auftritt. Bei einer Geburtenrate von jährlich rund 765.000 Kindern in Deutschland kann angenommen werden, dass pro Jahr etwa 15 bis 75 Kinder mit WBS geboren werden und insgesamt zwischen 1600 bis 8200 Personen von dem Syndrom betroffen sind. Hiervon sind derzeit rund 400 im Williams-Beuren-Syndrom Bundesverband e.V. organisiert.

Obwohl die Lebenserwartung von Personen mit WBS als normal angenommen wird, kennt man nur verhältnismäßig wenig Erwachsene. Ursache hierfür ist vermutlich, dass sie als Kinder vor 20 und mehr Jahren noch nicht diagnostiziert wurden. Seit einigen Jahren nimmt das Wissen über das Syndrom zu, was sich auch in dem Anstieg an Veröffentlichungen niederschlägt. Angesichts des wachsenden Bekanntheitsgrades in den letzten Jahren werden Neuerkrankungen jetzt besser und früher diagnostiziert.

Seit 1993 ist die genetische Ursache für das WBS bekannt. Es wird jetzt davon ausgegangen, dass bei nahezu allen Personen mit WBS auf einem der beiden 7-er Chromosomen genetisches Material verloren gegangen ist. Dies kann mit einem molekulargenetischen Test eindeutig nachgewiesen werden. Diese sogenannte "Deletion" im Bereich des langen Armes von Chromosom 7 (auch als 7q11.23 bezeichnet) entsteht in der Regel spontan bei der Bildung der Keimzellen eines Elternteils (Spermium bzw. Eizelle) während der Meiose. Die Eltern haben hierauf keinen Einfluss. Da diese Spontanmutation sehr selten vorkommt, ist es entsprechend unwahrscheinlich, dass eine Familie 2 Kinder mit WBS hat (Ausnahme: eineiige Zwillinge) oder dass die Geschwister ebenfalls Kinder mit WBS haben werden. Anders sieht es für die Person mit dem WBS aus, hier beträgt bei einer Nachkommenschaft ein Wiederholungsrisiko von 50%.

Derzeit wird erforscht, wie groß die Lücke auf dem Chromosom 7 ist, welche und wieviele Gene betroffen sind und in welchem Maße die Deletion variiert. Man geht davon aus, dass etwa 15 benachbarte Gene verloren gegangen sind. Viele Anzeichen sprechen dafür, dass das Vorhandensein von nur einer Kopie der Gene in diesem

Bereich für eine normale Entwicklung nicht ausreicht. Das Fehlen dieser Gene auf einem Chromosom führt zu dem charakteristischem Phänotyp der Kinder mit WBS.

Von dem Elastin-Gen wird vermutet, dass es als Bindegewebsprotein bei den Gefäßverengungen und -veränderungen beteiligt ist, und der Mensch anscheinend auf beiden 7er Chromosomen intakte Gene benötigt, um Elastin in ausreichender Menge zu bilden. Von einer Erklärung der anderen typischen Merkmale bei WBS ist man noch weit entfernt.

Unabhängig von der genetischen Grundlagenforschung zeigen in den letzten Jahren mehrere Forschungsrichtungen Interesse an einer Analyse der besonderen phänotypischen Merkmale der Individuen mit WBS. Als Beispiel sei auf die Studien zur geistigen Entwicklung dieser Kinder hingewiesen, die immer wieder ein Leistungsprofil mit individuellen Leistungsstärken (z.B. Sprache, Musikalität), aber auch Leistungsschwächen (z.B. Rechnen, Zeichnen, räumliche Wahrnehmung) zeigen (in diesem Zusammenhang wird auch von geistiger Asymmetrie gesprochen).

Einige wesentliche Merkmale des Syndroms, die aber in der Regel nicht alle zusammen auftreten, werden nun kurz vorgestellt:

- Häufig wird die Diagnose durch die typische Verengung der Hauptschlagader in unmittelbarer Nähe des Herzen (supravalvuläre Aortenstenose) gestellt, die isoliert oder auch in Kombination mit Gefäßverengungen in den Lungenarterien (peripheren Pulmonalstenosen) oder einem Loch in der Herzscheidewand (Ventrikelseptumdefekt) auftreten kann. Das Williams-Beuren-Syndrom kann aber auch ohne diese Herzfehler vorkommen. Der Zustand der Herzgefäße kann sich mit der Zeit verändern. Auch wenn in jungen Jahren die Untersuchung einen eher geringen Befund ergab, kann später eine klinisch bedeutsame Erkrankung erwachsen. Veränderungen der Gefäße können auch in anderen Organen, wie z.B. der Niere, auftreten. Ein arterieller Bluthochdruck ist bei Kindern und Erwachsenen mit WBS häufig anzutreffen.

- Durch die charakteristischen Gesichtszüge haben Kinder mit Williams-Beuren-Syndrom oft mehr Ähnlichkeiten untereinander als mit ihren Geschwistern: eine längliche Kopfform, ein großer Mund mit vollen Lippen, eine flache Nasenwurzel und im Kindesalter volle Wangen. Bei blauen Augen sind oft weißliche, radspeichertartige Einschlüsse in der Iris sichtbar. Schielen (Strabismus) und Weitsichtigkeit (Hyperopie) wird relativ häufig in Verbindung mit WBS festgestellt. Die Milchzähne sind in der Regel auffallend klein. Die bleibenden Zähne sind eher normal, aber häufig unregelmäßig angeordnet und neigen zu Kariesbildung.

- In den ersten Lebensjahren kann möglicherweise eine Hyperkalzämie auftreten. Diese Phase kann mit Erbrechen und/oder Verstopfung einhergehen. Hier ist in Einzelfällen eine kalziumarme Diät angezeigt.

- Eine weitere Besonderheit ist ein schwacher Muskeltonus und eine allgemeine Entwicklungsverzögerung (z.B.: Sitzen, Gehen, Reden) in den ersten Lebensjahren.

- Bei einigen Kindern können Mittelohrentzündungen (Otitis media) mehrfach auftreten und eventuell eine Beeinträchtigung des Hörvermögens zur Folge haben.

- Die Kinder sind in der Regel kleiner als ihre Geschwister und ihr Wachstum verläuft häufig entlang der 3. Perzentile. Wenn sie ausgewachsen sind, wird die genetische Endgröße etwa um 10 cm unterschritten. Jugendliche entwickeln häufig eine seitliche Verbiegung der Wirbelsäule (Skoliose).

- Bei Mädchen mit WBS werden in der Phase der Pubertät zwei Gruppen beobachtet. Eine mit zeitgerechter Pubertätsentwicklung und eine mit sehr früher oder sogar vorgezogener (vor dem 8. Lebensjahr) Pubertät. Bei sehr früher Pubertät besteht die Möglichkeit einer Intervention mittels Hormontherapie.

- Gelegentlich beobachtet man bei Kindern mit WBS eine meist einseitige Verknöcherung der Elle und Speiche in Höhe des Ellenbogengelenkes (Radioulnare Synostose). Eine Drehung des Unterarmes nach außen ist daher nicht möglich.

- Neben diesen körperlichen Merkmalen weisen Menschen mit Williams-Beuren-Syndrom auch spezifische Besonderheiten in ihrem sozialen Verhalten auf. Sie sind besonders sensibel, freundlich und offen gegenüber fremden Personen, was zur Distanzlosigkeit führen kann. Obgleich sie damit gute Voraussetzungen für eine soziale Integration mitbringen, sind die Beziehungen zu Gleichaltrigen und den Eltern oft belastet durch Überaktivität, Aufmerksamkeitsproblemen und Ängstlichkeit. Auch im Erwachsenenalter bestehen die Probleme der Gestaltung sozialer Beziehungen, einer übermäßigen Redefreudigkeit, einer Neigung zu Selbstgesprächen, unangemessenen Fragen, fixierten Vorlieben und Zwänge, Ängstlichkeit und einer besonders leichten Ablenkbarkeit fort.

- In ihrem kognitiven Fähigkeitsprofil zeigen Menschen mit Williams-Beuren-Syndrom Besonderheiten, die sich von Kindern mit anderer Behinderungsursache unterscheiden. Sie verfügen in vielen Fällen über ein differenziertes Vokabular und grammatische Fähigkeiten und gestalten Erzählungen oft durch lautmalerische Äußerungen und Betonungen so aus, dass sie sehr sprachgewandt wirken. Ihre Redewendungen und Äußerungen täuschen jedoch leicht über ihr wahres Verständnis hinweg. Mit einfachen visuell-räumlichen Wahrnehmungsaufgaben sind sie schnell überfordert. Der Erwerb abstrakter Konzepte, mathematischer Fähigkeiten und das Schreiben fällt ihnen oft schwer.

Um ihren Förderbedürfnissen gerecht zu werden, ist eine differenzierte Untersuchung ihres individuellen Fähigkeitsprofils erforderlich. Die Kontaktbereitschaft und die meist gut entwickelten sprachlichen Fähigkeiten erleichtern die soziale Integration der Kinder. Es bedarf jedoch intensiver Hilfen zur Förderung einer konzentrierten, zielgerichteten Arbeitshaltung, zur Bewältigung von Aufgaben, die visuell-räumliches Wahrnehmungsvermögen voraussetzen sowie erzieherische Hilfen zum Erwerb sozialer Kompetenz (Erlernen sozialer Regeln), beim Aufbau stabiler Beziehungen zu Gleichaltrigen und beim Umgang mit belastenden Verhaltensproblemen (Ängstlichkeit, fixierte Interessen, Stimmungsschwankungen) im Alltag.

Kinder und Jugendliche mit Williams-Beuren-Syndrom stellen somit eine besondere Herausforderung für Eltern, Erzieher und Lehrer dar. Im Folgenden werden pädagogische Hilfen am Beispiel der Montessori-Therapie und psychologisch-pädagogische Ansätze zur Förderung der sozialen Integration sowie grundsätzliche Überlegungen zur Zusammenarbeit von Fachleuten und Eltern vorgestellt, die dazu beitragen können, die Entwicklung von Kindern und Jugendlichen mit WBS in der Familie, im Kindergarten und in der Schule zu unterstützen.

Montessori-Therapie und Montessori-Pädagogik

Lore Anderlik

Montessori-Pädagogik ist durch Montessori Kinderhäuser und Montessori-Schulen bestens bekannt. Der Leitsatz der Montessori-Pädagogik: *"hilf mir, es selbst zu tun!"* gilt für alle, ganz gleich, ob jemand behindert oder nicht behindert ist. Er gilt für das junge Kind mit einem Entwicklungsalter von etwa einem Jahr, das einen Ball in ein Loch steckt und beobachtet, für das Kindergartenkind, das sich die Welt über die Übungen des praktischen Lebens erobert oder "begreifend" das Dezimalsystem erarbeitet, für das Schulkind, das sinnentnehmendes Lesen übt oder "arbeitend" die Hierarchie der Zahlen begreift genau so wie für den Jugendlichen oder Erwachsenen, der sich für etwas interessiert, sich einen Bereich "erobern" will.

Weniger bekannt ist dagegen, dass aufbauend auf die Montessori-Pädagogik, die Montessori-Therapie sehr effektiv für Menschen eingesetzt werden kann, deren Lebensalter und Entwicklungsalter nicht übereinstimmen, die besondere Stärken und auch Schwächen haben.

Grundsätze der Montessori-Pädagogik und Montessori-Therapie

Die Montessori-Pädagogik ruht auf drei Eckpfeilern:

1. dem Verhalten der Pädagogen,
2. der "vorbereiteten Umgebung",
3. dem Montessori-Material.

Die Montessori-Therapie fügt als vierten Eckpfeiler die intensive Zusammenarbeit mit allen Bezugspersonen dazu.

Das *Verhalten des Montessori-Pädagogen* unterscheidet sich sehr von dem eines Erziehers, eines Lehrers im landläufigen Sinn, der als Führungskraft auftritt, von dem man Vorgaben erwartet, der darauf achtet, dass diese Vorgaben prompt erfüllt werden. Montessori-Pädagogen, Montessori-Pädagoginnen sind *"Diener des Kindes"*, die die Bedürfnisse des Kindes feststellen und versuchen, durch Angebote in der *"vorbereiteten Umgebung"* und/oder einer *"Darbietung"*, Neugierde und Interesse zu wecken.

Maria Montessori hat den Ausdruck *"Diener"* sehr bewusst gewählt: ein wirklicher Diener hält sich im Hintergrund und beachtet genau, wann und wo er gebraucht wird, wann und wo er stören würde. Er ist hilfsbereit und unterstützend, wenn dies nötig ist, zuverlässig und freundlich, aber niemals aufdringlich, bestimmend oder gar störend.

Was bedeutet dies für Kinder, Jugendliche und auch Erwachsene mit dem Williams-Beuren-Syndrom?

Sehr häufig genannte Probleme sind schlechte Konzentration und Hyperaktivität. Es liegt auf der Hand, dass beides besser zu steuern ist, wenn die Aufgabe, die Gegenstände interessant sind, Neugierde wecken und zum "Tun" verführen und auch noch selbst ausgesucht werden. Trotzdem sind Regeln nötig, die von allen eingehalten werden, bei welchen es keine Ausnahmen gibt:

1. jede Übung wird zu Ende gebracht,
2. jedes Material wird nach der Arbeit ordentlich an seinen Platz zurückgestellt,
3. keiner darf den anderen stören.

Diese Regeln sind von allen einzuhalten, auch wenn dies für ein Kind mit Verhaltensauffälligkeiten, vielleicht Hyperaktivität, sehr schwer ist. Es wird anfangs mehr Hilfe brauchen, klarere Strukturen, mehr Konsequenz des Pädagogen. Er muss die Übungen so gestalten, dass sie auch durchgeführt werden können, muss dabei bleiben, das Abtriften verhindern und so zum Erfolg führen. Jedes Kind, jeder Jugendliche und auch jeder Erwachsene ist stolz, vielleicht sogar glücklich, wenn eine Aufgabe bewältigt ist, die gefordert, aber nicht überfordert hat. Die an der oberen Leistungsgrenze angesiedelt war. So bauen sich langsam Konzentration und Ausdauer, echte Interessen, Selbstwertgefühl und Selbstbewusstsein auf.

Maria Montessori gibt klare Anweisungen, wie ein Material dargeboten (eingeführt) wird, wie mit einem Kind zu sprechen ist, welche Konsequenzen zu ziehen sind. Alle Montessori-Pädagogen halten sich an diese Regeln. Erwachsene werden durch dieses einheitliche und beständige Verhalten besser durchschaubar, ihr Verhalten kann eingeordnet werden. Das hilft jedem Kind, sich in seiner Umgebung besser zu orientieren und dadurch Sicherheit zu finden, seine Grenzen zu suchen (und zu finden) oder sich einzufügen.

Montessori-Pädagogen stören (nach Möglichkeit) nicht. Sie zeigen, z.B. durch eine Darbietung, einen Weg auf und respektieren dann die eigenen Versuche, solange sie "materialgerecht" sind. Dieser Ausdruck wird oft missverstanden: materialgerecht heißt: die einzelnen Gegenstände ihrem Sinn entsprechend zu verwenden. Ein Beispiel: mit einer Glaskanne kann man gießen und schütten (der Zweck der Kanne) oder man kann durch sie durchschauen und beobachten, dass die Umwelt verändert aussieht, wenn die Kanne leer oder gefüllt ist (eine Eigenschaft des Glases wird hier genutzt).

Man kann aber mit der Glaskanne nicht auf unterschiedliche Gegenstände schlagen "um die Töne zu erkunden", die Glaskanne würde es nicht überstehen und wäre damit eine Gefahr. Wesentlich wichtiger ist aber die Beobachtung: das Kind hat Spaß an seiner Bewegung und am Krach (an Tönen) und sollte deshalb viele wohlklingende Angebote erhalten, die nicht nur seine Bewegung, sondern auch sein Gehör schulen.

Die Montessori-Pädagogin wird dann z.B. Klanghölzer oder Trommel und Schlägel anbieten. Die Montessori-Therapeutin wird zusätzlich darauf achten, dass sie zwei sehr unterschiedliche Klänge zur Verfügung stellt: z.B. helle und dunklere Töne durch unterschiedliche Klanghölzer oder laut und leise durch Filz- oder Holzschlägel für die Trommel. Sie wird auf diese Töne aufmerksam machen und sie benennen und damit neben der Freude an der Bewegung die akustische Aufmerksamkeit schulen, das Sprachverständnis anregen und somit helfen, diese Töne einzuordnen – sie zu kennen.

Nicht stören heißt also keinesfalls Laisser-faire! - Regeln werden eingehalten, in diesem Fall: reiner Krach würde andere stören. Die Freiheit jedes einzelnen, auch des Kindes mit Williams-Beuren-Syndrom, endet an dem Punkt, an dem es die Freiheit eines anderen (Kindes und auch Erwachsenen) beeinträchtigt. Trotzdem lässt man dem Kind soviel Freiheit wie irgend möglich.

Montessori-Pädagogik bietet die freie Wahl:

- des Materials – das einladend in offenen Regalen aufgebaut ist,
- der Zeit – wann und wie lange ein Kind mit etwas arbeiten/spielen möchte,
- des Platzes – es stehen verschiedene Tische und Stühle zur Verfügung, Arbeitsteppiche können überall ausgelegt werden – wo sie nicht stören!
- der Entscheidung, ob es alleine oder mit anderen spielen/arbeiten möchte,
- der Entscheidung ob und von wem es Hilfe annehmen möchte oder seine Versuche lieber alleine fortsetzt,
- und ob es heute selbst arbeiten oder lieber andere beobachten möchte.

Dieses große Angebot an Entscheidungsmöglichkeiten setzt Entscheidungsfähigkeit voraus – die sehr oft erst gelernt werden muss.

Sich selbst bewusst (selbstbewusst!) für etwas zu entscheiden, ist eine hohe geistige Leistung, die bereits beim jungen Kind angeregt und eingefordert werden muss.

Fast alle Eltern wollen für ihr Kind das Beste, viele handeln trotzdem über den Kopf des Kindes hinweg, ohne nachzudenken und bemerken dabei nicht, dass sie mit ihrem Kind wie mit einer Sache umgehen, die keinen Willen und auch keine Gefühle hat.

Zwei negative, aber alltägliche Beobachtungen aus meiner Praxis:

Der Mutter ist heiß, wortlos zieht sie dem Kind den Pullover aus und beachtet nicht, dass sie ihm dabei den Würfel aus der Hand zieht, den das Kind eben mühsam gegriffen hat.

Das erkältete Kind konzentriert sich auf eine Schüttübung, die Nase läuft, das Kind lässt sich dadurch nicht beirren. Wohl aber der Vater, der geräuschvoll nach einem Taschentuch sucht (und bereits dadurch die Konzentration erschwert) und dann wortlos die Nase des Kindes abwischt.

Beides, der Temperatur angemessen angezogen zu sein und Nase putzen, ist notwendig und wichtig – es könnte ein erster Schritt zur Selbstverantwortung und damit zum Selbstbewusstsein werden: Die Mutter wartet, bis das Interesse am Würfel abgeklungen ist. Spricht dann das Kind an: "mir ist so warm – ich denke dir ist auch zu warm – ich ziehe dir den Pullover aus, dann kannst du weiter spielen."

Was bedeutet dies für das Kind?
- Die Mutter respektiert die "Arbeit", das Interesse des Kindes und wartet ab. Sie fördert damit den Aufbau von Konzentration,
- dann fragt sie nicht, sondern stellt fest, gibt eine klare Richtung an,
- das Kind wird angesprochen, es erfährt dabei: es ist wichtig hinzuhören und baut Sozialkontakt zur Mama auf,
- dann stellt die Mutter die Beziehung zwischen "warm" und "Pullover ausziehen" her, sie arbeitet damit am Sprachverständnis, an einer Folgerung,
- vielleicht nennt sie das Wort "Pullover " mehrmals, wenn sie ihn gerade auszieht, das Kind kann damit den Namen dieses Gegenstandes speichern, vielleicht bald abrufen (auch wenn es noch lange nicht sprechen kann!)
- die Mutter wird, nach dem Ausziehen des Pullovers, unbewusst die Beziehung zum Geschehen vorher wieder aufbauen, dem Kind vermutlich den Würfel vor Augen halten oder in die Hand geben. Vielleicht nutzt sie diese Gelegenheit und benennt ihn dabei, eine weitere Chance zum Aufbau des Sprachverständnisses,
- sie gibt ihm damit die Möglichkeit der Wiederholung (einer Grundvoraussetzung für das Lernen).

Die Beweggründe des Vaters kann ich nicht genau beurteilen. Es kann der Respekt vor der Therapeutin sein, der er diesen Anblick ersparen möchte – es kann aber auch die Macht der Gewohnheit sein. Taschentücher sollten, besonders bei Erkältungen, ständig griffbereit sein, möglichst in der Hosentasche des Kindes. Auch den Vater möchte ich bitten abzuwarten, bis der Schüttvorgang abgeschlossen und damit eine Unterbrechung möglich ist. Dann kann er sich verbal an das Kind wenden "deine Nase läuft – spürst du es?" Bei Bedarf geht die Anweisung weiter: "hole dein Taschentuch aus deiner Hosentasche – falte es auf – darf ich helfen?"

Was bedeutet dies für das Kind?

- Es erlebt den Vater als einen mit ihm sprechenden Partner,
- es wird sensibel für die eigene Körperwahrnehmung. Ein Blick in den Spiegel bestätigt und vertieft das taktile Empfinden oder gibt erst den Anstoß zu besonderer Beachtung genau dieser Stelle,
- es erlebt bewusst Gegenstand und Handhabung: Taschentuch,
- es wird an Ordnung gewöhnt und dadurch auf weite Sicht unabhängig,
- der Wortschatz wird erweitert und "begriffen",
- es erfährt Anerkennung, wenn es gelingt, oder
- Hilfe zur Selbsthilfe,
- es erlebt eine Folgehandlung: die Nase läuft, sie muss geputzt werden, dazu braucht man ein Taschentuch.

Diese vielen positiven Punkte fördern Konzentration und Ausdauer, sie geben das Vorbild, das aufgenommen und irgendwann nachgeahmt wird.

Die freie Wahl des Materials – das einladend in offenen Regalen aufgebaut ist (s. Abb. 1) – ist für Kinder mit Williams-Beuren-Syndrom eine große Herausforderung. Sie müssen lernen, sich zu entscheiden. Ohne Hilfe würden viele Kinder zunächst schmetterlingshaft von einer Übung zur anderen "fliegen", hier und dort einen Gegenstand mitnehmen, diesen betasten, befühlen, sich aber nicht mit der eigentlichen Übung auseinander setzen.

Die Aufgabe der Montessori-Therapeutin ist es hier, die Regel einzuschleifen:

- ich schaue, was es alles gibt,
- ich überlege was mir gefällt,
- ich entscheide mich,
- ich trage das Material zu meinem Arbeitsplatz,
- ich arbeite – spiele – experimentiere – bastle – was auch immer,
- ich beende meine Arbeit, mein Spiel, mein
- Experiment, meine Bastelei,
- ich stelle alles auf das Tablett zurück,
- und räume es so an seinen Platz zurück, dass der nächste damit arbeiten kann.

Sie wird das Kind zunächst bei seiner Wahl begleiten, wird genau beobachten, wo ein kleiner Funke an echtem Interesse überspringt und dieses Material so anbieten, dass das Kind es nun wirklich möchte.

Sie wird die **freie Wahl des Platzes** zunächst einschränken: Kind und Material an einen neutralen Platz leiten, der möglichst wenig Ablen-

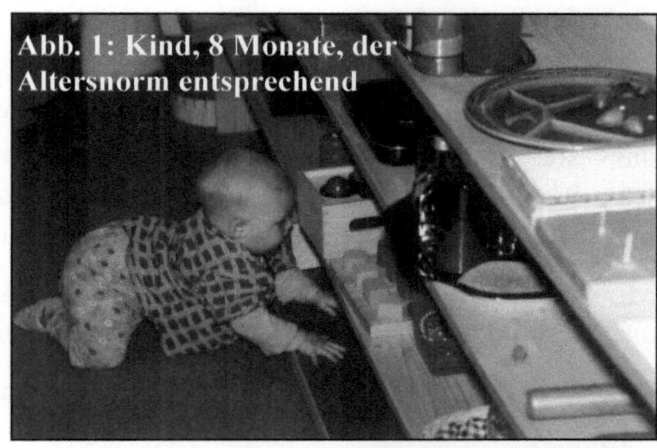

kungen bietet: ein freier Tisch, ein fester Stuhl, der möglichst nicht kippt, die Blickrichtung möglichst neutral, vielleicht sogar von akustischen Störungen etwas abgeschirmt.

Dann gibt sie, bei bisher unbekanntem Material, eine Darbietung, (vgl. S. 26 ff) das heißt, sie zeigt mit (fast) übertrieben klaren und sparsamen Bewegungen die Handhabung des Materials.

Die Aufmerksamkeitsspanne von Kindern mit Williams-Beuren-Syndrom ist oft recht kurz – sie wollen sofort hantieren, es fällt schwer, zunächst zuzuschauen. Hier liegt eine ideale Chance, die Konzentrationsspanne zu erweitern, die Frustrationsschwelle auszudehnen. Die Montessori-Therapeutin beobachtet während ihrer Darbietung den Zeitpunkt, an dem das Kind das Interesse verlieren würde, abdriften würde und fordert genau dann zur Weiterarbeit auf. Das Interesse erwacht wieder, steigert sich zur aktiven Mitarbeit.

Bei der Darbietung erhält die Montessori-Therapeutin einen genauen Überblick über die Belastbarkeit des Kindes. Sie passt ihre Hilfe so an, dass die Übung keinesfalls abgebrochen wird, sondern das Kind den letzten Handgriff selbst ausführt und dadurch erlebt: "ich hab's geschafft! – ich kann es!". Dieses Erleben ist der goldene Schlüssel zum großen Tor in das Selbstbewusstsein.

Wir alle lernen durch Wiederholung. Wiederholung macht nur dann Spaß, wenn Aussicht auf Erfolg besteht. Die Montessori-Therapeutin wird die Übung für die nächste Wiederholung so gestalten, dass sie, mit etwas Anstrengung, vom Kind alleine bewältigt werden könnte (z.B. durch Verringerung der Menge). Trotzdem muss sie über längere Zeit hinweg den äußeren Rahmen schaffen: die klaren Strukturen vorgeben, abdriften verhindern, wenn nötig durch Hilfestellung zum erfolgreichen Ende führen.

Die freie Wahl der Zeit bezieht sich üblicher Weise auf die Tageseinteilung, in der Montessori-Therapie besonders auf die Wiederholung. Alle Übungen sind so angelegt, dass sie wiederholt werden können. Dies unterscheidet Montessori-Pädagogik ganz wesentlich von anderen pädagogischen Richtungen: Arbeitsblätter sind ausgefüllt und damit fertig. Ein Heft mit Lückentexten ist uninteressant, wenn alle Lücken gefüllt sind.

Montessori-Material ist so angelegt, dass es klar zeigt wann eine Übung zu Ende ist, und, wenn die übliche Ordnung wieder hergestellt ist, zur Wiederholung einlädt.

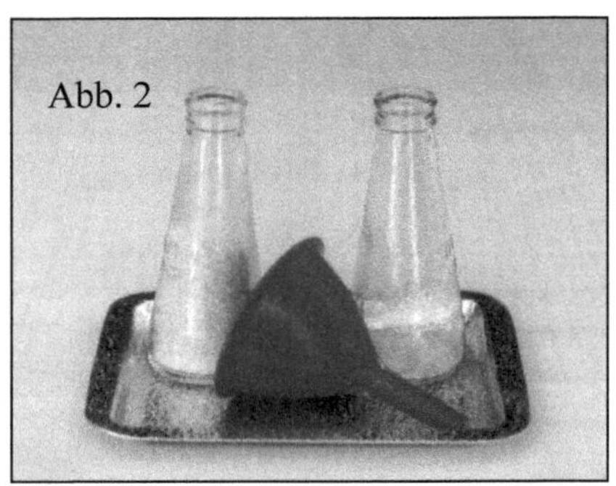

Ein Beispiel für Kinder im Entwicklungsalter von knapp einem Jahr:

Die Übung besteht aus (s. Abb. 2)
- zwei kegelförmigen Flaschen ("Campari-Soda"), eine davon ist zu 2/3 mit Weizengrieß (bei Allergikern mit Maisgrieß) gefüllt,
- einem Trichter, der so groß ist, dass die ganze Menge Grieß auf einmal durchgegossen werden kann,
- einem Tablett.

Ziele dieser Übung sind

- das Training der Auge-Handkoordination,
- der Zielsicherheit beim Aufstecken des Trichters,
- der Beidhandkoordination beim Schütten,
- die Erkenntnis: der in den Trichter geschüttete Grieß flutscht durch und: in jeweils einer der beiden Flaschen ist der Grieß, die andere ist leer.

Diese Übung ist an sich beendet, sobald der Grieß einmal umgeschüttet ist. Das Kind könnte nachsehen, ob kein Körnchen daneben gefallen ist und aufräumen. Ich habe aber noch kein Kind erlebt, das damit zufrieden wäre – diese Übung fordert Wiederholung geradezu heraus. Ich erlebte schon bis zu fünfzigmalige Wiederholung, ehe ein Kind "gesättigt" und zufrieden war und sich ausgeglichen einer anderen Beschäftigung widmen konnte.

Ein Beispiel für Schulkinder:

Der	Clown	lustige	traurige
Der	Tisch	gedeckte	abgeräumte
Der	Bleistift	gespitzte	stumpfe
Die	Rose	aufgeblühte	verwelkte
Die	Gans	schlafende	schnatternde
Die	Flasche	volle	leere
Das	Kätzchen	schnurrende	schlafende
Das	Glas	benützte	saubere
Das	Handtuch	trockene	nasse

Zur Übung des Adjektivs gibt es Kartensätze, bei welchen jeweils ein passendes Adjektiv ergänzt wird (s. Abb. 3).

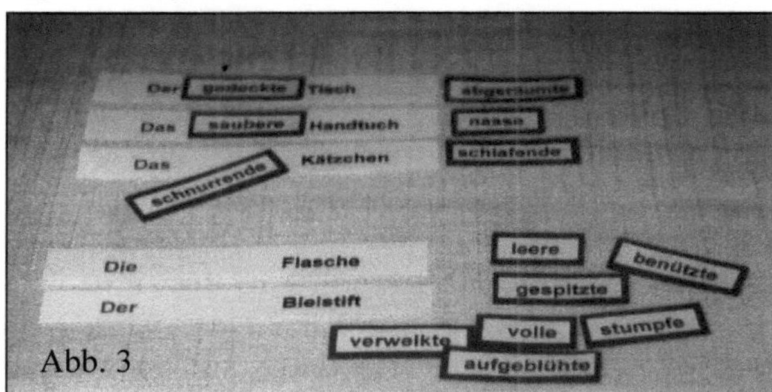

Abb. 3

Das Kind liest zunächst Artikel und Substantiv und überlegt dann, welches Adjektiv dazu passen könnte. Die Karte des Adjektivs passt in die Lücke der ersten Karte. Wenn jede Karte ergänzt ist, kann es mit der Kontrollkarte selbst nachsehen, ob es richtig gearbeitet hat oder nicht.

Nun kann es entscheiden, wie und ob es weiterarbeiten will:

- es kann den Text in ein Heft abschreiben,
- es kann das jeweils passende Bild zeichnen,
- es kann schreiben und zeichnen,
- es kann sich die übriggebliebene Serie der Adjektive vornehmen und zuordnen,
- es kann die gleiche Serie der Adjektive noch einmal vornehmen und noch einmal zuordnen,
- es kann Unsinnsätze bilden,
- es kann sich einen Freund holen und das Ergebnis laut vorlesen.
- und es kann seine Arbeit beenden (Material wieder ordnen) und aufräumen.

Diese vielen Möglichkeiten regen zur Weiterarbeit an. Der Schwierigkeitsgrad wird dabei vom Kind selbst bestimmt. Das ist für viele unsichere Kinder wichtig, sie können völlig zwanglos und ohne ihr Gesicht zu verlieren die gleiche Aufgabe mehrmals lösen und bemerken dabei selbst, wie sie sicherer und schneller werden.

Ziel dieser Übung ist
- das sinnentnehmende Lesen zu üben
- auf verschiedene Wortarten aufmerksam zu werden
- vor allem aber die Sicherheit zu geben: "ich kann es! – ich bin gut!"

Für diese vielen Angebote zur Selbsterfahrung ist ein besonderer Rahmen nötig:

Die vorbereitete Umgebung.
In der vorbereiteten Umgebung hat der Montessori-Pädagoge die Möglichkeit all das zu berücksichtigen, von dem er sich eine positive Wirkung auf die Kinder verspricht. Das kann anregend und auch vermeidend sein. Anregend durch die vielen Angebote, die zum Tun, zum Handeln "verführen". Es kann vermeidend sein, z.B. durch die Aufteilung in bestimmte Bereiche, die Sicherheit oder wenig Ablenkung bieten.
Das Angebot wirkt auf alle Kinder anregend, sie "arbeiten" gerne und meist ausdauernd, dadurch ist insgesamt der Lärmpegel einer Montessori-Gruppe niedriger als einer normalen Kindergartengruppe.
Trotzdem kann es sinnvoll sein, einem Kind mit Williams-Beuren-Syndrom einen bestimmten Platz anzuweisen: "dies ist dein Arbeitsplatz", auf den es stolz sein wird, den es dann selbst aufsucht, wenn es "arbeiten", also sich ernsthaft mit einer Sache beschäftigen will. Niemand wird bemerken, wie gezielt dieser Platz ausgesucht wurde: möglichst abgeschirmt von störenden und dadurch ablenkenden Einflüssen, Sicherheit bietend durch Beständigkeit.

Einführung in das Montessori-Material

Montessori-Material ist Entwicklungsmaterial, das heißt: jede Übung hat ein direktes Ziel, ist gleichzeitig aber vorbereitend auf ein Ziel, das erst später angestrebt wird.
Ein Beispiel: Schuhe putzen. Die Kinder lernen ganz konkret ihre eigenen Schuhe zu putzen. Wenn sie diese Arbeit für die Familie übernehmen, kann dies zu einer Aufgabe werden, die sie aktiv in den Familienverband einbindet und damit ihr Selbstwertgefühl immens steigert. Völlig unbemerkt von diesen Auswirkungen trainieren die Kinder ihre "Schreibfinger", d.h. sie lernen Bewegung und Druck von Zeige- und Mittelfinger der bevorzugten Hand so anzupassen, dass die Aufgabe wirkungsvoll erledigt wird. Wenn das Kind später zu schreiben beginnt, sind natürliche Stifthaltung und angepasster Druck bereits gebahnt.

Das Montessori-Material ist in die folgenden die Bereiche eingeteilt:

- Übungen des praktischen Lebens
- Sinnesmaterial
- Mathematikmaterial
- Sprachmaterial
- kosmische Erziehung.

Die **Übungen des praktischen Lebens** umfassen alle Tätigkeiten, die im täglichen Leben erforderlich sind. Dazu gehören als Beispiel: öffnen und schließen einer Türe, eines Wasserhahnes, Gegenstände tragen, den Tisch abwischen oder auch richtig säubern, den Boden kehren, Blumen versorgen, Geschirr spülen, Schuhe putzen, Wäsche waschen, aufhängen und bügeln, den Tisch decken und andere bei Tisch bedienen, aber auch die Sorge für sich selbst: die Hände waschen, sich anziehen, die Nase putzen, die Kontrolle vor dem Spiegel: bin ich sauber und ordentlich gekleidet?
Die Übungen des praktischen Lebens dienen der Vermittlung von Fähigkeiten und Fertigkeiten. Mehr aber noch der sozialen Integration in eine Gruppe. Wie störend kann es sein, wenn jemand immer den Wasserhahn tropfen lässt, jedes mal die Türe zuschlägt, den Stuhl scharrend über den Boden zieht und dabei überall anstößt. Wie unangenehm ist es mit jemandem zusammen zu sein, der ständig eine "Rotznase" hat, sich beim Essen immer bekleckert, oder immer wieder die Finger in den Mund steckt und damit alles einspeichelt. Diese Störfaktoren werden alle vermieden, wenn die Übungen des praktischen Lebens klar eingeführt und allmählich zum unbewussten "Besitz", zum normalen Verhalten wurden. Es ist immer die Summe der Störfaktoren, die die Anwesenheit eines Gruppenmitglieds zur Last werden lassen. Wie positiv wirkt es sich dann aus, wenn festgestellt wird: "manchmal ist er hyperaktiv und stört uns dadurch – aber bei Tisch ist er immer aufmerksam und sieht sofort, wenn ein Glas nachgefüllt werden sollte."

Das **Sinnesmaterial** wurde von Maria Montessori als *"Schlüssel zur Welt"* bezeichnet.
Mit diesem Material zu arbeiten, ist nicht Selbstzweck, es soll vielmehr den Blick für die Welt, für unsere Umgebung öffnen und

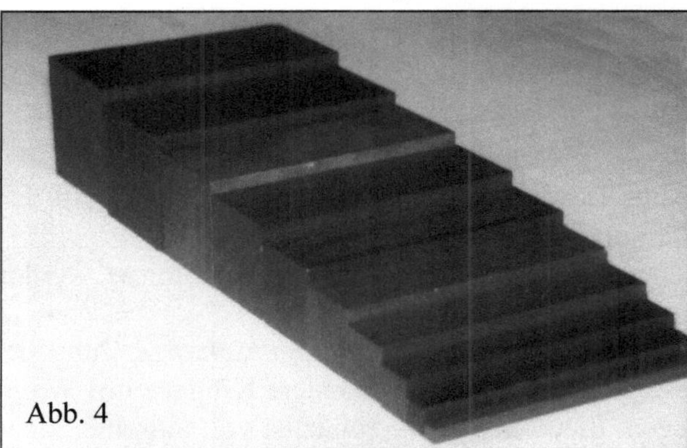

Abb. 4

helfen, sie aus den verschiedensten Blickrichtungen zu betrachten, Eindrücke einzuordnen und Beziehungen wahrzunehmen.

Ein Beispiel (s. Abb. 4): die braune Treppe besteht aus 10 braunen Quadern, die alle 20 cm lang sind, sich im Umfang unterscheiden. Der dünnste Quader ist 1 cm breit, hat also einen Umfang von 4 cm, der nächst dickere hat eine Breite von 2 cm, also einen Umfang von 8 cm, der dritte hat eine Breite von 3 cm, einen Umfang von 12 cm ......der dickste eine Breite von 10 cm, einen Umfang von 40 cm.
Die Eigenschaften "dick" und "dünn" sind offensichtlich, sie werden automatisch begriffen, wenn mit dem Material gearbeitet wird.

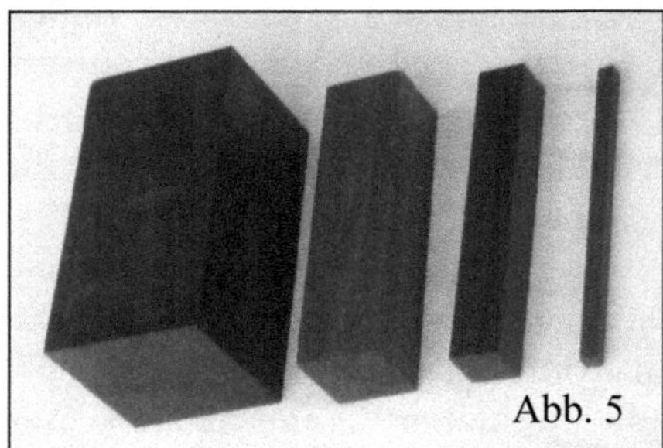

Abb. 5

Die richtigen Worte dazu werden in der Drei-Stufen-Lektion (vgl. S. 31 ff) gelehrt.
Schon bald kann das Kind seine Kenntnisse auf draußen übertragen: beim Spaziergang findet man einen dicken Ast, einen dünnen Ast, dann einen ganz dicken ....
Dann kommt die Weiterführung: dick und dünn sind keine absoluten Begriffe, sie stehen untereinander in Bezug. Auch dies wird mit der braunen Treppe klar (s. Abb. 5):

Der Quader mit 40 cm Umfang ist dick, der mit 4 cm Umfang ist dünn. Tausche ich die Quader aus gegen den mit 32 cm Umfang und den mit 12 cm Umfang, sieht man auch hier deutlich "dick" und "dünn".
Vergleiche ich den jetzt dünnen Quader mit 12 cm Umfang mit dem Quader mit 4 cm Umfang, der zuerst als dünn bezeichnet wurde, dann ist der Quader mit 12 cm Umfang auf einmal dick.
Diese Erkenntnis der Beziehungen untereinander sind ein ganz wesentlicher Bereich des Sprachverständnisses – es erschließt abstraktes Denken bereits zu einer Zeit, in der man noch intensivst mit konkreten Dingen und Begriffen arbeitet.

Sinnesmaterial wurde für jeden "Sinn" gesondert entwickelt. Es gibt also Material, das das Sehen, Hören, Riechen, Schmecken, Tasten, Fühlen, Empfinden von Gewicht und Druck und die räumliche Wahrnehmung in allen Bereichen anspricht.
Jeder Bereich wird zunächst isoliert angesprochen und geschult, Kenntnisse werden später verknüpft.
Mit Montessori-Worten spricht man von der *"Isolation der Eigenschaften"* und der *"Isolation der Schwierigkeiten"*. Diese Isolation kommt besonders Kindern mit Wahrnehmungs- und Lernproblemen entgegen. Sie können sich zunächst voll auf eine Sache

konzentrieren, diese voll begreifen, verstehen, in sich aufnehmen. Dann erst kommt eine Erweiterung, eine Verknüpfung.

Maria Montessori äußerte: *"Der Mensch hat einen mathematischen Geist"*.
Das **Mathematikmaterial** ist so konzipiert, dass Mengen in die Hand genommen, also begriffen werden, alle Rechenvorgänge ganz konkret gelegt und dadurch erlebt und verstanden werden.
Kleine Kinder lieben große Zahlen! Wenn das Interesse an Zahlen und Mengen aufkommt, können viele Eltern Zahlenreihen hören wie etwa: eins – zwei – drei – fünf – acht – neun – hundert – tausend – Trillionen. Die großen Zahlen faszinieren, es steckt aber keine Mengenvorstellung dahinter. Diese ganz konkrete Vorstellung erarbeiten sich "Montessori-Kinder" im Kindergartenalter, z.B. durch die Einführung in das Dezimalsystem.

Auf einem Tablett liegen (s. Abb. 6):
- eine einzelne Glasperle   ein Einer
- zehn dieser Glasperlen auf einem Draht aufgezogen   ein Zehner
- zehn Zehner zu einer Platte zusammen gebunden   ein Hunderter
- zehn Hunderter übereinander zu einem Würfel verbunden   ein Tausender.

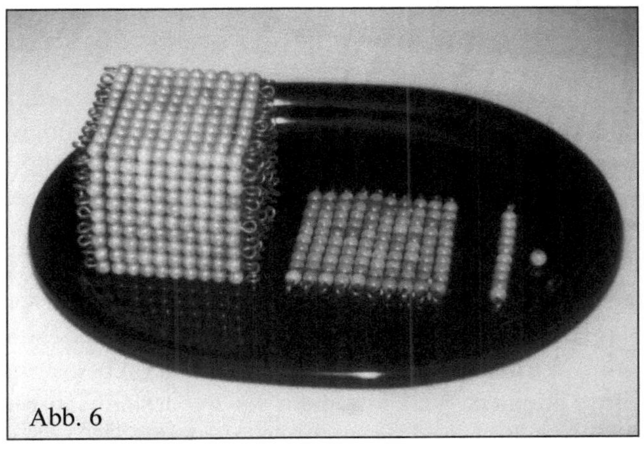

Abb. 6

Es ist höchst eindrucksvoll, den Unterschied zwischen Einer und Tausender zu spüren, viele Erwachsene wundern sich!
Die Benennung wird in der Drei-Stufen-Lektion gelehrt, gelernt.
Von da an können die Kinder "rechnen":
"gib mit 2 Tausender"
"gib mir 2 Zehner"
"gib mir 5 Hunderter und einen Einer"
"gib mir 4 Tausender, 3 Hunderter, und neun Zehner"
"gib mir 6 Tausender, 0 Hunderter, 8 Zehner und 3 Einer"
"was möchtest du von mir?"

So baut sich eine wirkliche Vorstellung von Mengen auf. Das Material wird immer so gelegt, wie es später, durch die Zahlensymbole, geschrieben wird. Also die Tausender links, die Einer rechts. Der Schritt zu den Grundrechenarten folgt dann fast automatisch.

Ein Grundsatz muss hier unbedingt erwähnt werden: bei all diesen Rechenoperationen sind die Freude am Tun und das Verständnis für Zusammenhänge wichtig, Rechenfehler sind (noch) nicht interessant und werden übergangen (bis das Kind selbst das Bedürfnis nach "richtigen Lösungen" signalisiert).

Mathematikmaterial existiert für alle Bereiche, selbst Bruchrechnen und Wurzel ziehen lassen sich so anschaulich darstellen.

Der "mathematische Geist" wird aber nicht erst durch das Mathematikmaterial angeregt. Er wird bewusst und unbewusst in allen Materialien der Übungen des praktischen Lebens und des Sinnesmaterials angesprochen.

"Voll" und "leer" finden sich in fast allen Löffel- und Schüttübungen, gleichmäßiges Verteilen ist die erste Vorstellung einer Bruchrechnung, etwas wegnehmen, den Rest kontrollieren bietet die Grundlage jeder Subtraktion.

Das gesamte Sinnesmaterial ist mathematisch ausgerichtet. Wir haben 10 Quader, deren Breite jeweils um einen Zentimeter zunimmt. Beim Betrachten der seitlich aufsteigenden Linie bekommt man einen ersten Eindruck der Größenverhältnisse von Quadraten.

Mathematik findet sich aber auch im Rhythmus (Zeiteinteilung) von Sprechversen, in einfachsten Fingerspielen und Kinderliedern. Auch dies ist ein Grund, weshalb wir immer wieder mit unseren Kindern sprechen, spielen, singen sollen – auch wenn durch Hypotonie und Sprachverzögerung lange auf ein Mitmachen, eine Antwort gewartet werden muss!

Auch die räumliche Wahrnehmung hat mit Mathematik zu tun. Vielleicht ist die sensible Phase zum "Erkrabbeln, Erlaufen und damit Erobern" der direkten Umgebung bereits überschritten, bis Kinder mit Williams-Beuren-Syndrom zum Krabbeln, zum Laufen und damit zum Erobern ihrer kleinen Welt kommen. Es ist deshalb absolut sinnvoll, sie gezielt an Material heranzuführen und damit einen kleinen Ausgleich zu schaffen.

Sprache ist eines der wichtigsten Kommunikationsmittel. Viele Menschen taxieren ihr Gegenüber an der verbalen Ausdrucksfähigkeit. Kindern mit Williams-Beuren-Syndrom kann eine herausragende Fähigkeit zum Verhängnis werden: sie sind besonders

208

begabt, gesprochene Texte aufzunehmen und zu wiederholen, oft ohne den Inhalt ganz zu verstehen. Sie haben Freude an der Kommunikation und bauen deshalb immer wieder neu verbal Kontakt auf – leider nicht immer sinnvoll, manchmal störend.

Montessori setzt aktive Sprache und Sprachmaterial dagegen.

Worthülsen vermeidet man am besten indem man Worte mit Inhalt füllt.

Deshalb verbindet man, so früh wie nur irgend möglich, lange ehe das Kind selbst greifen oder sprechen kann, sprachliches Angebot mit Gegenständen und deren Eigenschaften, um so den Geist zu beschäftigen.

Die Montessori-Therapeutin arbeitet hier mit zusätzlichem "Sinnesmaterial", d.h. sie verschafft dem Kind durch ein gegensätzliches Angebot (z.B. pieksender Kiefernzapfen – glatte Plastikkugel, leichte Plastikkugel – schwere Steinkugel, weicher Wattebausch – harte Kugel) Eindrücke, die sie verbalisiert. Es ist sehr gut zu beobachten, wie schnell Kinder Sprachverständnis entwickeln. Sie zeigen es, lange ehe sie antworten können, durch freudige, erwartende oder ablehnende Mimik, durch winzige Bewegungen zum Therapeuten oder Gegenstand hin – oder auch durch wegdrehen, sich entziehen. Dieses Sprachverständnis sollte ständig ausgebaut werden, durch immer wieder neue Gegenstände, die alle einen Namen und bestimmte Eigenschaften haben, die zu etwas benutzt, gebraucht werden.

Sprachangebote dieser Art sind für Eltern motivierend immer wieder zu sprechen, es findet sich immer wieder neuer Gesprächsstoff – und die Kinder gewöhnen sich daran zuzuhören.

Ein Grundsatz der Montessori-Pädagogik ist die *"Isolation der Schwierigkeiten"*. Lesen und schreiben werden als zwei unterschiedliche Aufgaben betrachtet, da sie unterschiedliche Fähigkeiten voraussetzen. Manche Kinder üben mit viel Vergnügen ihre Motorik und haben für Symbole noch kein Interesse. Andere Kinder sind an Symbolen interessiert, obwohl ihre Motorik noch nicht soweit entwickelt ist. Viele Kinder mit Williams-Beuren-Syndrom werden wir in dieser Gruppe finden. Plötzlich erwacht ihr Interesse an so schönen Buchstaben wie dem "M", eines bei Kindern sehr beliebten Lokals. Sie suchen mit der Mama gemeinsam das "P" für den Platz, an dem das Auto geparkt werden kann. Sie wollen im Aufzug unbedingt das "E" drücken um in das Erdgeschoss zu gelangen ...... es gibt viele verschiedene Anzeichen, die uns zeigen, dass das Kind die sensible Phase für Buchstaben durchlebt. Nun ist es enorm wichtig, diese Phase zu nutzen und das richtige Material anzubieten.

Sandpapierbuchstaben gehören zur Gruppe **Sprachmaterial.**
Früher war tatsächlich jeder Buchstabe aus Sandpapier ausgeschnitten und einzeln auf ein glatt poliertes Brettchen geklebt. Das Prinzip bewährt sich bis heute: die Größe der Buchstaben ist den Fingern vier bis fünfjähriger Kinder angepasst: Zeige- und Mittelfinger können bequem den einzelnen Buchstaben in Schreibrichtung fühlen.

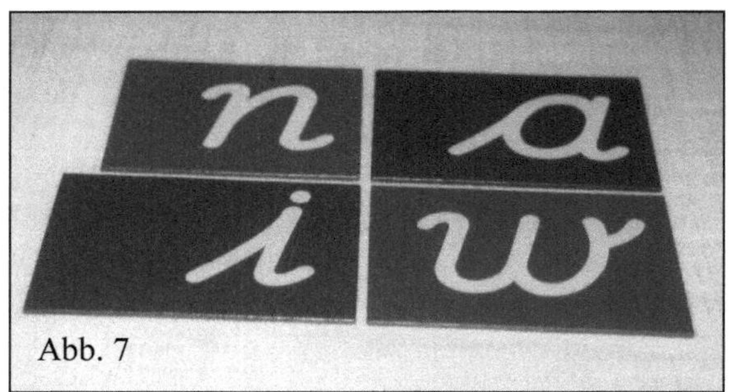
Abb. 7

Montessori-Pädagogen bieten jeweils drei bis vier Buchstaben gleichzeitig an (s. Abb. 7) und lehren sie durch eine Drei-Stufen-Lektion. Das Kind fühlt, mehr oder minder exakt, hat Spaß am Lautieren und gemeinsam werden (für Großbuchstaben) Substantive oder (für Kleinbuchstaben) Verben, Adjektive oder Adverbien gesucht. Das Fühlen schult als Nebeneffekt die Motorik, viel wichtiger ist aber: der Schwung des Fühlens prägt die Form des Buchstabens im Gehirn ein, Maria Montessori spricht vom Muskelgedächtnis.

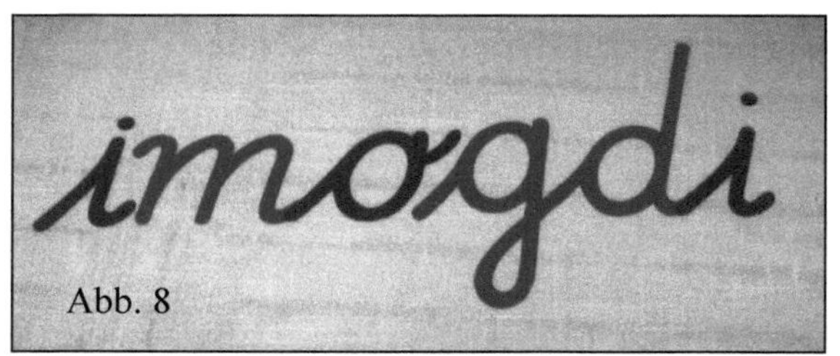
Abb. 8

Viele Kinder lernen auf diese Weise Lesen, es stört nicht, dass sie noch nicht schreiben können. Wenn ein Kind das Bedürfnis hat, eine "schriftliche Mitteilung" zu machen, ist dies durch ein besonders dafür geschaffenes Material möglich, durch das "bewegliche Alphabet". Das Kind legt die einzelnen Worte, so wie es sie hört (s. Abb. 8). Der Erwachsene wird sich bemühen und darüber freuen. Er darf keinesfalls verbessern, sonst würde er die Freude und damit die Motivation zerstören.

Aufbauend werden die vielfältigsten Übungen zum sinnentnehmenden Lesen, zur Grammatik und Rechtschreibung angeboten. Die Texte sind oft dem Bereich der "Kosmischen Erziehung" entnommen, also nicht kindlich sondern aus interessanten Wissensgebieten.

Die **kosmische Erziehung** umfasst alle Bereiche z.B. die Fächer Heimat- und Sachkunde, Biologie, Geographie, Physik, Chemie, Umweltschutz ...

Auch hier unterscheidet sich Montessori-Pädagogik wieder wesentlich vom üblichen Lehrbetrieb. Jeder Bereich wird zunächst durch einen großen Überblick eingeleitet, oft durch eine "große Erzählung". Auf diese Weise wird die Struktur gegeben, einzelne Lerninhalte können dann mühelos eingeordnet und zueinander in Verbindung gesetzt werden.

Zusammenfassung der Montessori-Pädagogik
Alle fünf Bereiche greifen, schon beim ganz jungen Kind, ineinander über. Es gibt kein "das kannst du noch nicht, dazu bist du noch zu klein!" Für alle fünf Bereiche gelten die gleichen Prinzipien:

- zunächst wird alles konkret dargestellt, damit gehandelt, begriffen,
- mit mehr oder weniger, kleineren oder größeren Zwischenschritten wird jeder Lernstoff zum Abstrakten geführt.
- Das Kind bestimmt Tempo und Schritte.
- Wiederholungen werden unterstützt, da jede Wiederholung das Gelernte festigt.
- "Hilf mir, es selbst zu tun!" heißt auch: "Hilf mir nur, wenn ich es möchte!"
- Jedes Material, jede Handlungsweise wird durch eine Darbietung eingeführt,
- Wortlektionen durch die Drei-Stufen-Lektion.

Darbietung

Darbietung und Drei-Stufen-Lektion unterscheiden sich so sehr von der "Normalpädagogik", dass ich hier, exemplarisch je ein Beispiel bringen möchte.

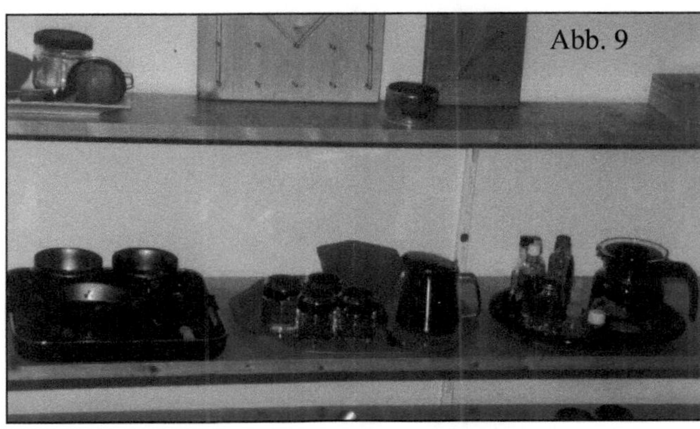

Im Regal stehen verschiedene Materialien für Löffel-, Gieß- und Schraubübungen sowie Überraschungsschachteln bereit (s. Abb. 9). Das Kind entscheidet sich für eine Gießübung.

Auf einem Tablett (Abb. 10) steht:

- eine Glaskanne, gefüllt mit gefärbtem Wasser,
- mehrere unterschiedliche, kleine Flaschen mit Schraubverschluss,
- es liegen ein Trichter und
- ein kleiner Schwamm daneben.

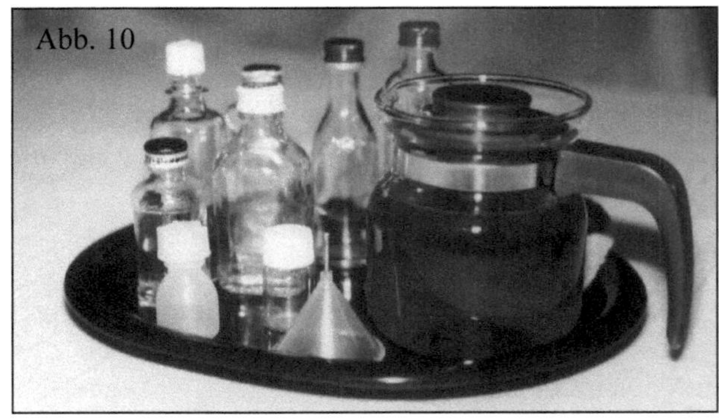

Die Montessori-Therapeutin gibt eine Darbietung, d.h. sie zeigt mit (fast übertrieben) exakten Bewegungen, ohne Sprache (Isolation der Schwierigkeiten, das Kind soll sich jetzt voll auf die Handlung konzentrieren), was zu tun ist.

a) Herrichten des Arbeitsplatzes:
- sie stellt das Tablett vorsichtig auf dem Tisch ab,
- richtet es am Arbeitsplatz aus,
- stellt alle Flaschen in einer Reihe hinter das Tablett (s. Abb. 11),
- richtet die Kanne so aus, dass der Henkel zur bevorzugten Hand des Kindes zeigt,
- legt den Schwamm an die Seite der nichtbevorzugten Hand.

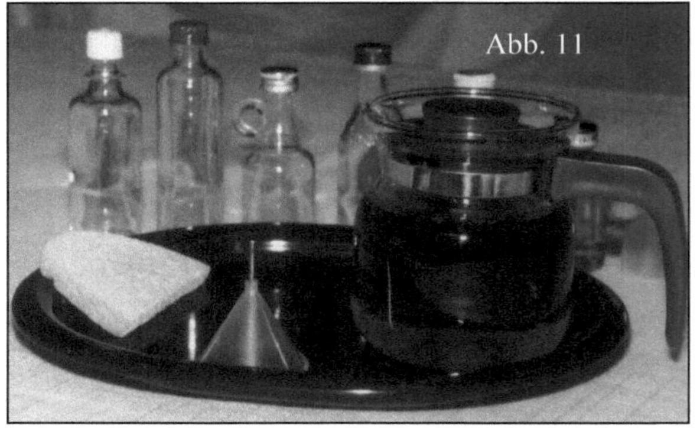

b) Arbeiten:
- sie holt die Flasche, mit der nicht bevorzugten Hand, die in der Reihe links steht, auf das Tablett,
- öffnet den Schraubverschluss mit der bevorzugten Hand und legt ihn auf dem Tisch, am Platz der Flasche ab,

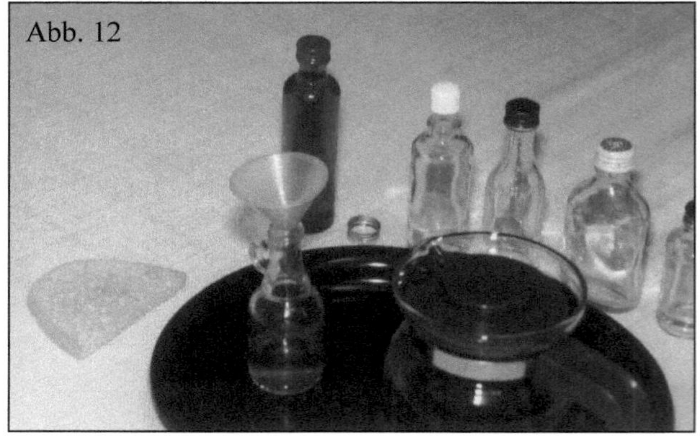

- steckt den Trichter auf die Flasche, hält diese mit der nichtbevorzugten Hand,
- gießt, unter mehrmaliger Blickkontrolle, bis die Flasche voll ist,
- achtet auf das Ende des Kannenschnabels, ob dort ein Tropfen hängen blieb,
- wischt ihn bei Bedarf mit dem Schwamm ab,
- stellt die Kanne ab.
- Sie nimmt den Schraubverschluss, schraubt ihn auf die Flasche auf,
- stellt die volle Flasche an ihren Platz zurück.
- Dann nimmt sie die zweite Flasche von links und wiederholt den Vorgang wie bei der ersten Flasche (s. Abb. 12).
- Sie fährt fort bis alle Flaschen gefüllt und die Kanne leer ist.

Dies ist das Zeichen: diese Aufgabe ist erfüllt – ich kann aufhören, wenn ich will!, ich kann aber auch weitermachen.

c) Beenden:
- die Montessori-Therapeutin nimmt den Kannendeckel ab und legt ihn hinter das Tablett, an der Seite der bevorzugten Hand,
- stellt die Kanne in die Mitte des Tabletts,
- legt den Schwamm auf dem Tablett an die Seite der bevorzugten Hand,
- den Trichter hinter das Tablett, rechts neben die Flaschenreihe.
- Sie nimmt mit der nichtbevorzugten Hand die erste Flasche von links,
- schraubt mit der bevorzugten Hand den Deckel ab und legt ihn an den Platz der Flasche,
- gießt das Wasser in die Kanne zurück,
- achtet dabei auf den letzten Tropfen, versucht den Spannungsbogen zu halten, bis er abgefallen ist (gelingt dies nicht, muss er abgewischt werden),
- fährt fort bis alle Flaschen leer sind.
- Steckt den Deckel wieder auf die Kanne und stellt sie seitlich auf den Tisch.
- Nun kontrolliert sie das Tablett: sind Tropfen zu sehen?
- Wenn dies der Fall ist, holt sie ein Geschirrtuch und wischt sorgfältig das ganze Tablett ab.
- Sie wischt die große Fläche in schmiegsamen Bewegungen von links oben nach unten und wieder hinauf – in weichen Zackenlinien von oben nach unten – oder von links oben nach rechts oben und wieder zurück.

- Dann schlägt sie das Tuch um Zeige- und Mittelfinger und wischt den Rand des Tabletts ab.
- Sie dreht das Tablett um, betrachtet die Unterseite, ob auch hier Nässe zu sehen ist und verfährt dann genau so.
- Sie legt das Tuch beiseite, und betrachtet ihr Werk: "trocken?" "sauber?"
- dreht die untere Seite des Tabletts nach oben und kontrolliert noch einmal: "trocken?" "sauber?",
- dann kontrolliert sie mit der flachen Hand den Kannenboden und wischt ihn bei Bedarf trocken,
- sie verfährt eben so mit allen Flaschen,
- trocknet den Trichter,
- wäscht den Schwamm am Waschbecken aus, drückt ihn aus
- und legt ihn auf das Tablett, legt den Trichter daneben,
- steht erst auf,
- nimmt dann sorgfältig das Tablett und trägt es an seinen Platz im Regal zurück, oder fragt das Kind, ob es gleich weiterarbeiten möchte.

Was lernt das Kind bei dieser Darbietung?
- Es beobachtet eine Handlung bei der Bewegung und Kraft genau dosiert sind,
- und sieht, wie Gegenstände angeordnet werden, um die eigene Händigkeit sinnvoll zu nutzen.
- Es erlebt den richtigen Aufbau eines Arbeitsplatzes: die Materialien sind so abgestellt, dass ergonomisch fließende Bewegungen möglich sind, nichts im Wege steht und dadurch Unheil vermieden wird.
- Es trainiert seine Konzentration und Ausdauer,
- übt seine Frustrationstoleranz, wenn es bereits eingreifen möchte, aber noch warten muss,
- es sieht die Arbeitsweise von links nach rechts, eine indirekte Vorbereitung auf die Lese- und Schreibrichtung in unserer Kultur,
- es erlebt die Beachtung von Kleinigkeiten, den sorgfältigen Umgang mit dem Material,
- sowie den Handlungsablauf, die sinnvolle Handlungsfolge,
- Freude an der Wiederholung,
- die Fehlerkontrolle
- und die Ausdauer, bis endlich alles in die vorgefundene Ordnung zurückgestellt werden kann.

Was lernt das Kind, wenn es diese Darbietung nacharbeitet?

- Es orientiert sich, ehe es zugreift,
- es lernt auswählen, sich entscheiden und wird dadurch in seiner Grundstimmung zufriedener, ausgeglichener,
- es trägt sein Material selbst zum Arbeitsplatz und übt dabei seine Bewegungskoordination und die räumliche Wahrnehmung,
- es lernt mit unvorhergesehenen Ereignissen umzugehen, wenn, als Beispiel, eine Flasche auf dem Tablett zu rutschen beginnt und auf den Boden fällt. Was macht man? Bücken, die Flasche aufheben und dabei alles andere zum Kippen bringen, oder erst das Tablett abstellen und dann die Flasche aufheben?
- Es richtet seinen Arbeitsplatz bewusst. Wohin lege oder stelle ich was, um richtig arbeiten zu können, um mich nicht selbst zu behindern,
- es lernt bei einer Beschäftigung zu bleiben, bis sie fertig ist. Der klare Aufbau der Montessori-Materialien zeigt genau, wann eine Übung beendet ist.
- Es lernt durch die Fehlerkontrolle seine Arbeit einzuschätzen und verbessern,
- es gewinnt durch die Fehlerkontrolle an Selbstsicherheit, Unabhängigkeit vom Erwachsenen,
- lernt aber auch mit Missgeschicken umzugehen, sich selbst zu helfen,
- es übt seine Feinmotorik, Auge-Handkoordination, seine visuelle, räumliche und akustische Wahrnehmung,
- durch das Abtrocknen von Tablett und Geschirr übt es indirekt die Stiftführung, Schreibhaltung,
- es lernt Ausdauer,
- verbessert seine Frustrationstoleranz.

Bei späteren Wiederholungen kommen dann noch der sprachliche Ausdruck und physikalische Beobachtungen und Erklärungen dazu.

Die Drei-Stufen-Lektion

Die Drei-Stufen-Lektion wurde vor knapp hundert Jahren entwickelt und wird heute, aus wissenschaftlicher Sicht als die optimale Lernmöglichkeit bestätigt.

Ein Beispiel: Buchstaben lernen. Das Kind wünscht sich oder sucht sich den Buchstaben, zu dem es bereits einen Bezug hat. Die Montessori-Therapeutin legt dazu eine

Auswahl an Buchstaben vor, die sich in Form und Klang wesentlich unterscheiden. Es ist sinnvoll mit Selbstlauten und stimmhaften Mitlauten zu beginnen.

Die Montessori-Therapeutin wählt den Platz neben dem Kind, an der Seite seiner bevorzugten Hand und arbeitet entsprechend auch mit dieser Hand (anders würde sie die Sicht auf das Geschehen verdecken)

In diesem Beispiel wurde von dem Kind der Buchstabe M nach dem beliebten Restaurant gewählt, die Montessori-Therapeutin fügte F für Frederic, den Namen des Kindes dazu sowie O für die geliebte Oma, die gerade zu Besuch weilt.

1. Stufe: benennen:

Alle drei Buchstabenbrettchen liegen auf dem Tisch.

Die Montessori-Therapeutin nimmt das M (bitte wirklich "M", keinesfalls "EM"!), fühlt es, in Schreibrichtung, mit Zeige- und Mittelfinger der vom Kind bevorzugten Hand und spricht dabei:

> "M (betont und langgezogen), wie Mac Donald"
> fühlt und spricht: " M, wie Mama"
> fühlt und spricht: " M, wie Maus"

Sie beobachtet, ob das Kind bereits mitmachen möchte. Wenn ja, gibt sie ihm das Buchstabenbrettchen, hilft (wenn nötig) Zeige- und Mittelfinger an die richtige Ausgangsposition zu legen und spricht gemeinsam mit dem Kind:

> "M, wie ...."

Zeigt das Kind keine Reaktion, nimmt sie das O,

> fühlt und spricht, wieder sehr betont: "O, wie Oma"
> fühlt und spricht: "O, wie Opa"
> fühlt und spricht: "O, wie Ohr"
> und legt das O an eine andere Stelle am Tisch.

Sie arbeitet mit "F, wie ...." entsprechend weiter, legt die gefühlten Buchstaben immer wieder an eine andere Stelle des Tisches.

Wenn das Kind nur beobachtet, fordert sie es nun auf auch zu fühlen. Die Buchstaben werden in unterschiedlicher Reihenfolge benützt.

Lässt die Motivation des Kindes nach, beendet sie die Arbeit: sie wünscht sich jeweils den Buchstaben der aufgeräumt werden soll.

2. Stufe: festigen

Diese Stufe kann sofort auf die erste folgen, oder auch erst Tage später angeboten werden. In diesem Fall sollte die erste Stufe kurz wiederholt werden.

Die Buchstaben liegen auf dem Tisch.

Die Therapeutin erteilt unterschiedliche Aufträge:

"gib mir bitte das O"
"lege das M auf das Fensterbrett" ...
"lege das F unter deinen Stuhl"...
"hole das M und gib es der Mama"...

Bei dieser Arbeit kommen 2 Aufträge zusammen, das Kind muss sich sowohl den Buchstaben als auch den Platz merken, an dem er abgelegt wurde. Die Aufgabe ist besonders für hyperaktive Kinder leichter zu bewältigen, wenn sie dabei zunächst ihren Arbeitsplatz nicht verlassen. Es □sollte aber auch für diese Kinder angestrebt werden, den ganzen Raum zu nutzen.

3. Stufe: abfragen

Diese Stufe wird erst eingesetzt, wenn man sicher ist, das Kind bringt die richtige Antwort.

Die richtige Antwort motiviert um weiter zu lernen, "ich kann es!" baut Selbstbewusstsein und weiteres Interesse auf.

In der Folge werden zu jeweils 2 bekannten Buchstaben 2 neue dazu genommen.

Die Kooperation zwischen Eltern und Montessori-Therapeutin

Die Kompetenz der Eltern ist durch nichts zu ersetzen.

Fachkräfte haben, in der Regel, viel Fachwissen. Viele können gut beobachten und Schlussfolgerungen ziehen. Sie sehen aber immer nur einen Ausschnitt des Tages, der Tagesverfassung und: sie geben ihre Verantwortung nach "ihrer Stunde" wieder an die Mutter, den Vater zurück.

Fachkräfte begleiten eine Familie eine bestimmte Zeit, Monate oder auch Jahre, aber dann endet selbst die großzügigste "Maßnahme".

Aus diesen Gründen sieht die Montessori-Therapie ihre erste Pflicht darin den Eltern zu helfen und ihr Fachwissen so zu übermitteln, dass es Hilfe zur Selbsthilfe wird.

Die Montessori-Therapie-Stunde ist absolut offen – die Begleitperson des Kindes sitzt meistens mit am Tisch, oder wenigstens im Raum, beobachtet oder spielt mit – je nach Aufgabenstellung. Stille Beobachtung, ohne sich einzumischen, ist schwer und anstrengend. Viele Erwachsene halten es kaum aus. Trotzdem sollten sie sich diese Chance nicht entgehen lassen. Die Montessori-Therapeutin ist das Modell, dessen Verhalten man beobachten, nachahmen und hinterfragen kann.

Oft haben sich zu Hause Verhaltensweisen herausgebildet, gegen die Eltern betriebsblind sind. In der vorbereiteten Umgebung hat das Kind die Chance alles zu zeigen, sich mit Struktur und Grenzen auseinander zu setzen.

Ein Teil der Therapie-Stunde gehört dem Gespräch. Eine Therapieeinheit sollte nur im Einklang beendet werden. Weshalb wurde wie welches Material angeboten? Weshalb wurde die vielleicht zehnte Wiederholung gestattet? Was ist sinnvoll, was sollte unterbunden werden? Wo sind Grenzen zu setzen? Was kann zu Hause weiter geführt werden, ohne die Mutter-Kind Beziehung in eine Therapiesituation zu verändern? ....

All diese Fragen ergeben sich während der Beobachtung.

Und trotzdem: bitte achten Sie auf die Würde Ihres Kindes! Sprechen Sie bitte nie über das Kind und seine Probleme sondern immer mit dem Kind über interessante und schöne Möglichkeiten. Denken Sie an den alten Ausspruch: "Was Du nicht willst, das man dir tu', das füg' auch keinem andren zu!" oder positiv ausgedrückt: versetzen Sie sich bitte in die Lage Ihres Kindes – würden Sie sich wohl fühlen? Wenn Sie dies mit "ja!" beantworten können – dann ist es sicher richtig.

Hinweise für pädagogische Fachkräfte zur Förderung der sozialen Integration

(Klaus Sarimski)

Selbstständigkeitsförderung

Viele Kinder und Jugendliche mit WBS sind sehr begierig, sich an praktischen Tätigkeiten des täglichen Lebens zu beteiligen und eignen sich dabei beträchtliche Kompetenzen an. Putzen, Mithilfe beim Kochen, Wäschepflege, Aufräumen, Bedienung von Haushaltsgeräten, Waschen, Blumengießen u.v.a. kann systematisch mit ihnen geübt und dann von ihnen verantwortlich übernommen werden. In diesen Bereichen sind sie oft selbstständiger, als es von ihren Fähigkeiten zu kognitiv-abstrakten Denkprozessen, wie sie in Intelligenztests geprüft werden, zu erwarten wäre.

Durch systematisch strukturierte Demonstration der nötigen Handlungsschritte und häufiges Einüben in der natürlichen Umgebung erreichen sie oft auch soziale Kompetenzen wie die Benutzung öffentlicher Verkehrsmittel oder des Telefons, die ihnen ein gewisses Maß an Unabhängigkeit und Selbstbestimmung im Alltag erlauben. Beim Umgang mit Geld bleibt allerdings meist auch im Jugend- und Erwachsenenalter eine Begleitung erforderlich. Die Planung der Assistenz zu einem möglichst selbstbestimmten Leben muss personenzentriert und auf die Fähigkeiten und Bedürfnisse des Heranwachsenden mit Williams - Beuren-Syndrom abgestimmt sein.

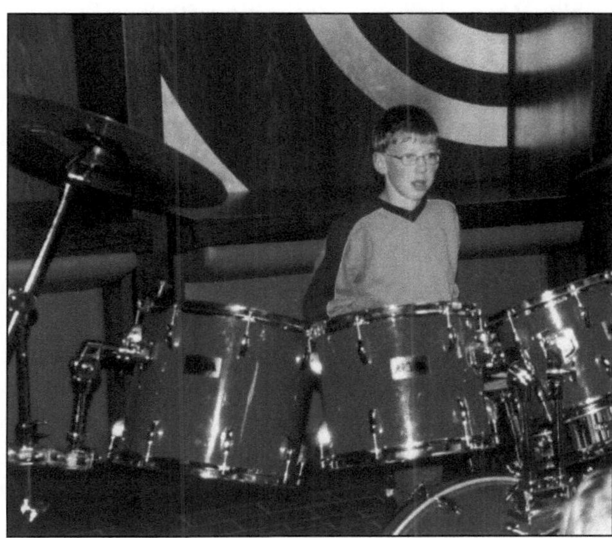

Benjamin, 11 Jahre

Neben praktischen Alltagskompetenzen gilt es bei älteren Kindern und Jugendlichen, dazu systematisch Fähigkeiten zur Freizeitgestaltung zu fördern. Dazu können Bewegungsaktivitäten wie Fahrradfahren, Schwimmen, Skifahren, Tischtennis, Badminton, und spezielle Hobbys, z.B. Fotografieren, Theaterspielen, Instrumentspielen oder die Pflege eines Haustiers, gehören. Sie sollten möglichst auf besonderen Fähigkeiten (sprachliche Ausdrucksfähigkeit, gutes Gedächtnis, Rhythmusgefühl und musikalische Begabung) aufbauen und so das Selbstwertgefühl stärken. Die Freizeitgestaltung sollte Spaß machen, so gewählt werden, dass viele soziale Begegnungen entstehen, und auf lange Sicht möglichst wenig Assistenz durch einen Erwachsenen erforderlich ist. Freizeitangebote für junge Menschen mit Behinderung (z.B. "Offene Behinderten-Arbeit") sind regional sehr unterschiedlich.

Soziale Entwicklung

Besondere Aufmerksamkeit verdient die Förderung der sozialen Kompetenzen. Kinder mit WBS zeichnen sich durch eine hohe Motivation und Initiative zur Kontaktaufnahme aus, tun sich aber oft schwer im sozialen Spiel mit anderen Kindern und entwickeln selten feste Freundschaften. Wenn man sie beobachtet, stellt man häufig fest, dass sie zwar sehr offen und kommunikativ auf andere Kinder zugehen, aber dann nicht wissen, wie sie soziale Beziehungen gestalten können. Sie brauchen Anleitung, wie sie sich am Spiel mit anderen Kindern beteiligen, sich in Alltagssituationen angemessen behaupten und auftretende Konflikte lösen können. Bei jüngeren Kindern ist dabei die Integration in eine Gruppe nicht-behinderter Kinder besonders wertvoll, denn so können sie sich an deren Modell orientieren.

Übungen zur Wahrnehmung eigener und fremder Gefühle, spielerisches Erarbeiten von Lösungsvorschlägen für häufige Konflikte und Schulen kommunikativer Fähigkeiten lassen sie an Selbstsicherheit gewinnen. Dazu eignen sich Rollenspiele, die videografiert und dann besprochen werden können, sowie "Sozialgeschichten", die der Lehrer entwerfen kann zu wiederkehrenden kritischen Situationen. Das Kind lernt, die Situation besser einzuschätzen, sich verschiedene Handlungsmöglichkeiten und ihre sozialen Folgen Bewusstzumachen und dann die günstigste Lösung auszuwählen. Auf diese Weise kann es eine Art inneres "Drehbuch" für bestimmte soziale Situationen erwerben, das ihm bei der Bewältigung des Alltags hilft.

Natürlich hat eine solche Anleitung ihre Grenzen dort, wo komplexe Fähigkeiten erforderlich sind. Freundschaften gehorchen keinen festen Regeln und können nicht "geübt" werden. Kinder mit Williams-Beuren-Syndrom bleiben auf die Bereitschaft des anderen angewiesen, sich auf seine Besonderheiten einzustellen, damit soziale Beziehungen gelingen können.

Viele Eltern machen sich mit Recht sorgen, dass die besondere Kontaktfreude von Kindern mit Williams-Beuren-Syndrom, ihre sorglose Annäherung (Distanzlosigkeit) und das besondere Bemühen, dem Gegenüber zu gefallen, von böswilligen Erwachsenen ausgenutzt werden könnte. Sie haben das Gefühl, sie ständig beaufsichtigen zu müssen – was natürlich keine Lösung sein kann und dem Ziel eines möglichst unabhängigen, selbstbestimmten Lebens entgegensteht. Es ist daher wichtig, das Kind von den ersten

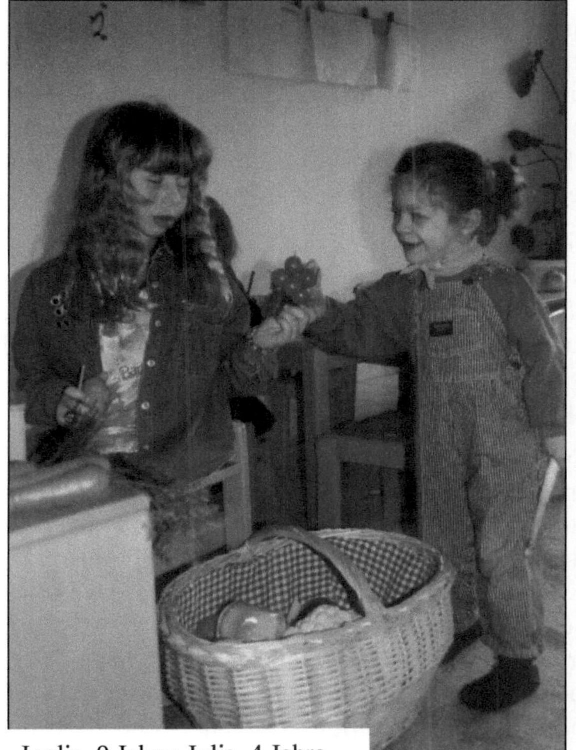

Lydia, 9 Jahre; Julia, 4 Jahre

Lebensjahren an an feste Regeln zu gewöhnen, welche Formen der Kontaktaufnahme angemessen sind. Küssen oder Umarmen von Personen, die nicht zur engsten Familie gehören, müssen Tabu sein, ein Ansprechen fremder Personen im Zug, im Restaurant etc. muss unterbunden werden – auch wenn es bei jüngeren Kindern charmant wirkt und in der Regel positiv beantwortet wird. Es ist wichtig, dass sich alle Bezugspersonen zu Hause und in der Schule auf diese Regeln verständigen.

Ein anderer Aspekt der geringen sozialen Hemmung ist, dass Kinder und Jugendliche mit WBS manchmal Dinge sagen, die dem Gegenüber unangenehm sind. Die Eltern und Lehrer sollten wissen, dass sie sich nicht immer bewusst sind, worüber "man nicht spricht"; sie haben sicherlich nicht die Absicht, jemanden bloßzustellen.

Zum Verständnis "herausfordernder" Verhaltensweisen

Soziale Integration und Partizipation am sozialen Leben sind gefährdet, wenn Kinder und Jugendliche mit WBS problematische, die Umgebung sehr belastende Verhaltensweisen entwickeln. Alle, die mit Kindern und Jugendlichen mit WBS zu tun haben, sollten wissen, welche Verhaltensprobleme auftreten und wie schwierige Situationen gelöst werden können – auch wenn nicht alle Kinder, Jugendliche und Erwachsene mit WBS gleichermaßen große Herausforderungen an ihre Eltern und Pädagogen stellen.

Die Forschung in den letzten Jahren, die unter dem Begriff des "Verhaltensphänotyps" zusammengefasst wird, hat gezeigt, dass Kinder und Jugendliche mit Williams-Beuren-Syndrom offenbar eine besondere Vulnerabilität, d.h. konstitutionelle Prädisposition, mitbringen für überaktives Verhalten und Aufmerksamkeitsprobleme, ängstliche und empfindliche Reaktionen (vor allem für akustische Eindrücke), Stimmungsschwankungen sowie eine Neigung zur Fixierung auf bestimmte Objekte oder Rituale.

Diese Merkmale des Verhaltensphänotyps sind also nicht primär Ausdruck der kognitiven Behinderung, denn sie tritt bei anderen Kindern mit vergleichbaren Behinderungen nicht in der gleichen Form und Häufigkeit auf. Dass dieses Verhalten offenbar eine genetisch-konstitutionelle Komponente hat, bedeutet allerdings nicht, dass sie unveränderlich und nicht beeinflussbar wären. Die Mechanismen, warum bei Menschen mit WBS gerade diese Verhaltensweisen und Reaktionen gehäuft auftreten, sind noch nicht vollständig geklärt. Es gilt aber, auf das Auftreten solcher Verhaltensformen vorbereitet zu sein, mögliche Zusammenhänge zu verstehen und zu wissen, wie sie langfristig verändert werden können durch situationsbezogene und lebensweltorientierte Interventionen.

Psychologische Beratung können Eltern und Lehrer derzeit vor allem in Sozialpädiatrischen Zentren finden. Ein großer Bedarf besteht allerdings an mobiler, wohnortnaher Beratung durch Fachteams, die Eltern und Lehrer unmittelbar in ihrem pädagogischen und familiären Alltag zur Seite stehen könnten.

Grundlage für die Entwicklung von psychologischen Empfehlungen ist eine sorgfältige Analyse der Zusammenhänge und der Funktion des Verhaltens, d.h. die Klärung der Bedingungen, unter denen ein belastendes Verhalten auftritt, und der Wirkungen, die es aufrechterhalten. Der Psychologe wird dazu ein ausführliches Gespräch mit den Eltern (und – wenn möglich – mit den Pädagogen) führen, das folgende Ziele hat:

- genaue Beschreibung der belastenden Verhaltensweisen
- Identifizierung von Ereignissen, Zeiten und Situationen, die das Auftreten dieser Verhaltensweisen im Tageslauf wahrscheinlich machen
- Identifizierung der Konsequenzen, die das problematische Verhalten aufrechterhalten könnten (d.h. der Funktion, der es für das Kind dient)
- Formulierung von Hypothesen über solche Zusammenhänge und Prüfung über eine direkte Beobachtung

Verhaltensweisen, die regelmäßig wiederkehren, sind für das Kind oft besonders "erfolgversprechende" Kommunikationsmittel, um Wünsche auszudrücken und unerwünschte Dinge (An- oder Überforderung) zu vermeiden. Sie sind gelernt. Bei ihrer Beurteilung gilt es immer, den lebensgeschichtlichen Hintergrund des Kindes und seine soziale Situation einzubeziehen. So wird

- eine Veränderung im Familienalltag (z.B. Umzug, Trennungssituation) die Toleranz des Kindes für die Bewältigung sozialer Situationen senken,
- eine unzureichend auf seine Bedürfnisse abgestimmte Fördersituation in Kindergarten oder Schule, die es unter- oder überfordert,
- eine unzureichende Beteiligung an befriedigenden sozialen Alltagsaktivitäten und
- fehlende Gelegenheiten zu unabhängigen und selbstbestimmten Tätigkeiten aufgrund überstarker Lenkung durch den Erwachsenen die Wahrscheinlichkeit von problematischen Verhaltensweisen erhöhen.

Beispiele für diagnostische Fragen zur Verhaltensanalyse

- Hat das Verhalten die Funktion, soziale Aufmerksamkeit zu erzielen (Ermahnung, Ansprache/Zuwendung)?
- Hat das Verhalten die Funktion, bestimmte Dinge oder Aktivitäten zu erreichen (z.B. bevorzugte Beschäftigungen, Spielsachen, Essen)?
- Hat das Verhalten die Funktion, sich sozialer Aufmerksamkeit zu entziehen?
- Hat das Verhalten die Funktion, sich bestimmten Anforderungen oder Ereignissen zu entziehen (z.B. Arbeitsaufträgen, schwierigen Aufgaben, Veränderungen von Ritualen, Unterbrechungen bevorzugter Tätigkeiten)?
- Welche Mittel stehen dem Kind zur Verfügung, um anders auszudrücken, was es möchte oder nicht möchte?
- Gibt es lebensgeschichtliche Zusammenhänge, die sein inneres Gleichgewicht gegenwärtig bedrohen?
- Sind die Rahmenbedingungen für seine Erziehung und Förderung hinreichend gut auf seine Bedürfnisse nach sozialer Beteiligung, Unabhängigkeit und Selbstbestimmung abgestimmt?

Allgemeine Kooperationsprobleme

Psychologische Interventionen zur Veränderung problematischer Verhaltensweisen gliedern sich in Ansätze zur Veränderung von Auftretensbedingungen und Ansätze zur Veränderung von Konsequenzen, die bisher das betreffende Verhalten aufrechterhalten haben. Wenn die funktionale Analyse zeigt, dass bestimmte Verhaltensweisen als Reaktion auf Alltags- und Leistungsanforderungen wiederkehren, kann die Lösung natürlich nicht darin liegen, auf diese Anforderung gänzlich zu verzichten. Vielmehr gilt es, sie so umzugestalten, dass das Kind sie toleriert und sich um eine angemessene Mitarbeit bemüht. Dies kann z.B. dadurch geschehen, dass sie in mehrere Teile zergliedert wird oder Pausen eingeplant werden. Manchmal machen Abbildungen als Ergänzung zur verbalen Instruktion es dem Kind leichter, zu verstehen, was von ihm erwartet wird. Zeiten des Übergangs und der Umstellung auf Veränderungen können dadurch erleichtert werden, indem sie durch einen "Stundenplan" aus Abbildungen der an einem Tag aufeinanderfolgenden Tätigkeiten angekündigt werden. Generell hängt die Kooperationsbereitschaft eines Kindes davon ab,

- dass die Aufforderungen, die ihm gestellt werden, klar und eindeutig statt vage oder "verschachtelt" formuliert werden

- dass es ein Gleichgewicht erlebt zwischen Zeiten, in denen es mit Erwachsenenforderungen kooperieren soll, und Zeiten, in denen sich der Erwachsene auf seine Wünsche und Bedürfnisse einstellt und sich im gemeinsamen Spiel von ihm "leiten" lässt, und

- dass es erlebt, dass es die Wahl zwischen Alternativen hat (z.B. welche von zwei Aufgabenes übernimmt, zu welchem Zeitpunkt es etwas beginnt).

Ängstlichkeit

Kinder und Jugendliche mit WBS werden oft als übermäßig ängstlich und leicht erregt bei Kritik oder Frustrationen beschrieben. Sie sorgen sich in übertriebener Weise z.B. vor einem Besuch beim Arzt, um die Gesundheit von Mitgliedern ihrer Familie oder Fremden. Sie machen sich Gedanken über alle möglichen Situationen und Unglücksfälle, ohne dass es reale Gründe zur Sorge gäbe. Damit einher geht eine besondere Sensibilität für die Bedürfnisse anderer Menschen, die ihre Kontakte zu ihren Bezugspersonen sehr warmherzig sein lassen. Die übermäßige Besorgtheit bedeutet jedoch auch, dass die betreffenden Kinder und Jugendlichen sehr viel Aufmerksamkeit fordern und ständig die Rückversicherung ihrer Lehrer suchen, dass alles in Ordnung ist. Es gilt, ein Gleichgewicht zu finden zwischen dem Trösten und Beruhigen des Kindes in diesen Situationen, ohne übertriebene Sorge und Aufregung noch zu verstärken.

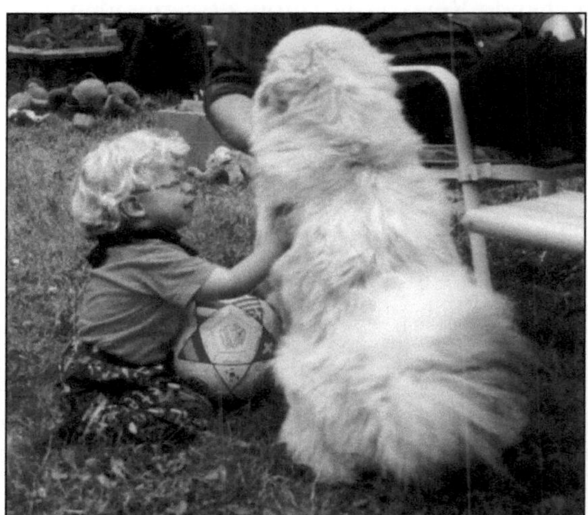

Gesa, 3 Jahre

Wenn die Ängstlichkeit des Kindes im Alltag ein großes Problem ist, sollte die Zuwendung und tröstende Zusprache bei entsprechendem Anlass auf 1-2 Minuten beschränkt und dann zu einem anderen Gesprächsthema oder einer Aufgabe übergegangen werden. So erfährt das Kind, dass es in seiner Sorge ernstgenommen wird, ohne dass diese Form des Verhaltens den Kontakt zum Erwachsenen beherrscht.

Die besondere Sensibilität, die sich in diesen Verhaltensweisen widerspiegelt, macht Kinder und Jugendliche mit WBS auch empfindlich für Stress und Erwartungen anderer. Leicht werden ihre Fähigkeiten überschätzt, wenn sie über sehr gute sprachliche Ausdrucksmöglichkeiten verfügen. Es wird mit Aufgaben konfrontiert, die über seinem Verarbeitungsvermögen liegen. Wenn ängstliche Verhaltensweisen zunehmen, ist immer zu prüfen, ob eine Überforderung vorliegt. Vorhersagbare Abläufe, Rituale und Hilfen zur Vorbereitung auf Veränderungen tragen dazu bei, dem Kind Sicherheit zu geben.

Neben allgemeiner Ängstlichkeit treten bei Kindern und Jugendlichen mit WBS relativ häufig umschriebene Ängste auf, die sich auf bestimmte Situationen beziehen (z.B. Zahnarztbesuch, Arzttermine mit Spritzen, Fahrstuhlfahren, Treppensteigen, Fliegen). Manchmal sind es auch harmlos erscheinende Alltagsgeräusche (z.B. Gewitterdonner, Kaffeemaschine, Rasenmäher, Staubsauger), die das Kind in Panik versetzen. Dabei scheint eine abnorm hohe Sensibilität für Geräusche (Hyperacusis) eine Rolle zu spielen, die sich bei nahezu allen Kindern mit WBS findet. Es handelt sich um eine neurophysiologische Besonderheit, durch die Reize ungefiltert das Gehirn erreichen und dadurch eigentlich nicht bedrohliche Situationsaspekte Angst auslösen können. In der Folge versucht das Kind, die entsprechende Reizkonstellation zu vermeiden, oder sucht besonders viel Trost und Beruhigung durch den Erwachsenen, was den Alltag u.U. sehr belastet.

Angststörungen treten auch bei anderen Kindern auf und lassen sich verhaltenstherapeutisch behandeln. Es hat sich dabei bewährt, das Kind wiederholt, aber in abgestufter Form mit dem angstauslösenden Reiz zu konfrontieren und zu versuchen, seine Toleranz durch Entspannungshilfen allmählich zu steigern. Dadurch, dass das Kind die Erfahrung macht, dass die von ihm erwarteten bedrohlichen und unangenehmen Folgen dabei nicht eintreten, kann die Situation schließlich angstfrei bewältigt werden. Das Kind sollte möglichst in kleinen Schritten an die angstauslösenden Anforderungen gewöhnt werden. Ein Desensibilisierungseffekt kann schon dadurch erreicht werden, dass das Kind die Kontrolle über das entsprechende Geräusch selbst ausübt oder die kritischen Situationen angekündigt werden. Es können auch Geräusche, die das Kind ängstigen, auf Kassette aufgenommen werden. Das Kind übt dann, unter entspannenden Rahmenbedingungen (Atemübungen) den Recorder ein- und auszuschalten und dem Geräusch zuzuhören. Dabei kann es zunächst ganz leise gestellt und allmählich lauter gedreht werden, so dass die Toleranz steigt.

Fixierte Interessen, zwanghafte und stereotype Verhaltensformen

Manche Kinder und Jugendliche mit WBS sind sehr fasziniert von bestimmten Objekten (z.B. Insekten, Autos), Gesprächsthemen oder bestimmten Leuten (einem Lehrer, Klassenkameraden oder Nachbarn). Sie verbringen sehr viel Zeit mit ihnen und sprechen über nichts anderes. Es ist günstiger, solche "Obsessionen" frühzeitig umzulenken, bevor sie den Alltag allzu sehr beherrschen und ein wirkliches Problem werden. Es gilt, die Aufmerksamkeit auf neue Aktivitäten oder Interessensgebiete zu lenken. Wenn sich bereits bestimmte Rituale verfestigt haben, sollten

- klare und konsistente Festlegungen erfolgen, wo, wann, mit wem und wie lange ein bestimmtes "Ritual" erlaubt ist
- systematisch kleine Veränderungen der Inhalte und gewohnten Abläufe eingeführt werden, um die Toleranz für Veränderungen allmählich zu steigern.

Wenn ein Kind auf ein bestimmtes Spielzeug oder einen Spielkameraden sehr fixiert ist, lässt sich z.B. vereinbaren, dass es für eine definierte Zeitspanne damit spielen kann, allerdings nur dann, wenn es in der übrigen Zeit darauf verzichtet. Das Ziel ist nicht, das zwanghafte Verhalten gänzlich zu unterbinden, sondern es auf ein erträgliches Maß einzugrenzen. Bestimmte Vorlieben können durchaus sinnvoll in den Alltag eingebunden werden. So kann z.B. ein "Punktevertrag" geschlossen werden, bei dem das Kind für bestimmte Leistungen in der Schule, Aufräumen von Arbeitsmaterialien, etc. Punkte erhält, die es dann in Zeit eintauschen kann, die es mit einem bevorzugten Spielzeug oder Partner spielen darf.

Oft haben diese zwanghaft wirkenden Verhaltensformen die Funktion, unüberschaubare und angstauslösende Situationen zu bewältigen. Geordnete Tagesabläufe und Ankündigungen von bevorstehenden Aktivitäten und Veränderungen helfen dem Kind, sich auf neue Situationen vorzubereiten.

Wutanfälle und Stimmungsschwankungen

Kinder mit WBS sind meist ausgeglichen und kooperativ. Wie andere Kinder auch können sie aber ziemlich heftige Wutanfälle haben, wenn sie frustriert sind, Aufmerksamkeit suchen oder ihnen etwas verwehrt wird, was sie möchten. Ein klares, eindeutiges Vorgehen ist in diesen Situationen sehr wichtig, um dem Kind zu zeigen, dass es nicht seinen Willen bekommen wird. Ein konsequentes Ignorieren des Kindes ist meistens der beste Weg, mit diesen anstrengenden Situationen umzugehen. Manchmal ist es auch nötig, das Kind kurz vor die Tür zu führen, bis es sich wieder beruhigt hat. Dieses Vorgehen ist allerdings nur dann wirksam, wenn das Verhalten tatsächlich die

Funktion hat, Aufmerksamkeit zu erzwingen oder ein bestimmtes Ziel durchzusetzen. Es ist nicht erfolgversprechend, wenn das Verhalten eher dazu dient, einer Anforderung auszuweichen, denn in diesem Fall wird das Kind es als angenehm empfinden, dass es "draußen seine Ruhe hat". Das Ignorieren muss konsequent durchgehalten werden, um wirksam sein zu können. Wenn das Kind von Situation zu Situation unterschiedliche Reaktionen erfährt oder der Erwachsene nachgibt, wenn der Wutanfall eskaliert, wird es verwirrt sein und sein Verhalten auf jeden Fall beibehalten.

Entwicklungsperspektiven

Die Förderung von Selbstständigkeit und sozialen Kompetenzen dient dem allgemeinen Ziel einer möglichst unkomplizierten Teilnahme von Menschen mit Behinderung am Leben in der Gemeinschaft. Eine so verstandene "Normalisierung" und Integration bedeutet nicht, dass Menschen mit WBS lebenslang erzogen und "verbessert" werden müssen, quasi um sich die Integration in die Gesellschaft zu verdienen. Vielmehr gilt es, ihnen Hilfen und Unterstützung zu geben, um ihre Beziehungen zu den Menschen in ihrer sozialen Umwelt befriedigend und das eigene Leben entsprechend den eigenen Wünschen und Bedürfnissen gestalten zu können.

Selbstbestimmung muss gelernt werden. Von klein auf gilt es, die Fähigkeit zur Wahl zwischen Alternativen und zur Kommunikation über Wünsche und Gefühle zu fördern. Jugendliche haben Anspruch darauf, in alle Überlegungen über ihre künftige Arbeits- und Wohnsituation einbezogen und in ihren Wünschen respektiert

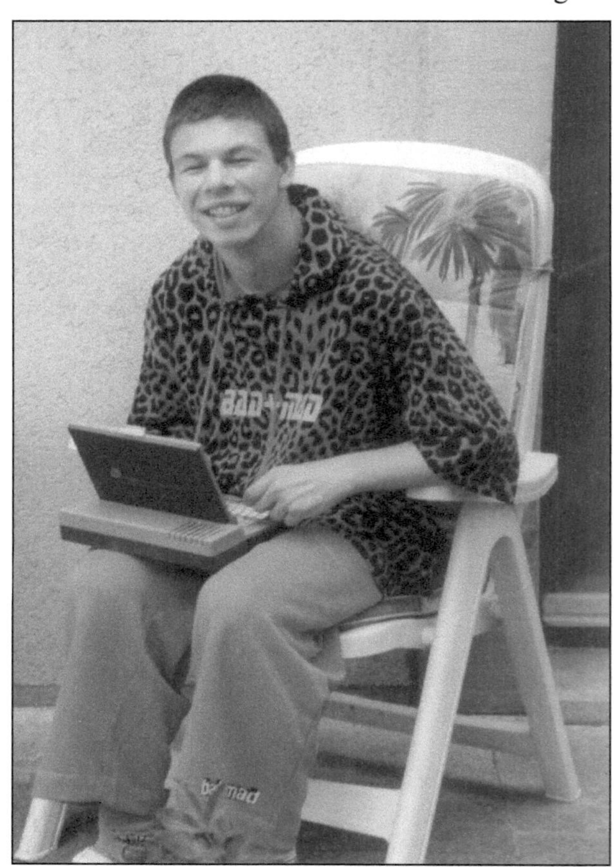

Tobias, 17 Jahre

zu werden. Dies gilt unabhängig vom Stand ihrer kognitiven Fähigkeiten. Pädagogen verstehen sich im Erwachsenenalter als Begleiter behinderter Menschen und versuchen, ihnen die Assistenz zu bieten, die sie zu einem möglichst selbstbestimmten Leben benötigen.

Die syndromspezifischen Verhaltensprobleme erfordern eine konsequente, überlegte Erziehungshaltung. Es ist ganz wichtig, dass beide Eltern die Verhaltensweisen verstehen und sich auf ein gemeinsames Vorgehen verständigen. Der Erfahrungsaustausch mit anderen Eltern von Kindern mit WBS, ihren Erziehern und Lehrern sowie Psychologen in Sozialpädiatrischen Zentren oder anderen Beratungsstellen kann Sicherheit auf diesem Weg geben.

Partnerschaftliche Unterstützung und Aufteilung der Alltagsaufgaben in Haushalt und Erziehung verhindern, dass Probleme über den Kopf zu wachsen drohen. Um wieder Kräfte zu mobilisieren, brauchen beide Eltern auch Zeit für sich und für einander. Die Bedürfnisse von Geschwisterkindern dürfen ihnen nicht aus dem Blick geraten. Unterstützung bieten familienentlastende Dienste, die sich vielerorts als Teil der Lebenshilfe-Einrichtungen gebildet haben. Solche Hilfen sollten frühzeitig angeboten werden, um die Ressourcen zu stärken – nicht erst dann, wenn die familiären Bewältigungskräfte erschöpft sind.

Therapiemobilisierung als Weg?

Die Mitteilung einer dauerhaften Behinderung bedeutet auch für den Arzt, Psychologen oder Frühpädagogen eine Herausforderung. Er muss sich mit seinem Selbstbild auseinandersetzen. Wenn er an dieser Stelle dem Wunsch nachgibt, die Situation zumindest subjektiv wieder unter seine Kontrolle zu nehmen und etwas zu machen, damit "alles gut werde", wird er rasch zu Therapie- und Fördervorschlägen greifen. Damit schürt er die Hoffnung der Eltern auf Normalisierung des Kindes. Nicht selten wird Förderung und Therapie zu einem Hochleistungsprogramm zum Verdrängen von Behinderung, ersetzt Therapie die Lebenswirklichkeit. Krankengymnastik, Spielförderung, mundmotorische Übungen, Esstherapie – für einen spielerischen Dialog mit dem Kind bleibt kaum noch Zeit ...

Eltern als Co-Therapeuten anzuleiten, kann sinnvoll sein; es steigert die Effektivität der therapeutischen Übungen und nimmt ihnen das Gefühl, der Tatsache der Behinderung hilflos ausgeliefert zu sein. In eine Sackgasse führt dieses Konzept dann, wenn sich die Selbstwahrnehmung, eine gute Mutter oder ein guter Vater zu sein, daran misst, ob die Übungen optimal umgesetzt   oder alle Therapiemöglichkeiten bis ins Letzte ausgeschöpft werden, oder Selbstvorwürfe entstehen, wenn der erhoffte Fortschritt ausbleibt und dies als eigenes Unvermögen missdeutet wird. Überforderung der eigenen Kräfte und eine Störung der Beziehung zum Kind mit seiner individuellen Behinderung sind die Folge.

Kooperative Förderplanung

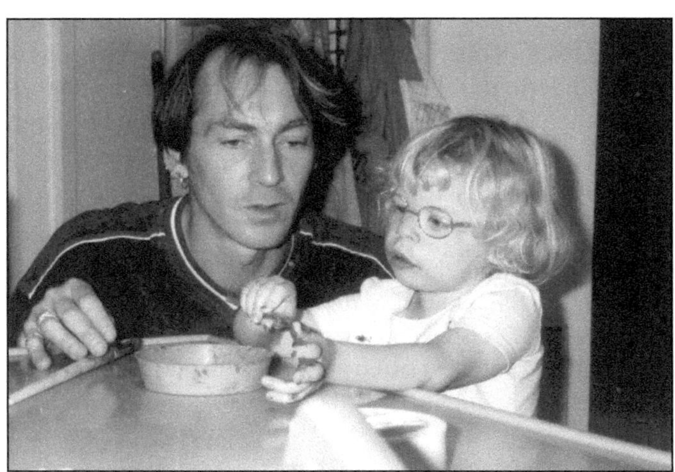

Gesa, 4 Jahre; P. Lacher (Ergotherapeut)

Die gemeinsame Förderplanung bedeutet Kooperation zwischen zwei Experten: den Eltern mit ihren vielfältigen Erfahrungen im täglichen Zusammenleben mit den Kindern und den professionellen Helfern (Ärzten, Psychologen, Pädagogen, Therapeuten) mit ihrem umfassenden Fachwissen. Förderziele müssen miteinander ausgehandelt werden. Das setzt voraus, sich über pädagogische Werte zu verständigen und die intuitive Kompetenz der Eltern anzuerkennen. Pädagogische Förderung soll Zutrauen zu den eigenen Fähigkeiten vermitteln, zu Kommunikation und Selbstbestimmung befähigen. Viele Therapiekonzepte sind dagegen defizitorientiert. Sie zielen darauf ab, durch intensives Üben fehlende Fertigkeiten auszugleichen, statt die Entwicklung förderlicher Eltern- Kind-Beziehungen zu unterstützen.

Alle Eltern verfügen über die intuitive Kompetenz zur Gestaltung solcher förderlicher Eltern-Kind-Beziehungen. Sie kann blockiert sein:

- durch nicht verarbeitete Trauer über das, was nicht geworden ist, Angst und Depressivität
- durch Selbstüberforderung bei dem Versuch, nicht nur dem behinderten Kind, sondern auch seinen Geschwistern, dem Partner und den eigenen Lebensplänen gerecht werden zu wollen, ohne Hilfe anzunehmen.

Das Dilemma, nicht allen Bedürfnissen gleichermaßen nachkommen zu können, wird von Fachleuten verstärkt, wenn sie unrealistische Hoffnungen auf eine Normalisierung des Kindes durch eine intensive Therapie wecken. Je mehr Fachkräfte an der Betreuung des Kindes beteiligt sind und ihre Therapiekonzepte vermitteln, desto schwieriger wird die Situation.

Elternbefragungen zeigen, dass sich ein beträchtlicher Anteil der Mütter schwerbehinderter Kinder von der "Förderarbeit" überlastet, sich den täglichen Anforderungen nicht gewachsen fühlt, kaum noch zur Ruhe kommt. Fachleute müssen fragen, was die jeweils vordringlichen Bedürfnisse der Eltern sind, statt ihnen ihre eigenen Vorstellungen einer optimalen Therapie überzustülpen. Oft ist die bessere Bewältigung einer schwierigen Füttersituation, eines Durchschlafproblems oder der extremen Überaktivität des Kindes für die Eltern weitaus wichtiger als die Beratung zu spielerischen Übungen der Wahrnehmung oder Handgeschicklichkeit.

"Gute" und "schlechte" Eltern

Bei dieser gemeinsamen Förderplanung treffen Menschen aufeinander mit ihrer jeweils eigenen Geschichte. Es ist nicht immer leicht, sich zu begegnen. Auch Ärzte, Psychologen, Therapeuten und Pädagogen haben ihre Präferenzen. In der Zusammenarbeit werden Eltern geschätzt, wenn sie "vernünftig und einsichtig", "lernfähig", am Dialog interessiert sind. Nicht geschätzt werden Eltern, die "ungebildet" oder "zu smart" wirken, sehr jung oder "sehr alt" sind, in "ungeordneten" Lebensverhältnissen leben (mehrere Partnerbeziehungen), sozial isoliert sind, unerreichbar, passiv, aggressiv wirken oder schwierig im Gespräch sind. Psychologische Supervision kann helfen, wenn die Kommunikation an solchen Präferenzen zu scheitern droht.

Respekt vor der individuellen Lebensgeschichte und den vielfältigen Belastungen ist für das Gelingen der Zusammenarbeit mit alleinerziehenden Müttern besonders wichtig. Eine Einmischung in die persönliche Lebensgestaltung oder eine Überforderung durch Therapiekonzepte, deren Realisierung unter diesen Umständen unrealistisch ist, führen rasch zum Abbruch der Zusammenarbeit. Oft ist die Unterstützung beim Aufbau sozialer Netzwerke, die Vermittlung familienentlastender Dienste oder das Ansprechen der praktischen und emotionalen Überforderung wesentlich hilfreicher als die Vermittlung einzelner Fördervorschläge.

Was können Eltern von Fachleuten erwarten?

Die Wahrnehmung der Behinderung und des nicht altersgemäßen Verhaltens des Kindes lässt die Eltern in ihren erzieherischen Entscheidungen unsicher sein, was sie von ihrem Kind erwarten können. Die Entwicklung von Elternkompetenz umfasst die Stärkung der intuitiven Kompetenz und die Erarbeitung von Lösungsvorschlägen für Interaktionsprobleme im Alltag. Dabei muss Zeit sein:

- die gemeinsame Geschichte von Eltern und Kind anzuhören,
- auf die Gründe einzugehen, die ein bestimmtes Erziehungsverhalten motivieren (Resignation, Inkonsequenz oder Überfürsorglichkeit),
- durch sorgfältige gemeinsame Beobachtungen die Gründe für belastende, d.h. abwehrende, unkooperative, aggressive, stereotype oder gar selbstverletzende Verhaltensformen ihres Kindes verstehen zu helfen.

Der Ansatz zu einer Verbesserung der Eltern-Kind-Beziehung liegt in den Momenten, in denen das Miteinander bereits gelingt. Es gilt, die Gründe für das Gelingen zu verstehen und "mehr zu tun von dem, was wirkt". Eltern behinderter Kinder sind nicht therapiebedürftig, sondern bedürfen der Unterstützung, um ihrer eigentlich vorhandenen Kompetenz zu vertrauen und Zuversicht zu gewinnen, ihre Erziehungsaufgabe zu bewältigen.

Ansprechpartner, Leistungen und Therapiemöglichkeiten im Überblick (Benedita Frericks)

Einrichtung	Ansprechpartner	Angebote	Finanzierung/Kostenüber-nahme
Bundesverband Williams-Beuren-Syndrom e.V.	Horst Romm Danziger Str. 2 A 85748 Garching Tel: 089 / 32002 986 Fax: 089 / 327 33 994	- Verbandszeitung "Umschau" - Beratung durch den wissenschaftlichen Beirat - Rechtsberatung - regionale und überregionale Treffen	Mitgliedsbeitrag pro Jahr 30,00 Euro
Sozialpädiatrisches Zentrum	über Kinderarzt/ärztin bzw. Kinderklinik	- regelmäßige Termine zur Entwicklungsbeobachtung - Beratung - unterschiedliche Therapien (z.B. Montessori-Einzeltherapie)	nach ärztlicher Überweisung durch Krankenkasse
Familienentlastender Dienst	Wohlfahrtsverbände	- stundenweise Betreuung des behinderten Kindes - nähere Informationen: Bundesvereinigung Lebenshilfe e.V., Referat Familie und Fachfragen Raiffeisenstr. 18, 35043 Marburg, Tel.: 06421/491-186	durch Sozialhilfeträger; Pflegeversicherung (z.B. Antrag auf Verhinderungspflege)

Leistungsart	Ansprechpartner	Leistungsumfang	Sonstiges
Leistungen nach dem Pflegeversicherungsgesetz	zuständige Krankenkasse	- je nach festgesetzter Pflegestufe gestaffeltes Pflegegeld - Finanzierung von Pflegehilfsmittel - Verhinderungspflege - Kurzzeitpflege	
Leistungen nach dem Schwerbehindertengesetz	Amt für Versorgung und Familienförderung (Versorgungsamt)	- Schwerbehindertenausweis - Einkommens- und Lohnsteuerermäßigungen - Kraftfahrzeugsteuer - befreiung - Freifahrten im öffentlichen Nahverkehr - Preisermäßigung (Zoo, Kino etc.)	weitere Auskünfte bei den jeweiligen Ämtern oder beim Bundesverband für Körper- und Mehrfachbehinderte e.V., Brehmstr. 5-7, 40239 Düsseldorf, Stichwort Steuermerkblatt (1,50 € in Briefmarken beilegen)

Therapieform	Ansprechpartner	Förderungsmöglichkeit	Kostenübernahme	Sonstiges
Montessori - Therapie	Kontaktadresse des Bundesverbandes: M. Krettner-Suttor Steinbach 2, 84152 Mengkofen Fax: 08774/424 eMail: Suttor @-on-line.de	Einzel- und Kleingruppen-therapie; fachübergreifende Arbeit mit Kindergärten und Schulen	durch Sozialhilfeträger mit besonderer Begründung; wird unterschiedlich gehand-habt	
Frühförderung	zuständige Frühförder-stelle erfahren Sie über Kinderarzt/ -ärztin, Landratsamt, Wohl-fahrtsverbände, Sozialamt	wird individuell mit behan-delndem/r Kinderarzt/-ärztin und dem betreuenden Team abgesprochen; z.B. Kranken-gymnastik, Heilpädagogik, Ergotherapie, Logopädie; Hausbesuche u.U. möglich	je nach Maßnahme ent-weder durch den Sozial-hilfeträger oder durch die Krankenkasse	Frühförderstellen-führer kann kostenlos angefordert werden bei: BM für Gesundheit Tel: 030/18441-0

Therapieform	Ansprechpartner	Förderungsmöglichkeit	Kostenübernahme	Sonstiges
Logopädie	Dt. Bundesverband der Logopäden (DBL) Augustinusstr. 11 A 50226 Frechen Tel.: 02234/379 53 - 0	je nach individuellem Bedarf z.B. Orofaciale-Therapie nach Castillo Morales	nach ärztlicher Verordnung durch Krankenkasse	
Ergotherapie	Dt. Verband der Ergo-Therapeuten e.V. Postfach 2208 76303 Karlsbad-Ittersbach Tel: 07248/91 81 -0 Fax: 07248/91 81 71	je nach individuellem Bedarf z.B. Förderung der Grob- und Feinmotorik, Wahrnehmungs,- Konzentrations- sowie Koordinationstraining	nach ärztlicher Verordnung durch Krankenkasse	
Musikalische Förderung	1. Musikschulen 2. sozialpädiatrische Zentren	1. z.B. "Musikgarten" für Kinder ab 18 Monaten 2. z.B. Orff-Musiktherapie	1. privat 2. durch Krankenkasse	2. nicht in allen Regionen verfügbar

Weiterführende Literatur

Anderlik, Lore: Ein Weg für alle! Leben mit Montessori, Montessori-Therapie und Heilpädagogik in der Praxis; verlag modernes lernen - Dortmund, 1996, ISBN: 3-8080-0375-8

Hackenbroch, Veronika: Ich denke Musik, In: Der Spiegel, 34/1999, S. 174 - 76

Lenhoff, Howard:
Wang, Paul:
Greenberg, Frank:
Bellugi, Ursula: Williams-Beuren-Syndrom und Hirnfunktionen In: Spektrum der Wissenschaft, Februar 1998 S. 62 - 68

Pankau, Rainer: Das Williams-Beuren-Syndrom In: forum kinderarzt, Heft 3+ 4, 1996, 9. Jahrgang, S. 3 - 4

Sarmiski, Klaus: Williams-Beuren- Syndrom. In: Sarimski, K.: Entwicklungspsychologie genetischer Syndrome Hogrefe, Göttingen 2002, S. 72 - 102

Warren, Jacquelyn: Ben' s große Entscheidung – Kinderbuch– Hrsg.: WBS Regionalgruppe Bayern – Süd

Frericks, Benedita,
Romm, Horst
(Hrsg.)   Das Williams-Beuren-Syndrom, Eine Einführung Elternbroschüre der Regionalgruppe Bayern - Süd

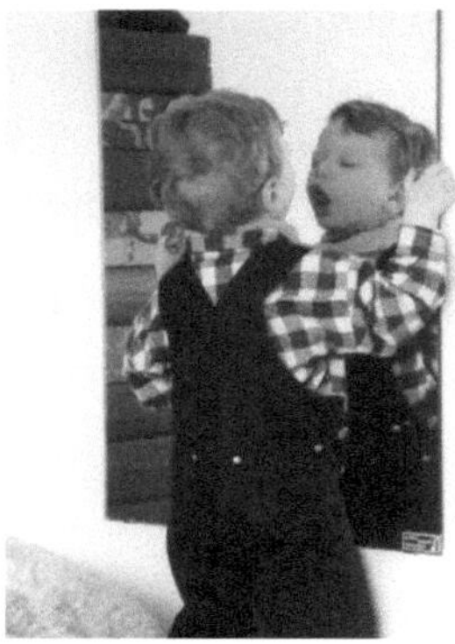

Simon, 3,5 Jahre

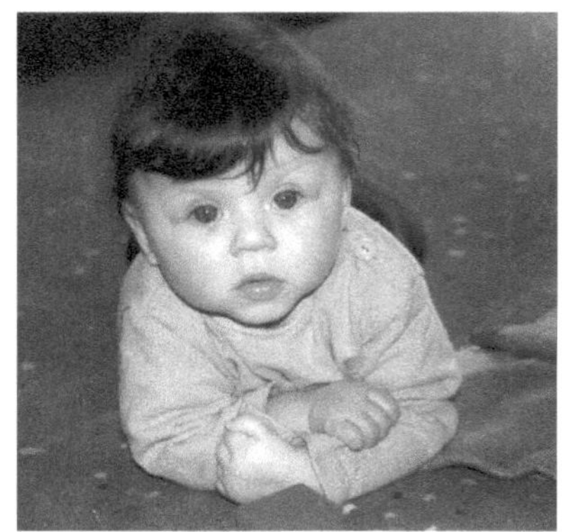

Loreen, 8 Monate

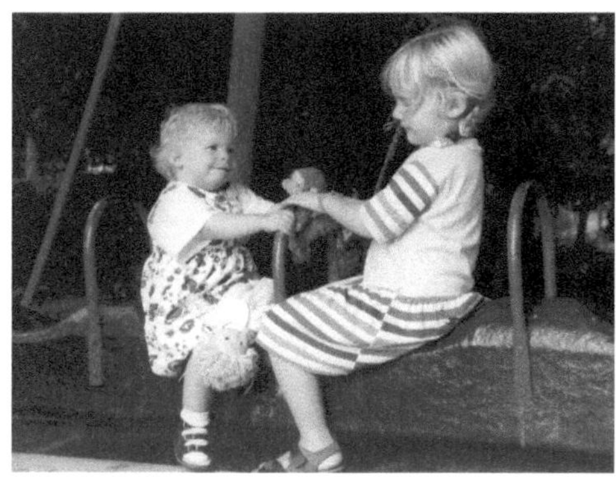

Gesa, 2 Jahre und Friederike, 5 Jahre

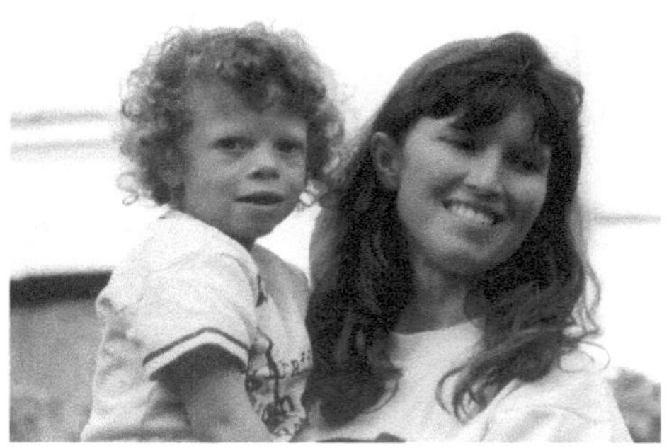

Sonja, 5 Jahre und ihre Mutter

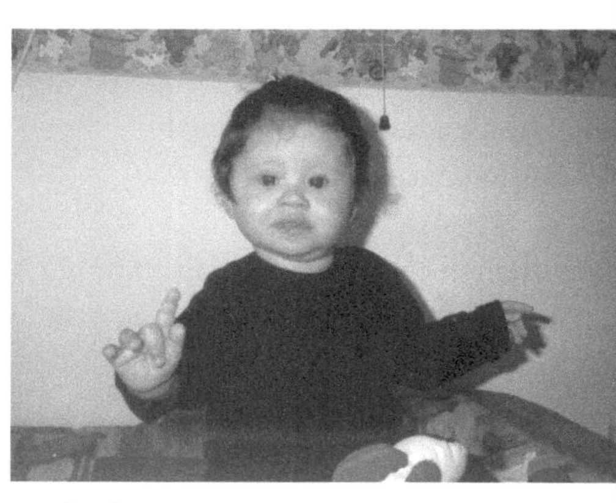

Carla, 11 Monate

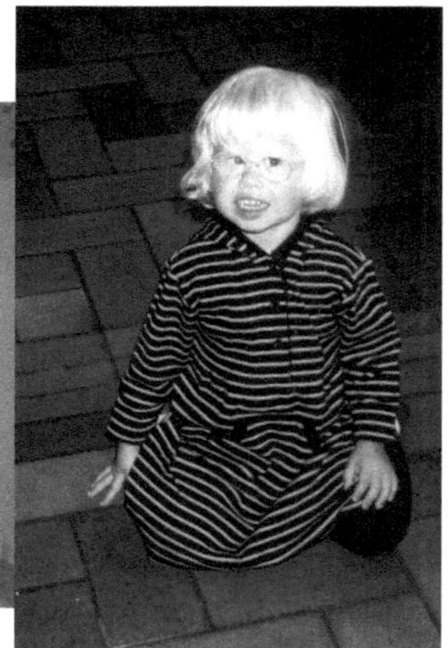

Luise, 3,5 Jahre

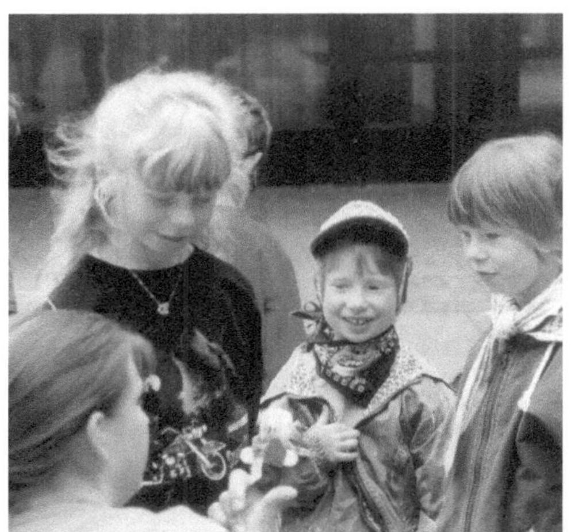

Lydia, 7 Jahre
Sebastian, 4 Jahre
Veronika, 7 Jahre

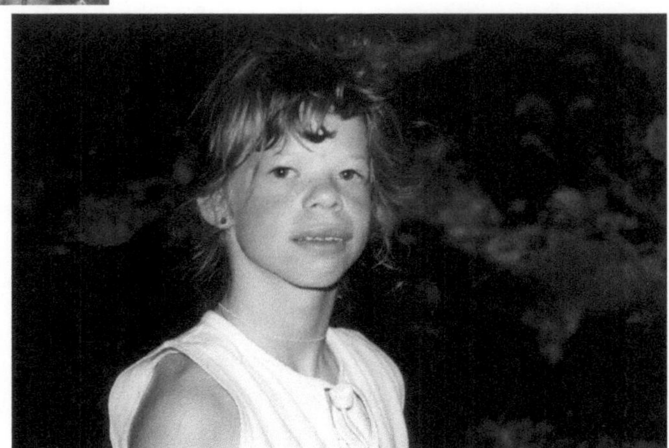

Sabrina, 12 Jahre

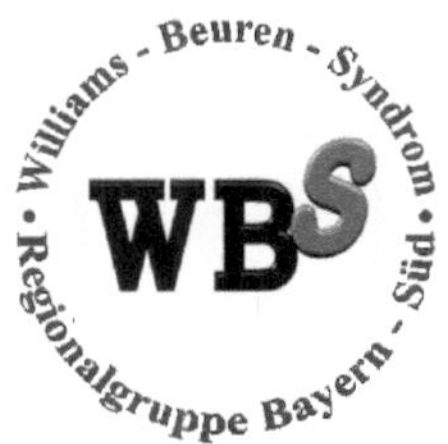

Herausgegeben von der Regionalgruppe Bayern-Süd
im Williams-Beuren-Syndrom Bundesverband e.V.
B. Frericks, H. Romm, Danziger Str. 2 A, 85748 Garching
Tel. (089) 320 02 986 Fax: (089) 327 33 994
http://www.williams-beuren-syndrom.de

Weiteres Informationsmaterial vom Bundesverband WBS e.V.

Ein Leitfaden für Arbeitgeber und Anleiter

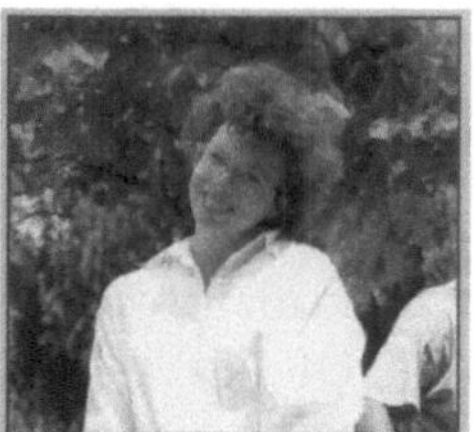

Der kurze Leitfaden ist aus dem englischen übersetzt und geht auf die unterschiedlich ausgeprägten Fähigkeiten der Erwachsenen ein. Er greift die Probleme in den sozialen und persönlichen Beziehungen auf und erläutert emotionale und verhaltensbedingte Schwierigkeiten. Zum Schluss werden Vorschläge für eine sinnvolle Arbeitsplatzgestaltung gegeben.

DIN A 4, 8 Seiten

Ben´s große Entscheidung

Das Kinderbuch schildert den Alltag eines Jungen mit WBS. Die Geschichte von Ben zeigt an vielen exemplarisch dargestellten Problemen die Situation von behinderten Kindern auf, so wie sie bei einer Vielzahl von Behinderungen anzutreffen ist und damit einen allgemein gültigen Charakter hat. Die Beschreibung von Ben's Alltag stellt gerade auch für betroffene Geschwisterkinder eine geeignete Hilfe dar, um ihnen und ihren Freunden die Besonderheiten der Behinderung und der sich daraus ergebenden Konsequenzen zu verdeutlichen und ihnen mehr Sicherheit im Umgang mit dem betroffenen Kind zu geben. Der Integrationsgedanke wird auf kindgerechte Weise aufgegriffen und im Freundeskreis, im Kindergarten und in der Schule verankert.

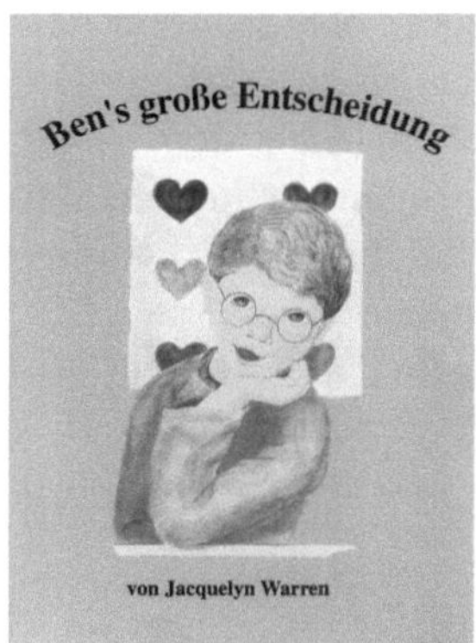

DIN A 4, 48 Seiten, 5 € plus 2 € Versandkosten

Träume verwirklichen
Ein Handbuch für Eltern von Kindern mit WBS
von Barbara Scheiber

Dieses Buch richtet sich an betroffene Familien, die gerade die Diagnose erfahren haben und an Familien mit Kindern bis im Grundschulalter. Es ermöglicht ihnen, vieles über die Entwicklung ihres Kindes durch die Erfahrungen anderer Familien kennen zu lernen. Es vermittelt einen Einblick in die unterschiedliche Ausprägung der Merkmale des Williams-Beuren-Syndroms und gibt den Eltern zahlreiche praktische Empfehlungen und Anregungen. Es ist klar erkennbar, dass dieses Buch amerikanischer Herkunft ist (der erste Band von „Fulfilling Dreams").

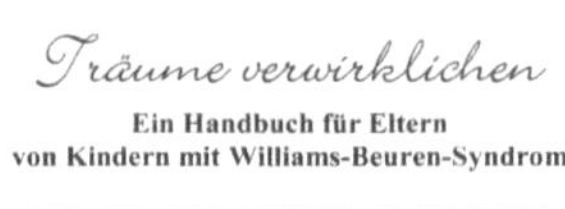

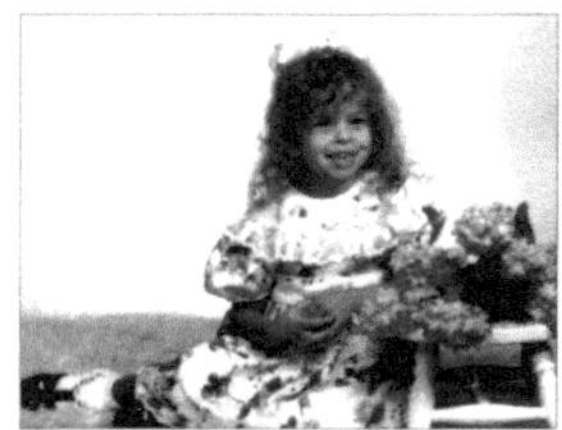

Bei der Übersetzung des Buches wurde nicht versucht, die beschriebenen Rahmenbedingungen auf die hier gültigen Sozialsysteme zu übertragen. Soweit es möglich war, wurden jedoch vergleichbare Anlauf-adressen, Beratungsstellen und Literaturangaben gesucht und aufgeführt. Zu diesem Themengebiet ist ausreichend Literatur verfügbar, so dass darauf verzichtet wurde, diesbezüglich das Buch anzupassen. Die Übersetzung zielt dahin, den betroffenen Familien mehr Informationen zum Williams-Beuren-Syndrom an die Hand zu geben und ihre Kompetenz zu stärken. Das Buch soll dem Leser Mut machen, sich den vielen kleinen alltäglichen Herausforderungen zu stellen, ihm Anregungen geben und vielleicht auch einige Situationen besser verständlich werden lassen.

Das Buch ist im Buchhandel erhältlich, es erscheint bei Books on Demand, hat 140 Seiten Umfang und kostet 11,80 Euro. ISBN 3-8330-0201-8

Leben mit dem Williams-Beuren-Syndrom

Ein Film von Veronika Hackenbroch und Ingo Knopf

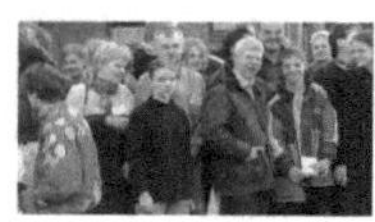

In dem Film wird der Alltag von drei Jugendlichen im Alter von 20 bis 30 Jahren dargestellt. Dabei bekommt man einen Eindruck von ihren Wünschen und Möglichkeiten. Der Film wurde 2002 im Auftrag der Hochschule für Fernsehen und Film, München produziert. Er hat eine Länge von 28 Minuten, eine Langfassung von ca. 45 Minuten ist geplant.

DVD, 10,- € plus 2,- € Versandkosten

Die Verbandszeitung des Bundesverbandes kann bei der Geschäftsstelle des Bundesverbandes bestellt werden. Für Vereinsmitglieder ist sie kostenlos.

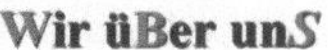

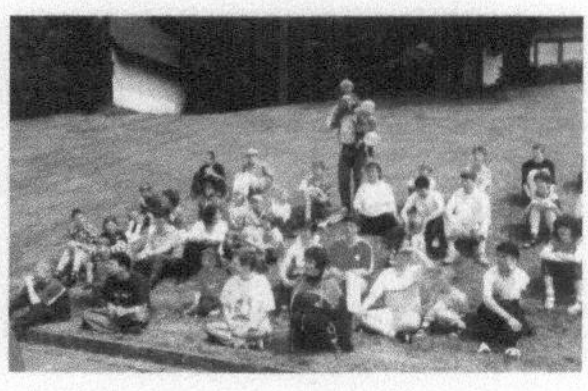

Auszug aus dem Inhalt der WBS Umschau 31:
Coping in Familien mit einem von WBS betroffenem Mitglied
Die Suppe wird von Benjamin gerührt, Die Entwicklung des Satzverständnisses
Wenn Du nur willst, Konzepte und Erfahrungen der Geschwisterkinder-Pädagogik
Koexistenz von Zöliakie und WBS
Kardiovaskuläre Anomalien und arterielle Hypertension beim WBS
Sigmadivertikulitis beim WBS
Erfahrungen aus dem Instrumentalunterricht mit einem WBS-Kind
Bericht von einem internationalen Sommercamp für Jugendliche

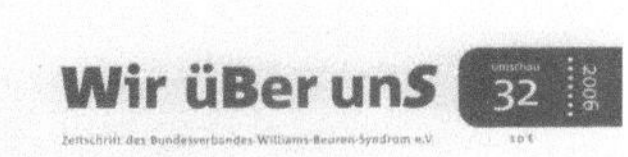

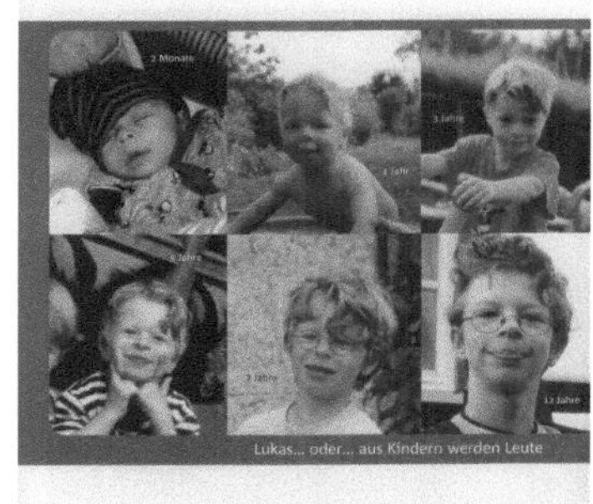

Auszug aus dem Inhalt der WBS Umschau 32
Diagnostik und Therapie beim Williams-Beuren-Syndrom, Leitlinien des wissenschaftlichen Beirats
Seltene Erkrankungen: Erklärungen zu einer vorrangigen Politik im Gesundheitswesen
Fotoserien zur individuellen Entwicklung einzelner Personen mit WBS
Stationäre medizinische Rehabilitation von Kindern und Jugendlichen
Vorsicht bei unklaren, wiederkehrenden Bauchschmerzen!
Die Allianz Chronisch Seltener Erkrankungen (ACHSE)
Vinzenz hat die Fischerprüfung bestanden
Bericht von der 8 FEWS Sitzung in Dublin
Der Bundesverband hat ein neues Logo
Ganz herzliche Grüße aus Moskau
Tätigkeitsbericht 2001 – 2004